Test razonados para Técnicos Superiores en Higiene Bucodental. Tomo III.

Test razonados para Técnicos Superiores en Higiene Bucodental. Tomo III.

CARMEN SONIA GARCÍA DE LAS HERAS LÁZARO
Y SILVIA SERRANO SÁNCHEZ

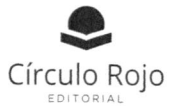

Círculo Rojo
EDITORIAL

Primera edición: diciembre 2025

Depósito legal: SE 3256-2025

ISBN: 979-13-7035-559-3

Impresión y encuadernación: Editorial Círculo Rojo

Editorial Círculo Rojo
www.editorialcirculorojo.com
info@editorialcirculorojo.com

Impreso en España — Printed in Spain

Este libro nace desde un lugar que conocéis muy bien: la ilusión y el vértigo de preparar una oposición. Nosotras también estuvimos ahí, con los mismos nervios, dudas y noches interminables de estudio, pero también con la certeza de que el esfuerzo tiene recompensa.

Como profesionales de la odontología -y antes que nada, como opositoras que alguna vez compartieron ese camino- sabemos lo que significa sentarse frente a un test y sentir que cada pregunta puede marcar la diferencia. Por eso decidimos crear esta obra: no solo para ofreceros preguntas y respuestas, sino para darles sentido, razonamiento y contexto. Queremos que no memoricéis de manera mecánica, sino que comprendáis, relacionéis y recordéis con seguridad.

Este no es solo un libro de test, es también una guía de acompañamiento. Una herramienta hecha con empatía y experiencia, pensada para que cada página os acerque un poco más a vuestro objetivo. Porque detrás de cada pregunta hay una oportunidad de aprendizaje, un paso firme hacia vuestra plaza.

Ojalá que este trabajo se convierta en vuestro aliado de estudio, pero sobre todo, en un recordatorio de que no estáis solos: dos compañeras que ya pasaron por el mismo camino os tienden la mano desde aquí.

¡Gracias por vuestra confianza y a por ello!

ÍNDICE

ATENCIÓN PRIMARIA Y SISTEMA NACIONAL DE SALUD

1. Atención Primaria de la Salud. Equipos de Atención Primaria, Centro de Salud y Zona Básica de Salud. El Higienista dental en Atención Primaria.

2. Calidad en el Sistema Nacional de Salud: características de la Atención Sanitaria. Evaluación de la calidad: estructura, proceso y resultado aplicado a la Unidad de Odontología. Sistemas de control de la calidad internos y externos.

3. Modelos de provisión y financiación de las prestaciones bucodentales en España.

4. Las desigualdades en salud oral. Factores de riesgo sociales, económicos y políticos en las principales patologías de la cavidad oral.

COMUNICACIÓN PACIENTE

5. Comunicación con el paciente. Recepción. Manejo de ansiedad. Modificación de conducta.

6. Técnicas y habilidades de comunicación.

7. Repercusión de los principales hábitos tóxicos en la cavidad oral. Consejo de la higienista dental. Motivación del paciente.

NUTRICIÓN, DIGESTIÓN, ABSORCIÓN, EXCRECIÓN

8. Nutrición: concepto. Los alimentos: tipos y procesamientos. Ingestión. Digestión. Absorción. Excreción.

9. Alimentos cariogénicos y no cariogénicos.

10. Trastornos de la alimentación y sus repercusiones en la cavidad oral dieta y enfermedad periodontal cuidado oral, alimentación y paciente oncológico.

MICROBIOLOGÍA

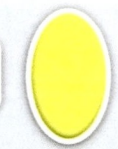

11. Flora microbiana oral normal: concepto, composición, crecimiento. Sistema inmunitario. Antígenos/anticuerpos: Concepto.

12. Composición microbiológica de la placa dental y saliva.

EMBRIOLOGÍA

13. Desarrollo embriológico de los órganos orofaciales.

14. Odontogénesis.

15. Dentición temporal y definitiva.

ANATOMIA CABEZA-CUELLO, BUCO-DENTAL

16. Huesos y articulaciones de la cabeza y cuello.

17. Articulación temporomandibular: Estructuras asociadas.

18. Anatomía dental: Conceptos y definición.

19. Erupción dental, fases, síntomas, Cronología de la erupción dental.

20. El periodonto. Músculos de la masticación, deglución, lenguaje oral y gesto. Enervación y vascularización buco-dental.

ALTERACIONES ODONTOLÓGICAS

21. Alteraciones de la estructura y composición dental. Alteraciones en el color, textura y tamaño. Conceptos y causas.

22. Oclusión. Maloclusión dental y ósea. Concepto y definición. Hábitos perniciosos, que afectan la oclusión.

HIGIENE BUCO-DENTAL

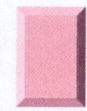

23. Higiene bucodental. Prevención mecánica y química de la placa bacteriana. Motivación del paciente.

24. Técnicas de cepillado. Cualidades ideales del cepillo dental. Tipos de cepillos: conceptos e indicaciones. La seda dental: tipos y uso. Antisépticos orales. Tipos, composición, uso e indicaciones.

25. Remoción de la placa dental. Colutorios, pastas: composición e indicaciones.

26. Tartrectomía y curetaje. Concepto, materiales, metodología, indicaciones y contraindicaciones.

RADIOLOGÍA

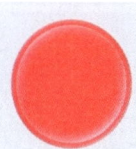

27. Rayos X. Concepto. Tipos de radiografías usados en odontología. Concepto de radiografía dental, tipos usados en odontología.

PREVENTIVA

28. Concepto de salud bucodental. Prevención odontológica.

29. Educación para la salud. Principios, métodos y aplicaciones en salud oral.

30. Cambios en la cavidad oral durante el embarazo. Prevención Odontológica en la gestante. Protocolo de cuidados bucales en la embarazada. Captación de las embarazadas en las USBD.

31. Odontología para bebés. Cuidados de la cavidad oral del recién nacido y en el niño . Programas de prevención en Escuelas Infantiles. El papel de la higienista en el cuidado del bebé desde la USBD.

32. Prevención Odontológica en la 3ª edad. Principales necesidades preventivas.

33. Prevención Odontológica en pacientes con necesidades especiales.

34. Selladores Fosas y Fisuras: Concepto, composición, metodología, materiales, indicaciones.

35. Flúor: concepto, dosis, aplicaciones e indicaciones.

36. Índices en odontología.

54. Ergonomía. Concepto. Colocación del paciente para exploración. bucodental.

55. Inmunología: Concepto, tipos.

56. Riesgos profesionales en Odontología. Normas de seguridad y medidas preventivas. Normas de protección radiológica. Enfermedades de transmisión por fluidos orgánicos: Hepatitis Vírica y Sida. Mecanismo de transmisión y epidemiología.

57. Odontología mínimamente invasiva.

58. Preguntas similares de exámenes de oposición.

PATOLOGÍA

37. Caries. Definición, causas, prevención. Patología Pulpa. Factores de riesgo de caries.

38. Caries en niños, Características.

39. Tipos de caries, características.

40. Sistema Internacional de Detección y Valoración de Caries (ICDAS). CAMBRA. Otros

41. Enfermedades periodontales. Conceptos, causas y prevención. Factores de riesgo.

42. Principales enfermedades de la mucosa oral y glándulas salivares.

43. Fisiología y alteraciones bucales del lactante y primera infancia.

44. Lesiones traumáticas de boca y maxilares.

45. Cáncer oral. Factores de riesgo. Lesiones y estados precancerosos.

MATERIALES ODONTOLÓGICOS

46. Materiales Odontológicos. Fundamento, composición y tipos.

47. Instrumentos en Odontología.

48. Materiales Odontología mínimamente invasiva.

49. Concepto de sepsis y antisepsia. Manejo de materiales estériles. Limpieza, desinfección y esterilización en la consulta odontológica. Conservación, limpieza y esterilización.

FARMACOLOGÍA

50. Medicamentos empleados en Odontología. Descripción y diferenciación. Analgésicos, anestésicos, antiinflamatorio.

51. Medicamentos empleados en Odontología. Descripción y diferenciación. Antibióticos.

52. Medicamentos empleados en Odontología. Descripción y diferenciación. Coagulantes y anticoagulantes: Concepto, diferenciación y precauciones.

53. Vías de administración de medicamentos en odontología.

MISCELÁNEA

54. Ergonomía. Concepto. Colocación del paciente para exploración. bucodental.

55. Inmunología: Concepto, tipos.

56. Riesgos profesionales en Odontología. Normas de seguridad y medidas preventivas. Normas de protección radiológica. Enfermedades de transmisión por fluidos orgánicos: Hepatitis Vírica y Sida. Mecanismo de transmisión y epidemiología.

57. Odontología mínimamente invasiva.

58. Preguntas similares de exámenes de oposición.

ÍNDICE LIBRO: 3° TOMO

PATOLOGÍA

MATERIALES ODONTOLÓGICOS

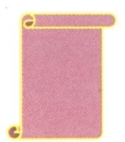

46. Materiales Odontológicos. Fundamento, composición y tipos.

47. Instrumentos en Odontología.

48. Materiales Odontología mínimamente invasiva.

49. Concepto de sepsis y antisepsia. Manejo de materiales estériles. Limpieza, desinfección y esterilización en la consulta odontológica. Conservación, limpieza y esterilización.

FARMACOLOGÍA

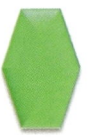

50. Medicamentos empleados en Odontología. Descripción y diferenciación. Analgésicos, anestésicos, antiinflamatorio.

51. Medicamentos empleados en Odontología. Descripción y diferenciación. Antibióticos.

52. Medicamentos empleados en Odontología. Descripción y diferenciación. Coagulantes y anticoagulantes: Concepto, diferenciación y precauciones.

53. Vías de administración de medicamentos en odontología.

TOMO III: INDICE PRIMER MÓDULO

PATOLOGÍA

¿Qué factores están implicados en la etiología de la caries dental?

A) Solo factores biológicos.
B) Solo la dieta.
C) Factores biológicos, dieta, sociales, culturales y conductuales.
D) Solo factores culturales.

¿Qué papel juegan las bacterias en la formación de caries?

A) No tienen ningún papel.
B) Son necesarias pero no suficientes para la aparición de caries.
C) Son suficientes por sí solas para causar caries.
D) Solo afectan la saliva.

¿Qué efecto tiene la disminución del flujo salival en la caries?

A) Disminuye la susceptibilidad a la caries.
B) No tiene ningún efecto.
C) Aumenta la susceptibilidad a la caries.
D) Solo afecta la dieta.

¿Qué factores determinan el potencial cariogénico de la dieta?

A) La cantidad de azúcar consumido.
B) El patrón de ingesta y el momento del consumo.
C) Las propiedades físicas y químicas de los alimentos.
D) Todos los anteriores.

¿Qué ocurre cuando se rompe el equilibrio entre desmineralización y remineralización en la superficie dental?

A) Se produce una ganancia neta de mineral.
B) No ocurre nada.
C) Se produce una pérdida neta de mineral.
D) Solo afecta la saliva.

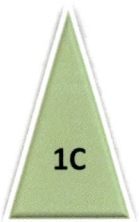

C) Factores biológicos, dieta, sociales, culturales y conductuales. La caries dental es una enfermedad multifactorial en la que intervienen diversos factores, incluyendo los biológicos (bacterias, saliva y dientes), la dieta, y factores sociales, culturales y conductuales. Esta combinación de factores contribuye a la aparición y desarrollo de la caries.

B) Son necesarias pero no suficientes para la aparición de caries. Las bacterias que forman parte de la biopelícula dental son necesarias para la aparición de caries, pero no son suficientes por sí solas. Para que una bacteria tenga potencial cariogénico, debe tener características específicas como el poder acidogénico, acidúrico y la capacidad de sintetizar polisacáridos intra y extracelulares.

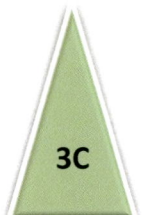

C) Aumenta la susceptibilidad a la caries. La saliva ejerce un papel protector frente a la caries a través de diferentes mecanismos. La disminución del flujo salival y ciertas alteraciones en su composición aumentan la susceptibilidad individual a la caries ya que la saliva, ayuda a neutralizar los ácidos y remineralizar el esmalte dental.

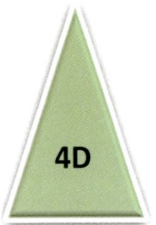

D) Todos los anteriores. El potencial cariogénico de la dieta está determinado por varios factores, incluyendo la cantidad de azúcar consumido, el patrón de ingesta, el momento del consumo, las propiedades físicas y químicas de los alimentos, el tipo de hidratos de carbono y la presencia de factores protectores.

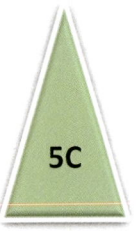

C) Se produce una pérdida neta de mineral. La superficie dental está en un constante estado de equilibrio entre desmineralización y remineralización. La desmineralización ocurre cuando los ácidos producidos por las bacterias disuelven los minerales del esmalte dental. La remineralización es el proceso inverso, donde los minerales, principalmente calcio y fosfato, se redepositan en el esmalte. Cuando este equilibrio se rompe a favor de la desmineralización, se produce una pérdida neta de mineral, lo que lleva a la formación de lesiones de caries y la destrucción progresiva de los tejidos duros del diente.

Según el diagrama clásico de Keyes, ¿cuáles son los tres factores principales implicados en la caries?

A) Factores relacionados con el diente, microorganismos cariogénicos y dieta.
B) Solo factores biológicos.
C) Solo la dieta.
D) Factores sociales, culturales y conductuales.

¿Qué es la caries dental?

A) Una enfermedad causada solo por bacterias.
B) Una enfermedad multifactorial causada por bacterias, influenciada por factores biológicos, conductuales y sociales
C) Una enfermedad progresiva, que no tiene cura, solo se puede prevenir.
D) B y C son verdaderas.

¿Qué factores determinan el potencial cariogénico de la dieta?

A) La cantidad de azúcar consumido.
B) El patrón de ingesta y el momento del consumo.
C) Las propiedades físicas y químicas de los alimentos.
D) Todos los anteriores.

El proceso de remineralización ocurre cuando:

A) Se elimina toda la placa bacteriana mediante enjuagues con clorhexidina.
B) Los minerales como calcio y fosfato, favorecidos por el flúor y pH neutro , se incorpora nuevamente al esmalte.
C) Se mantiene de forma continua el pH por debajo de 5.5.
D) A y B son correctas.

¿Qué concepto introdujo Featherstone en 1999?

A) El diagrama de Keyes.
B) El equilibrio de la caries o caries balance.
C) La teoría de la placa bacteriana.
D) La importancia de la dieta en la caries.

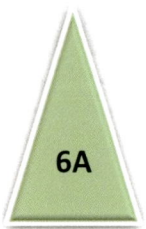

A) Factores relacionados con el diente, microorganismos cariogénicos y dieta. El diagrama clásico de Keyes identifica tres factores principales implicados en la caries: los factores relacionados con el diente o el huésped, los microorganismos cariogénicos y el sustrato o dieta. Estos factores deben interactuar durante un largo periodo de tiempo para que se produzca la enfermedad.

B) Una enfermedad multifactorial influenciada por factores biológicos, conductuales y sociales. La caries dental es una enfermedad multifactorial causada por bacterias e influenciada por factores biológicos, conductuales y sociales. Tiene un carácter dinámico basado en periodos de desmineralización y remineralización, y su expresión clínica es la destrucción localizada y progresiva de los tejidos duros dentarios.

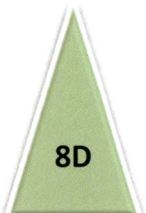

D) Todos los anteriores. El potencial cariogénico de la dieta está determinado por varios factores. La cantidad de azúcar consumido es crucial, ya que las bacterias fermentan los azúcares para producir ácidos. El patrón de ingesta y el momento del consumo también son importantes; consumir azúcares con frecuencia y en momentos específicos puede aumentar el riesgo de caries. Las propiedades físicas y químicas de los alimentos, como su textura y composición, también influyen en su capacidad para adherirse a los dientes y ser fermentados por las bacterias. Además, la presencia de factores protectores en la dieta, como ciertos minerales y compuestos antibacterianos, puede reducir el riesgo de caries.

B) Los minerales como calcio y fosfato, favorecidos por el flúor y pH neutro , se incorpora nuevamente al esmalte. La remineralización es el proceso inverso a la desmineralización. Tras una bajada de pH por acción bacteriana, la saliva ayuda a tamponar y recuperar un pH neutro, En estas condiciones, los minerales como calcio y fosfato, especialmente en presencia de flúor, pueden reincorporarse a la estructura del esmalte, reforzándolo. Un pH mantenido, (como pone la contestación c) lo que hace es desmineralizar, no remineralizar.

B) El equilibrio de la caries o caries balance. En 1999, Featherstone introdujo el concepto del equilibrio de la caries o caries balance. Este modelo representa el proceso de caries como un equilibrio entre factores patológicos (como la presencia de bacterias cariogénicas, la ingesta frecuente de carbohidratos fermentables y la disminución del flujo salival) y factores protectores (como el flujo salival adecuado, la utilización de fluoruros y el uso de productos antibacterianos). Cuando los factores patológicos superan a los factores protectores, se produce la caries. Este modelo es fundamental para entender cómo prevenir y manejar la caries dental.

¿Qué factores patológicos incluye el modelo de Featherstone?

A) Presencia de bacterias cariogénicas.
B) Ingesta frecuente de carbohidratos fermentables.
C) Disminución del flujo salival.
D) Todos los anteriores.

¿Qué factores protectores se mencionan en el modelo de Featherstone?

A) Flujo salival adecuado.
B) Utilización de fluoruros.
C) Uso de productos antibacterianos como la clorhexidina o el xilitol.
D) Todos los anteriores.

¿Qué modelo forma parte de la base científica de los protocolos CAMBRA de manejo de caries?

A) El diagrama de Keyes.
B) El modelo de Featherstone.
C) La teoría de la placa bacteriana.
D) El modelo de Fejerskov y Manj.

¿Qué ocurre cuando el pH de la superficie dental desciende por debajo del pH crítico?

A) Se produce remineralización.
B) Se produce desmineralización.
C) No ocurre nada.
D) Aumenta la producción de saliva.

¿Qué propone la hipótesis de la placa ecológica de Marsh?

A) Solo algunos microorganismos específicos son responsables de la caries.
B) Todos los microorganismos presentes en la placa dental son responsables de la caries.
C) Los microorganismos implicados en la caries pueden estar presentes en zonas sanas en niveles bajos.
D) La caries es causada únicamente por factores genéticos.

D) Todos los anteriores. Los factores patológicos en el modelo de Featherstone incluyen la presencia de bacterias cariogénicas, que son capaces de producir ácidos a partir de los carbohidratos fermentables, la ingesta frecuente de estos carbohidratos, que proporciona un sustrato constante para las bacterias, y la disminución del flujo salival, que reduce la capacidad de la saliva para neutralizar los ácidos y remineralizar el esmalte dental. Estos factores contribuyen a la aparición y progresión de la caries cuando superan a los factores protectores.

D) Todos los anteriores. Los factores protectores en el modelo de Featherstone incluyen el flujo salival adecuado, que ayuda a neutralizar los ácidos y proporciona minerales para la remineralización del esmalte, la utilización de fluoruros, que fortalecen el esmalte y lo hacen más resistente a la desmineralización, y el uso de productos antibacterianos como la clorhexidina o el xylitol, que pueden reducir la cantidad de bacterias cariogénicas en la boca. Estos factores ayudan a prevenir la caries al contrarrestar los efectos de los factores patológicos.

B) El modelo de Featherstone. El modelo de Featherstone, introducido en 1999, forma parte de la base científica de los protocolos CAMBRA (Caries Management by Risk Assessment) de manejo de caries. Este modelo se centra en el equilibrio entre factores patológicos y factores protectores, y cómo este equilibrio determina la progresión, detención o remineralización de las lesiones de caries. Los protocolos CAMBRA utilizan este enfoque para evaluar el riesgo de caries y personalizar las estrategias de prevención y tratamiento.

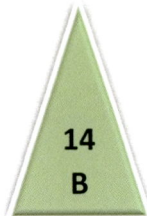

B) Se produce desmineralización. Cuando el pH de la superficie dental desciende por debajo del pH crítico (aproximadamente 5,5), se produce una pérdida de mineral o desmineralización. Este proceso ocurre porque los ácidos producidos por las bacterias cariogénicas al metabolizar los hidratos de carbono de la dieta disuelven los minerales del esmalte dental. La remineralización puede ocurrir cuando el pH vuelve a subir, permitiendo que los minerales se redepositen en el esmalte.

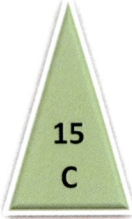

C) Los microorganismos implicados en la caries pueden estar presentes en zonas sanas en niveles bajos. La hipótesis de la placa ecológica, propuesta por Marsh en 2010, sugiere que los microorganismos implicados en la caries (acidogénicos y acidúricos) también pueden estar presentes en zonas sanas, pero en niveles muy bajos que no llegan a producir patología. Si aumenta la frecuencia de ingesta de carbohidratos fermentables o disminuye el flujo salival, la biopelícula permanece durante más tiempo soportando un pH por debajo del pH crítico, lo que favorece la desmineralización y el sobrecrecimiento de estas bacterias.

¿Qué diferencia hay entre la microflora de las fisuras dentales y las zonas cercanas al margen gingival?

A) La microflora de las fisuras dentales es más diversa.
B) La microflora de las zonas cercanas al margen gingival es más uniforme.
C) No hay diferencias significativas.
D) La microflora de las fisuras dentales es más uniforme.

¿Qué sucede cuando se aumenta la frecuencia de ingesta de carbohidratos fermentables?

A) Disminuye la desmineralización.
B) Aumenta el flujo salival, por lo tanto hay una autolimpieza y disminución riesgo de caries.
C) La biopelícula permanece más tiempo con un pH bajo, favoreciendo la desmineralización.
D) No afecta la caries.

¿Qué bacterias son principalmente responsables de la caries dental según la hipótesis de la placa ecológica?

A) Streptococcus mutans y Lactobacillus.
B) Escherichia coli y Staphylococcus aureus.
C) Candida albicans y Pseudomonas aeruginosa.
D) Helicobacter pylori y Mycobacterium tuberculosis.

El papel del flúor en el proceso de remineralización es:

A) Evitar la producción excesiva de saliva.
B) Reducir los niveles de calcio y fosfato.
C) Favorecer la incorporación de minerales y formar fluorapatita más resistente a los ácidos.
D) Todas las anteriores.

¿Cómo protege la saliva frente a la caries dental?

A) Arrastra las sustancias cariogénicas de la dieta.
B) Diluye y neutraliza los ácidos producidos por los microorganismos.
C) Proporciona calcio, fosfato y flúor para la remineralización.
D) Todas las anteriores.

D) La microflora de las fisuras dentales es más uniforme. La microflora de las fisuras dentales es más uniforme, predominando las bacterias del grupo de los estreptococos. En contraste, las zonas cercanas al margen gingival tienen una flora más diversa, con abundantes anaerobios Gram negativos y especies proteolíticas. Estas diferencias en la composición microbiana se deben a las distintas condiciones ambientales y de sustrato en cada zona de la cavidad oral.

C) La biopelícula permanece más tiempo con un pH bajo, favoreciendo la desmineralización. Cuando se aumenta la frecuencia de ingesta de carbohidratos fermentables, la biopelícula dental permanece durante más tiempo con un pH por debajo del pH crítico. Esto favorece la desmineralización del esmalte dental, ya que los ácidos producidos por las bacterias cariogénicas disuelven los minerales del esmalte. Además, este ambiente ácido promueve el sobrecrecimiento de bacterias acidogénicas y acidúricas, lo que incrementa aún más la producción de ácidos y la desmineralización.

A) Streptococcus mutans y Lactobacillus. Según la hipótesis de la placa ecológica, las bacterias Streptococcus mutans y Lactobacillus son principalmente responsables de la caries dental. Estas bacterias tienen un alto poder acidogénico y acidúrico, lo que les permite producir ácidos a partir de los carbohidratos fermentables y sobrevivir en condiciones de bajo pH. Su sobrecrecimiento en la biopelícula dental contribuye significativamente a la desmineralización del esmalte y la progresión de la caries.

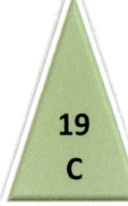

C) Favorecer la incorporación de minerales y formar fluorapatita más resistente a los ácidos. El flúor ayuda a que el calcio y el fosfato de la saliva se depositen nuevamente en el esmalte. Al hacerlo, forma fluoropatita, que es un cristal más duro y menos soluble que la hidroxiapatita, por lo que el esmalte queda mas resistente frente a futuros ataques ácidos, además de reducir la producción de ácidos por las bacterias.

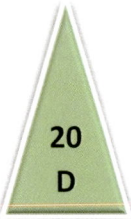

D) Todas las anteriores. La saliva protege frente a la caries dental a través de varios mecanismos: arrastra las sustancias cariogénicas de la dieta y las remueve de la cavidad oral con la deglución, diluye y neutraliza los ácidos producidos por los microorganismos de la biopelícula dental, y reduce la tasa de desmineralización y mejora la remineralización proporcionando calcio, fosfato y flúor a la fase fluida de la biopelícula en contacto con la superficie dental.

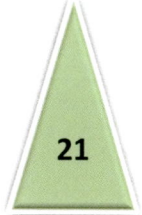

¿Qué valor de flujo salival estimulado se considera bajo y aumenta el riesgo de caries?

A) 1.0 ml/min.
B) 0.4 ml/min.
C) 0.5 ml/min.
D) 0.3 ml/min.

¿Qué componentes de la fase inorgánica de la saliva son importantes para la protección contra la caries?

A) Calcio y fosfato.
B) Proteínas.
C) Carbohidratos.
D) Vitaminas.

¿Qué es la xerostomía?

A) Una medida objetiva del flujo salival.
B) La sensación subjetiva de boca seca.
C) Un tipo de glándula salival.
D) Un aumento en la producción del flujo salival.

¿Qué efecto tiene la disminución del flujo salival en la ecología de la placa dental?

A) Favorece el crecimiento de bacterias acidogénicas y acidúricas.
B) Disminuye la producción de ácidos.
C) Aumenta la capacidad tampón de la saliva.
D) No tiene ningún efecto.

¿Qué dientes son menos susceptibles a la caries debido a su morfología y localización?

A) Molares superiores.
B) Incisivos y caninos inferiores.
C) Premolares superiores.
D) Incisivos y caninos superiores.

B) 0.4 ml/min. Un flujo salival estimulado por debajo de 0.4 ml/min se considera bajo y está asociado con un mayor riesgo de caries. La disminución del flujo salival hace que la remoción de los azúcares de la cavidad oral sea más lenta, lo cual alarga los periodos de pH bajo en la placa y favorece el crecimiento de bacterias acidogénicas y acidúricas. El flujo no estimulado por debajo de 0,25 ml/min, también es considerado bajo y aumenta el riesgo de aparición de caries, estos bajos niveles además de promover la acumulación de placa y aumentar el riesgo de caries, provocan infecciones mucosas, gingivales e inflamación.

A) Calcio y fosfato. En la fase inorgánica de la saliva, el calcio y el fosfato son componentes importantes para la protección contra la caries. Estos minerales ayudan a remineralizar el esmalte dental y a mantener la integridad de la superficie dental. Una mayor capacidad tampón de la saliva también contribuye a neutralizar los ácidos y proteger contra la desmineralización.

B) La sensación subjetiva de boca seca. La xerostomía es la sensación subjetiva de boca seca que dificulta funciones como la deglución y la fonación, y que afecta a la calidad de vida del paciente. Es importante diferenciarla de la hiposalivación, que es una condición en la que, según una medida objetiva, el flujo salival está por debajo de los niveles normales.

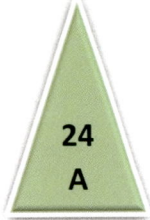

A) Favorece el crecimiento de bacterias acidogénicas y acidúricas. La disminución del flujo salival cambia la ecología de la placa dental, favoreciendo el crecimiento de bacterias acidogénicas y acidúricas. Estas bacterias producen ácidos que desmineralizan el esmalte dental, aumentando el riesgo de caries.

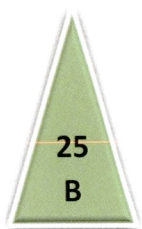

B) Incisivos y caninos inferiores. Los incisivos y caninos inferiores son menos susceptibles a la caries debido a su morfología y localización. Estos dientes están en contacto con un mayor volumen de saliva, lo que facilita el arrastre de los restos alimentarios y reduce la acumulación de biopelículas. Además, su posición en la boca permite una mayor eficacia de los mecanismos de autolimpieza.

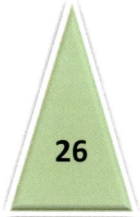

¿Qué superficies dentales son más susceptibles a la caries?

A) Caras oclusales y superficies interproximales.
B) Superficies linguales.
C) Superficies bucales.
D) Superficies incisales.

¿Qué zonas de los dientes son más susceptibles a la caries debido a una menor eficacia de los mecanismos de autolimpieza?

A) Superficies bucales.
B) Caras oclusales y superficies interproximales.
C) Superficies linguales.
D) Superficies incisales .

¿Qué es la fluorapatita y cómo se forma?

A) Un tipo de proteína, formada por la descomposición de hidroxiapatita.
B) Un tipo de carbohidrato, formado por la adición de fluoruros a la hidroxiapatita.
C) Un ácido, formado por la reacción de hidroxiapatita con ácidos.
D) Un compuesto más estable y menos soluble que la hidroxiapatita, formado por la sustitución de iones hidroxilo por iones fluoruro.

¿Qué efecto tiene la sustitución de sacarosa por xilitol en la dieta según el estudio de Turku?

A) Aumenta los índices de caries.
B) No tiene ningún efecto.
C) Provoca una reducción muy importante de los índices de caries en dientes temporales.
D) Provoca una reducción muy importante de los índices de caries.

¿Qué tipo de hidratos de carbono tienen mayor poder cariogénico?

A) Polisacáridos.
B) Monosacáridos y disacáridos.
C) Proteínas.
D) Grasas.

A) Caras oclusales y superficies interproximales. Las superficies dentales más susceptibles a la caries son aquellas donde las biopelículas pueden madurar y mantenerse durante periodos más largos debido a una menor eficacia de los mecanismos de autolimpieza. Estas superficies incluyen las caras oclusales (especialmente durante el periodo perieruptivo), las superficies interproximales por debajo del punto de contacto, el margen gingival y la zona de la línea amelocementaria cuando está expuesta.

B) Caras oclusales y superficies interproximales. Las zonas de los dientes más susceptibles a la caries debido a una menor eficacia de los mecanismos de autolimpieza son las caras oclusales (especialmente durante el periodo perieruptivo), las superficies interproximales por debajo del punto de contacto, el margen gingival y la zona de la línea amelocementaria cuando está expuesta. Estas áreas tienden a acumular biopelículas que pueden madurar y mantenerse durante periodos más largos, aumentando el riesgo de caries.

D) Un compuesto más estable y menos soluble que la hidroxiapatita, formado por la sustitución de iones hidroxilo por iones fluoruro. La fluorapatita es un compuesto más estable y menos soluble que la hidroxiapatita. Se forma cuando algunos de los iones hidroxilo (OH-) de la hidroxiapatita son sustituidos por iones fluoruro (F-). Esta transformación aumenta la resistencia del esmalte dental al ataque ácido y protege contra la desmineralización y la caries.

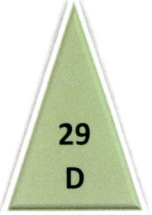

D) Provoca una reducción muy importante de los índices de caries. El estudio de Turku demostró que la sustitución de sacarosa por xilitol en la dieta provoca una reducción muy importante de los índices de caries. El xilitol no es fermentado por las bacterias cariogénicas y, por lo tanto, no produce ácidos que desmineralicen el esmalte dental, reduciendo así el riesgo de caries.

B) Monosacáridos y disacáridos. Los monosacáridos (glucosa, galactosa y fructosa) y los disacáridos (sacarosa, maltosa y lactosa) tienen un mayor poder cariogénico en comparación con los polisacáridos. Entre todos los azúcares, la sacarosa es la que tiene el mayor poder cariogénico debido a su capacidad para intervenir en la síntesis de polisacáridos extracelulares por Streptococcus mutans, contribuyendo a la formación de la matriz de la biopelícula.

¿Qué es la erosión dental y cómo se diferencia de la caries?

A) Un proceso patológico de remineralización, sin intervención de bacterias.
B) Un proceso de fortalecimiento del esmalte dental.
C) Un proceso de formación de caries, con intervención de bacterias.
D) Un proceso patológico crónico de desmineralización producido por ácidos, sin intervención de bacterias.

¿Cuáles son los factores que determinan el potencial erosivo de un alimento?

A) Su pH y concentración de calcio, fosfato y fluoruro.
B) Su capacidad tampón y adhesividad.
C) Todas las anteriores.
D) Ninguna de las anteriores.

¿Qué factores individuales deben considerarse en la etiología de la caries?

A) Higiene oral y hábitos dietéticos.
B) Actitudes y creencias sobre la salud.
C) Factores que comprometen al individuo física, psicológica o socialmente.
D) Todas las anteriores.

¿Qué factores comunitarios deben valorarse en la etiología de la caries?

A) Nivel socioeconómico y cultural.
B) Estilos de vida y comportamientos saludables.
C) Políticas ciudadanas.
D) Todas las anteriores.

Entre los factores que deben considerarse a nivel del individuo en la etiología de la caries, se encuentran:

A) Higiene oral.
B) Hábitos dietéticos.
C) A y B son correctas.
D) Ninguna es correcta.

D) Un proceso patológico crónico de desmineralización producido por ácidos, sin intervención de bacterias. La erosión dental es un proceso patológico crónico de desmineralización de los tejidos dentales producido por ácidos, y a diferencia de la caries, no intervienen las bacterias. Los ácidos que causan la erosión pueden ser intrínsecos (ácidos gástricos) o extrínsecos (dieta).

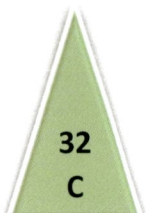

C) Todas las anteriores. Los factores que determinan el potencial erosivo de un alimento incluyen su pH, la concentración de calcio, fosfato y fluoruro, su capacidad tampón y su adhesividad. Estos factores influyen en la capacidad del alimento para causar desmineralización de los tejidos dentales.

D) Todas las anteriores. En la etiología de la caries, deben considerarse varios factores individuales, incluyendo la higiene oral, los hábitos dietéticos, las actitudes y creencias sobre la salud, y aquellos factores que comprometen al individuo física, psicológica o socialmente. Estos factores pueden influir en la susceptibilidad a la caries y en la efectividad de las medidas preventivas.

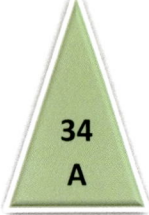

A) Nivel socioeconómico y cultural. En la etiología de la caries, deben valorarse varios factores comunitarios, incluyendo el nivel socioeconómico y cultural, los estilos de vida, los comportamientos no saludables y las políticas sanitarias. Estos factores pueden influir en la prevalencia de la caries en una comunidad y en la efectividad de las intervenciones de salud pública.

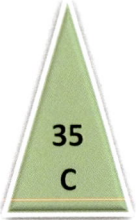

C) Higiene oral, hábitos dietéticos. Actitudes y creencias sobre la salud que comprometen al individuo física, psicológica o socialmente. En la etiología de la caries, deben considerarse varios factores a nivel del individuo, incluyendo la higiene oral, los hábitos dietéticos, las actitudes y creencias sobre la salud, y aquellos factores que comprometen al individuo física, psicológica o socialmente. Estos factores pueden influir en la susceptibilidad a la caries y en la efectividad de las medidas preventivas.

¿Qué relación existe entre el nivel socioeconómico y la prevalencia de caries?

A) No hay relación.
B) Los grupos de nivel socioeconómico más bajo presentan índices de caries más elevados.
C) Los grupos de nivel socioeconómico más alto presentan índices de caries más elevados.
D) Solo afecta a los adultos.

¿Qué diferencias se observan en la salud oral de la población de nivel socioeconómico más bajo?

A) Índices de restauración de caries más altos y tasas más bajas de edentulismo.
B) Índices de restauración de caries más bajos y tasas más altas de edentulismo.
C) No hay diferencias.
D) Solo afecta a los adultos.

¿Qué deben tener como objetivo las políticas sanitarias en relación con la caries?

A) Reducir desigualdades en salud oral entre grupos de diferente edad y sexo.
B) Reducir los niveles de caries.
C) Las desigualdades en salud oral entre los diferentes grupos sociales.
D) Todas son verdaderas.

¿Qué variables pueden ser reguladas por las políticas sanitarias para influir en la dieta de la población?

A) Precio de los diferentes alimentos.
B) Composición de los menús escolares.
C) Publicidad alimentaria.
D) Todas las anteriores.

¿Qué implica el proceso de caries en términos de equilibrio entre factores?

A) Solo la remineralización.
B) Solo la desmineralización.
C) Un cambio en el equilibrio entre factores protectores y destructivos.
D) Ninguno de los anteriores.

B) Los grupos de nivel socioeconómico más bajo presentan índices de caries más elevados. Existe una relación clara entre el nivel socioeconómico y la prevalencia de caries. Los grupos de nivel socioeconómico más bajo presentan índices de caries más elevados, especialmente en la infancia. Estas diferencias se explican en gran medida por diferencias en la dieta, utilización de fluoruros y el acceso a los servicios sanitarios.

B) Índices de restauración de caries más bajos y tasas más altas de edentulismo. La población de nivel socioeconómico más bajo presenta índices de restauración de caries más bajos y tasas más altas de edentulismo en la población adulta. Estas diferencias se deben a un menor acceso a los servicios sanitarios y a una menor utilización de fluoruros, así como a diferencias en la dieta.

B) Reducir los niveles de caries y las desigualdades en salud oral entre los diferentes grupos sociales. Las políticas sanitarias deben tener como objetivo la reducción de los niveles de caries y de las desigualdades en salud oral entre los diferentes grupos sociales. Estas políticas pueden modificar factores etiológicos como la dieta y el acceso a los servicios sanitarios, mejorando así la salud oral de la población.

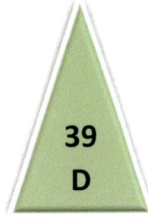

D) Todas las anteriores. Las políticas sanitarias pueden regular varias variables para influir en la dieta de la población, incluyendo el precio de los diferentes alimentos, la composición de los menús escolares y la publicidad alimentaria. Estas medidas pueden ayudar a promover una dieta más saludable y reducir el riesgo de caries.

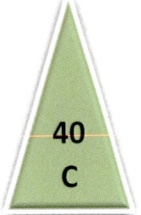

C) Un cambio en el equilibrio entre factores protectores y destructivos. El proceso de caries implica un cambio en el equilibrio entre los factores protectores (que ayudan a la remineralización) y los factores destructivos (que ayudan a la desmineralización). Cuando este equilibrio se rompe a favor de la desmineralización, se producirá la lesión de caries.

¿Cuál es la primera manifestación macroscópica de la lesión de caries en el esmalte?

A) Pérdida de translucidez, resultando en una superficie opaca conocida como mancha blanca.
B) Cavitación.
C) Dolor dental.
D) Cambio de color a negro.

¿Cuál es una de las ubicaciones donde generalmente comienza la lesión inicial de caries o mancha blanca?

A) Paralela al margen gingival en las caras oclusales.
B) Perpendicular al margen gingival en las caras linguales.
C) Paralela al margen gingival en las caras vestibulares.
D) Perpendicular al margen gingival en las caras proximales.

¿Qué indica la visibilidad de los cambios en el esmalte cuando se seca la superficie del diente?

A) Disminución de la porosidad del esmalte.
B) Incremento de la porosidad del esmalte.
C) No hay cambios en el esmalte.
D) Aumento de la translucidez del esmalte.

¿Cuáles son las cuatro zonas de la lesión de caries incipiente en el esmalte?

A) Zona superficial, cuerpo de la lesión, zona oscura y zona translúcida.
B) Zona superficial, zona media, zona profunda y zona de cavitación.
C) Zona de esmalte intacto, zona de esmalte afectado, zona de dentina afectada y zona de pulpa.
D) Zona de esmalte sano, zona de esmalte desmineralizado, zona de dentina desmineralizada y zona de pulpa.

¿Qué características tiene la zona superficial de la lesión de caries incipiente?

A) Permanece inalterable en relación al resto de las zonas, con una pérdida de entre 5 y 10% del contenido mineral.
B) Es la zona más grande de la lesión inicial, con porosidades del 5 al 25%.
C) Posee una porosidad del 2 al 4%, con birrefringencia positiva.
D) Es el frente de avance de la lesión, presente en un 50% de la lesión.

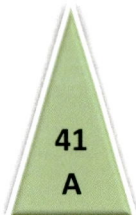

A) Pérdida de translucidez, resultando en una superficie opaca conocida como mancha blanca. La primera manifestación macroscópica de la lesión de caries en el esmalte es la pérdida de su translucidez, lo que da como resultado una superficie opaca, de aspecto tizoso y sin brillo, conocida como mancha blanca. Esta mancha indica un incremento en la porosidad del esmalte debido a la desmineralización.

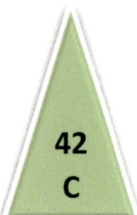

C) Paralela al margen gingival en las caras vestibulares. La ubicación de la lesión inicial de caries o mancha blanca está determinada por la distribución de los depósitos de la biopelícula sobre las superficies dentarias. Generalmente, se ubica paralela al margen gingival en las caras vestibulares, en las áreas periféricas a la zona de contacto en las caras proximales y en las paredes laterales de la fisura en las caras oclusales.

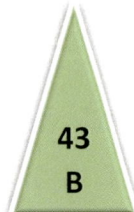

B) Incremento de la porosidad del esmalte. La visibilidad de los cambios en el esmalte cuando se seca la superficie del diente indica un incremento en la porosidad del esmalte. Esto se debe a la desmineralización que ha aumentado los espacios interprismáticos, haciendo que la superficie del esmalte se vea opaca y sin brillo.

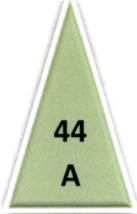

A) Zona superficial, cuerpo de la lesión, zona oscura y zona translúcida. La lesión de caries incipiente en el esmalte se caracteriza por cuatro zonas distintas: la zona superficial, el cuerpo de la lesión, la zona oscura y la zona translúcida. Cada una de estas zonas tiene diferentes niveles de desmineralización y características histológicas específicas.

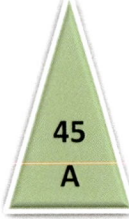

A) Permanece inalterable en relación al resto de las zonas, con una pérdida de entre 5 y 10% del contenido mineral. La zona superficial de la lesión de caries incipiente permanece inalterable en relación al resto de las zonas y tiene una pérdida de entre 5 y 10% del contenido mineral. Esta zona actúa como un gradiente de difusión que permite la entrada y salida de minerales como el calcio, fosfato y fluoruro, y tiene birrefringencia negativa a la luz polarizada.

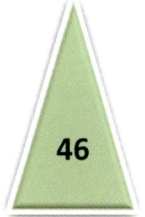

¿Qué características tiene el cuerpo de la lesión de caries incipiente?

A) Permanece inalterable en relación al resto de las zonas.
B) Es la zona más grande de la lesión inicial, con porosidades del 5 al 25%.
C) Posee una porosidad del 2 al 4%, con birrefringencia positiva.
D) Es el frente de avance de la lesión, presente en un 50% de la lesión.

¿Qué forma característica adopta la lesión de caries incipiente en las superficies libres?

A) Con la base hacia el límite amelodentinario y el vértice hacia la superficie.
B) Con la base hacia la superficie y el vértice hacia el límite amelodentinario.
C) Con la base y el vértice hacia la superficie.
D) Con la base y el vértice hacia el límite amelodentinario.

¿Qué indica la presencia de una zona oscura en la lesión de caries incipiente?

A) Un aumento en la cantidad de agua, materia orgánica y una desorganización en los prismas del esmalte.
B) Una disminución en la cantidad de agua y materia orgánica.
C) Una disminución en la porosidad del esmalte.
D) Un aumento en la translucidez del esmalte.

¿Qué características tiene la zona translúcida de la lesión de caries incipiente?

A) Permanece inalterable en relación al resto de las zonas.
B) Es la zona más grande de la lesión inicial.
C) Posee una porosidad del 2 al 4%, con birrefringencia positiva.
D) Es el frente de avance de la lesión, presente en un 50% de la lesión.

¿Qué respuesta inicial se observa en la dentina cuando los cambios en el esmalte afectan al complejo dentino-pulpar?

A) Formación de cavidades.
B) Esclerosis de los túbulos dentinarios.
C) Aumento de la translucidez.
D) Disminución de la porosidad.

B) Es la zona más grande de la lesión inicial, con porosidades del 5 al 25%. El cuerpo de la lesión es la zona más grande de la lesión inicial de caries, donde se produce la principal desmineralización. Presenta porosidades que varían desde el 5% en la periferia hasta un 25% en el interior de la zona y ofrece birrefringencia positiva a la luz polarizada.

B) Con la base hacia la superficie y el vértice hacia el límite amelodentinario. En las superficies libres, la lesión de caries incipiente adopta una forma de cono característica con la base hacia la superficie y el vértice hacia el límite amelodentinario. Esta disposición refleja la progresión de la desmineralización desde la superficie del esmalte hacia las capas más profundas.

A) Un aumento en la cantidad de agua, materia orgánica y una desorganización en los prismas del esmalte. La presencia de una zona oscura en la lesión de caries incipiente indica un aumento en la cantidad de agua, materia orgánica y una desorganización en los prismas del esmalte. Esta zona se observa oscura debido a que no transmite la luz polarizada y su tamaño puede ser un indicio de la cantidad de remineralización.

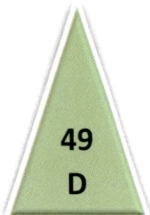

D) Es el frente de avance de la lesión, presente en un 50% de la lesión. La zona translúcida es el frente de avance de la lesión de caries incipiente y se encuentra presente en un 50% de la lesión. Esta zona indica la progresión de la desmineralización hacia las capas más profundas del esmalte.

B) Esclerosis de los túbulos dentinarios. La respuesta inicial en la dentina cuando los cambios en el esmalte afectan al complejo dentino-pulpar es la esclerosis de los túbulos dentinarios. Este proceso implica la oclusión de los túbulos dentinarios para proteger la pulpa dental de la progresión de la lesión.

¿Qué indica la descoloración amarilla o marrón en la dentina?

A) Aumento de la remineralización.
B) Primer signo de desmineralización dentinaria.
C) Formación de nueva dentina.
D) Disminución de la actividad bacteriana.

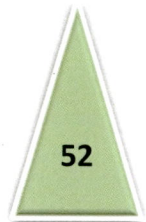

¿Qué son los tractos muertos de la dentina?

A) Túbulos dentinarios llenos de minerales.
B) Túbulos dentinarios con aumento de la translucidez.
C) Túbulos dentinarios llenos de bacterias.
D) Túbulos dentinarios vacíos resultantes de la destrucción de los procesos odontoblásticos sin esclerosis tubular.

¿Qué es la dentina terciaria o reactiva?

A) Dentina menos mineralizada.
B) Dentina más mineralizada y con túbulos dentinarios irregulares.
C) Dentina con aumento de la translucidez.
D) Dentina con disminución de la porosidad.

¿Qué ocurre cuando la zona de desmineralización de la dentina se aproxima entre 0,5 y 1 mm de la pulpa?

A) Aumenta la remineralización.
B) Se forma nueva dentina.
C) Disminuye la actividad bacteriana.
D) Se produce una respuesta inflamatoria de la pulpa.

¿Cuántas zonas histológicas se identifican en la caries de dentina?

A) Tres.
B) Cuatro.
C) Cinco.
D) Seis.

B) Primer signo de desmineralización dentinaria. La descoloración amarilla o marrón en la dentina indica el primer signo de desmineralización dentinaria. Esta decoloración se produce cuando la lesión de esmalte alcanza la unión amelodentinaria y depende de la velocidad de formación de la lesión.

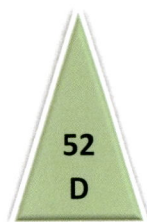

D) Túbulos dentinarios vacíos resultantes de la destrucción de los procesos odontoblásticos sin esclerosis tubular. Los tractos muertos de la dentina son túbulos dentinarios vacíos resultantes de la destrucción de los procesos odontoblásticos sin esclerosis tubular. Estos túbulos vacíos son fácilmente invadidos por las bacterias, lo que puede acelerar la progresión de la lesión de caries.

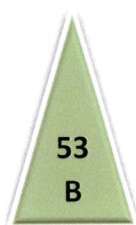

B) Dentina más mineralizada y con túbulos dentinarios irregulares. La dentina terciaria o reactiva es una dentina más mineralizada y contiene túbulos dentinarios irregulares. Esta dentina se forma como una respuesta defensiva antes de la invasión de la dentina por las bacterias.

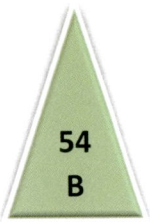

B) Se produce una respuesta inflamatoria de la pulpa. Cuando la zona de desmineralización de la dentina se aproxima entre 0,5 y 1 mm de la pulpa, se puede apreciar una respuesta inflamatoria de la pulpa. Esta respuesta es una reacción defensiva del tejido pulpar ante la proximidad de la lesión de caries.

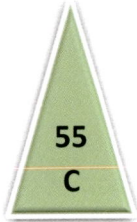

C) Cinco. Histológicamente, se identifican cinco zonas en la caries de dentina. Estas zonas son: dentina reactiva, dentina esclerótica, dentina desmineralizada, dentina infectada y dentina desorganizada. Cada una de estas zonas tiene características diferentes y su extensión está relacionada con la velocidad de progresión y la actividad de la lesión.

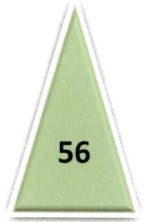

¿Qué características tiene la dentina reactiva?

A) Túbulos dentinarios con morfología regular.
B) Aumento de la translucidez.
C) Menos mineralizada que la dentina primaria.
D) Más calcificada que la dentina primaria, con túbulos dentinarios irregulares.

¿Qué método de exploración clínica es el más utilizado para el diagnóstico de las lesiones de caries?

A) Inspección visual.
B) Radiografía.
C) Exploración táctil.
D) Pruebas de laboratorio.

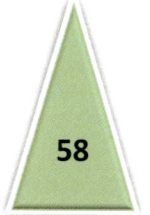

¿Qué objetivo tiene la inspección táctil en el diagnóstico de las lesiones de caries?

A) Detectar la cavitación y la textura de la superficie afectada.
B) Evaluar la translucidez del esmalte.
C) Medir la profundidad de la lesión.
D) A y C son correctas.

¿Qué método se recomienda para la inspección táctil de las lesiones de caries?

A) Uso de exploradores afilados.
B) Uso de pruebas de laboratorio.
C) Uso de radiografías.
D) Uso de exploradores de punta roma, como la sonda de exploración de la OMS.

¿Qué condiciones son necesarias para obtener los mejores resultados en la inspección visual?

A) Dientes húmedos.
B) Dientes limpios y secos.
C) Uso de exploradores afilados.
D) No es necesario limpiar los dientes.

D) Más calcificada que la dentina primaria, con túbulos dentinarios irregulares. La dentina reactiva es más calcificada que la dentina primaria y presenta túbulos dentinarios con morfología irregular. Esta dentina se forma como una respuesta defensiva ante la progresión de la lesión de caries.

A) Inspección visual. La inspección visual es el método de exploración clínica más utilizado desde hace décadas para el diagnóstico de las lesiones de caries. Este método permite detectar cambios de color, translucidez y estructura de los tejidos duros del diente.

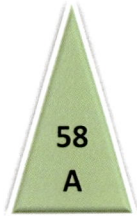

A) Detectar la cavitación y la textura de la superficie afectada. La inspección táctil tiene como objetivo detectar la cavitación y la textura de la superficie afectada. Para realizarla, se recomienda utilizar exploradores de punta roma y aplicar una presión suave para proporcionar la información requerida.

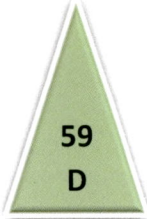

D) Uso de exploradores de punta roma, como la sonda de exploración de la OMS. Para la inspección táctil de las lesiones de caries, se recomienda utilizar exploradores de punta roma, como la sonda de exploración de la OMS, que termina en una pequeña bola de 0,5 mm de diámetro. Se debe aplicar una presión suave para proporcionar la información requerida sin causar daño a las lesiones no cavitadas.

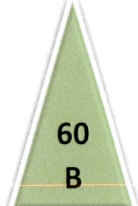

B) Dientes limpios y secos. Para obtener los mejores resultados en la inspección visual, es necesario que los dientes estén limpios y secos, que haya una buena iluminación y un buen acceso visual. Estas condiciones permiten una mejor detección de los cambios en los tejidos duros del diente.

¿Cuál es la definición de caries?

A) Es una disolución química localizada de la superficie dentaria.
B) Es una disbiosis que se manifiesta principalmente por el alto consumo de azúcares fermentables.
C) Es una interacción entre los depósitos microbianos y los tejidos duros del diente.
D) Es una pérdida mineral neta del diente.

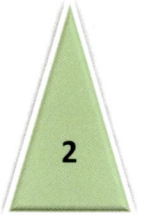

¿Qué es la CIT?

A) Caries de la dentición permanente.
B) Caries de la dentición adulta.
C) Caries de la dentición mixta.
D) Caries específica de la dentición temporal.

¿Cuál es el principal microorganismo responsable de metabolizar los azúcares en la cavidad bucal?

A) Lactobacillus.
B) Escherichia coli.
C) Candida albicans.
D) Streptococcus Mutans.

¿Cuándo surge el problema de caries ?

A) Cuando hay una cavidad franca.
B) Cuando hay una pérdida mineral superficial.
C) Cuando hay un desbalance entre desmineralización y remineralización.
D) Cuando hay una interacción entre los depósitos microbianos y los tejidos duros del diente.

¿Cuál es el proceso que ocurre en la superficie dental manteniendo un equilibrio de pérdida y reposición de minerales?

A) Cavitación.
B) Disbiosis.
C) Desmineralización - remineralización.
D) Disolución química.

B) Es una disbiosis que se manifiesta principalmente por el alto consumo de azúcares fermentables. Definimos caries como una disbiosis, que es la alteración del equilibrio y de la proporción entre las diferentes especies de microorganismos de la flora oral. Esta disbiosis se manifiesta principalmente por el alto consumo de azúcares fermentables. La caries es un proceso activo que se inicia tempranamente en la boca de los niños y más tarde se hace visible como una lesión inicial de caries. La disbiosis implica un desequilibrio en la flora oral, lo que favorece la proliferación de bacterias cariogénicas que metabolizan los azúcares y producen ácidos que desmineralizan el esmalte dental.

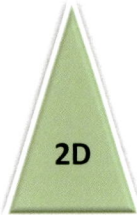

D) Caries específica de la dentición temporal. La CIT como la caries específica de la dentición temporal, que afecta a infantes y niños en edad preescolar y se desarrolla inmediatamente después de la erupción del primer diente. La CIT es una forma de caries que se produce debido a la disbiosis, que es la alteración del equilibrio y de la concentración de diferentes especies de microorganismos de la flora oral. Esta disbiosis lleva a una disolución química localizada de la superficie dentaria, resultante de los productos metabólicos en la biopelícula que cubre el área afectada. La interacción entre los depósitos microbianos y los tejidos duros del diente puede resultar en una lesión cariosa.

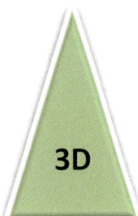

D) Streptococcus Mutans. Las bacterias presentes en la cavidad bucal que metabolizan los azúcares son principalmente el Streptococcus Mutans. Esta bacteria es conocida por su capacidad para adherirse a la superficie dental y formar parte de la biopelícula. El Streptococcus Mutans metaboliza los azúcares fermentables, produciendo ácidos que desmineralizan el esmalte dental y contribuyen al desarrollo de caries. La patogenicidad del Streptococcus Mutans depende de sus propiedades individuales y su forma de interacción con otras bacterias presentes en la biopelícula.

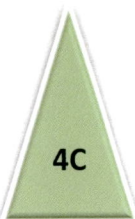

C) Cuando hay un desbalance entre desmineralización y remineralización. El problema de caries surge cuando el equilibrio entre desmineralización y remineralización se rompe. En condiciones normales, la superficie dental experimenta una constante pérdida y reposición de minerales, manteniendo un equilibrio conocido como desmineralización - remineralización. Sin embargo, cuando este equilibrio se rompe, se produce un desbalance que lleva a una lesión inicial subsuperficial en el esmalte. Esta lesión inicial puede ser revertida si se restablece el equilibrio, pero si el desbalance persiste, la lesión puede progresar y convertirse en una cavidad franca.

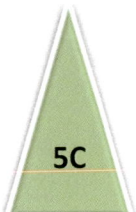

C) Desmineralización - remineralización. En la superficie dental hay una constante pérdida mineral a nivel microestructural, pero esto ocurre manteniendo un equilibrio de pérdida de minerales con una reposición, conocido como desmineralización - remineralización. Este proceso es crucial para mantener la salud dental, ya que permite la reparación de pequeñas pérdidas minerales antes de que se conviertan en lesiones cariosas.

¿Qué ocurre cuando hay un desbalance entre desmineralización y remineralización?

A) Se produce una lesión cavitada.
B) Se produce una lesión inicial subsuperficial en el esmalte.
C) Se produce una disbiosis.
D) Se produce una interacción entre los depósitos microbianos y los tejidos duros del diente.

¿Cuál es el principal factor etiológico que impacta en la caries dental?

A) La frecuencia de ingestas de azúcares.
B) La cantidad de azúcares consumidos en un momento puntual.
C) La calidad de la estructura dentaria.
D) La interacción entre los depósitos microbianos y los tejidos duros del diente.

¿Cuál es la definición de Caries Temprana de la Infancia (CTI) según la Asociación Americana de Pediatría Dental?

A) Caries de la dentición permanente.
B) Caries de la dentición mixta.
C) Caries específica de la dentición temporal que afecta a infantes y niños en edad preescolar.
D) Caries de la dentición adulta.

¿Cuáles son algunos de los factores biológicos que causan la Caries Temprana de la Infancia (CTI) ?

A) Factores hereditarios, flujo y cantidad de saliva, estructura dentaria, sistema inmunitario y preferencia por los azúcares.
B) Factores microbiológicos, como la placa dental o biofilm.
C) Factores de medio ambiente, como prácticas culturales y exposición al flúor.
D) Estilos de vida, como hábitos de higiene y dieta.

¿Qué características tiene la placa dental o biofilm?

A) Capacidad de adherencia, capacidad acidúrica y resistencia a niveles de pH bajos.
B) Capacidad de adherencia, capacidad de desmineralización y resistencia a niveles de pH altos.
C) Capacidad de adherencia, capacidad de remineralización y resistencia a niveles de pH bajos.
D) Capacidad de adherencia, capacidad de desmineralización y resistencia a niveles de pH altos.

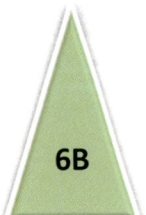

6B

B) Se produce una lesión inicial subsuperficial en el esmalte. El problema surge cuando el equilibrio entre desmineralización y remineralización se rompe, lo que lleva a una lesión inicial subsuperficial en el esmalte. Esta lesión puede ser revertida si se restablece el equilibrio, pero si el desbalance persiste, la lesión puede progresar y convertirse en una cavidad franca.

7A

A) La frecuencia de ingestas de azúcares. El factor etiológico que tiene un gran impacto en la caries dental es el consumo de azúcares, y más que la cantidad en un momento puntual, es la frecuencia de ingestas. Esto se debe a que las bacterias presentes en la cavidad bucal metabolizan esos azúcares, lo que puede llevar a la formación de caries.

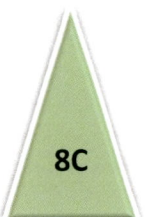

8C

C) Caries específica de la dentición temporal que afecta a infantes y niños en edad preescolar. La Asociación Americana de Pediatría Dental adoptó el término "Caries Temprana de la Infancia" (CTI) para definir una caries específica de la dentición temporal, que afecta a infantes y niños en edad preescolar y se desarrolla inmediatamente después de la erupción del primer diente.

9A

A) Factores hereditarios, flujo y cantidad de saliva, estructura dentaria, sistema inmunitario y preferencia por los azúcares. Los factores biológicos que causan la Caries Temprana de la Infancia (CTI) incluyen factores hereditarios, flujo y cantidad de saliva, estructura dentaria, sistema inmunitario e incluso la preferencia por los azúcares. Además, se cree que hay una relación directa entre los niveles de caries dental de padres e hijos.

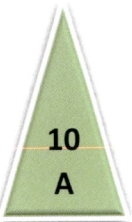

10 A

A) Capacidad de adherencia, capacidad acidúrica y resistencia a niveles de pH bajos. La placa dental o biofilm como un microsistema de bacterias con capacidades como la adherencia, la capacidad acidúrica (capacidad de algunas bacterias de seguir produciendo ácidos a pH bajo) y la resistencia a niveles de pH bajos. Estas características permiten que la placa dental o biofilm albergue especies microbianas que forman comunidades y establecen relaciones de comunicación intra e inter especies.

¿Qué factores de medio ambiente están relacionados directamente con la enfermedad de la caries?

A) Hábitos de higiene y dieta.
B) Factores hereditarios, flujo y cantidad de saliva, estructura dentaria, sistema inmunitario y preferencia por los azúcares.
C) Capacidad de adherencia, capacidad acidúrica y resistencia a niveles de pH bajos.
D) Prácticas culturales, frecuencia de visitas al odontólogo, exposición al flúor, status socioeconómico, frecuencia y cantidad de ingestión de azúcares, historia familiar de caries, presencia de dientes y sus características.

¿Cuáles son algunos de los factores microbiológicos que causan la Caries Temprana de la Infancia (CTI)?

A) Factores hereditarios, flujo y cantidad de saliva, estructura dentaria, sistema inmunitario y preferencia por los azúcares.
B) Factores microbiológicos, como la placa dental o biofilm.
C) Factores de medio ambiente, como prácticas culturales y exposición al flúor.
D) Estilos de vida, como hábitos de higiene y dieta.

¿Cuál es una característica específica de las bacterias en la placa dental o biofilm que les permite seguir produciendo ácidos a pH bajo?

A) Capacidad de adherencia.
B) Capacidad acidúrica.
C) Resistencia a niveles de pH altos.
D) Capacidad de desmineralización.

¿Cuál de las siguientes afirmaciones sobre la Caries Temprana de la Infancia (CTI) es correcta ?

A) La CTI solo afecta a la dentición permanente.
B) La CTI es una enfermedad estática y no mediada por la biopelícula.
C) La CTI es una enfermedad dinámica, mediada por la biopelícula e impulsada por azúcares.
D) La CTI no está relacionada con la frecuencia de ingesta de azúcares.

¿Cuál es la definición de biopelícula?

A) Una capa de esmalte dental.
B) Una estructura dentaria hereditaria.
C) Una disolución química de la superficie dentaria.
D) Un microsistema de bacterias con capacidades específicas.

D) Prácticas culturales, frecuencia de visitas al odontólogo, exposición al flúor, status socioeconómico, frecuencia y cantidad de ingestión de azúcares, historia familiar de caries, presencia de dientes y sus características. Hay abundante evidencia para relacionar directamente con la enfermedad de la caries factores de medio ambiente como prácticas culturales, frecuencia de visitas al odontólogo, exposición al flúor en sus diferentes formas, status socioeconómico, frecuencia y cantidad de ingestión de azúcares, historia familiar de caries, presencia de dientes y sus características.

B) Factores microbiológicos, como la placa dental o biofilm. Al hablar de caries hay que hablar también de placa dental o biofilm, ya que son conceptos íntimamente ligados. La placa dental o biofilm es un microsistema de bacterias con capacidades como la adherencia, la capacidad acidúrica y la resistencia a niveles de pH bajos. Estas características permiten que la placa dental o biofilm albergue especies microbianas que forman comunidades y establecen relaciones de comunicación intra e inter especies.

B) Capacidad acidúrica. La placa dental o biofilm tiene la capacidad acidúrica, lo que significa que algunas bacterias pueden seguir produciendo ácidos incluso a pH bajo, contribuyendo a la desmineralización del esmalte dental.

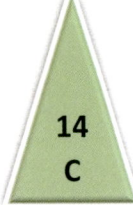

C) La CTI es una enfermedad dinámica, mediada por la biopelícula e impulsada por azúcares. La Caries Temprana de la Infancia (CTI) como una enfermedad dinámica, mediada por la biopelícula, impulsada por azúcares y multifactorial, que resulta en un desbalance en la desmineralización y remineralización de los tejidos duros del diente.

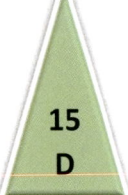

D) Un microsistema de bacterias con capacidades específicas. La biopelícula como un microsistema de bacterias con capacidades específicas, como la adherencia, la capacidad acidúrica y la resistencia a niveles de pH bajos. Estas bacterias forman comunidades y establecen relaciones de comunicación intra e inter especies, creando un ecosistema oral dinámico y complejo.

¿Cuál es la relación entre el consumo de carbohidratos fermentables y la enfermedad de la caries?

A) No hay relación.
B) Relación inversa.
C) Relación directa.
D) Relación aleatoria.

¿Qué factores de riesgo comparten la caries con otras enfermedades no transmisibles?

A) Consumo excesivo de proteínas.
B) Consumo excesivo de grasas.
C) Consumo excesivo de azúcar.
D) Consumo excesivo de fibra.

¿Qué efecto tiene el exceso en la ingesta de azúcares sobre la microbiota oral y el pH de la biopelícula?

A) No tiene ningún efecto.
B) Lleva a una producción prolongada de ácidos y un cambio en la composición de la microbiota oral y el pH de la biopelícula.
C) Mejora la composición de la microbiota oral y el pH de la biopelícula.
D) Reduce la producción de ácidos y estabiliza el pH de la biopelícula.

¿Cuál es la importancia del entorno del niño en la prevención de la caries?

A) El entorno del niño no tiene importancia en la prevención de la caries.
B) El entorno del niño es importante solo en la adolescencia.
C) El entorno del niño, especialmente la familia, es crucial para adquirir hábitos de higiene y alimentación correctos desde temprana edad.
D) El entorno del niño es importante solo en la edad adulta.

¿Cuál es la característica principal de la lesión de la mancha blanca en las etapas iniciales de la caries ?

A) Color opaco y aumento de la porosidad del esmalte.
B) Color transparente y disminución de la porosidad del esmalte.
C) Color brillante y aumento de la densidad del esmalte.
D) Color opaco y disminución de la densidad del esmalte.

C) Relación directa. Hay una relación estrecha entre el consumo de carbohidratos fermentables y la enfermedad de la caries. Los malos hábitos que incluyen afinidad por los azúcares pueden comenzar desde muy temprana edad, influenciados por la familia, amigos y el colegio.

C) Consumo excesivo de azúcar. La caries comparte factores de riesgo con otras enfermedades no transmisibles asociadas con el consumo excesivo de azúcar, como enfermedades cardiovasculares, diabetes y obesidad.

B) Lleva a una producción prolongada de ácidos y un cambio en la composición de la microbiota oral y el pH de la biopelícula. El exceso en la ingesta de azúcares lleva a una producción prolongada de ácidos por parte de las bacterias que se adhieren a las superficies dentales, y a un cambio en la composición de la microbiota oral y el pH de la biopelícula.

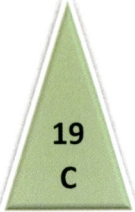

C) El entorno del niño, especialmente la familia, es crucial para adquirir hábitos de higiene y alimentación correctos desde temprana edad. La importancia del entorno del niño, especialmente la familia, en la adquisición de hábitos de higiene y alimentación correctos desde temprana edad. Un niño que comienza tempranamente a adquirir estos hábitos probablemente los mantenga durante toda la vida.

A) Color opaco y aumento de la porosidad del esmalte. La lesión de la mancha blanca es el resultado de procesos metabólicos en el biofilm localizado en la superficie dentaria, que causan una pérdida mineral en el diente y un aumento en la porosidad del esmalte. Esto se observa como una mancha blanca de color opaco.

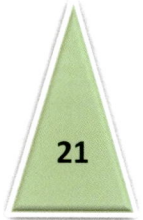

¿Por qué no se recomienda el uso del explorador para la exploración de la lesión de la mancha blanca?

A) Porque puede causar dolor al paciente.
B) Porque puede causar penetración de la superficie intacta y producir una cavitación.
C) Porque no es efectivo para detectar la lesión.
D) Porque puede alterar el color de la mancha blanca.

¿Qué ocurre con las manchas blancas si la lesión progresa?

A) Se convierten en manchas transparentes.
B) Se convierten en manchas opacas y el esmalte se mantiene estable.
C) Se convierten en manchas brillantes y el esmalte se fortalece.
D) Se convierten en manchas amarillentas/marrones y el esmalte se debilita.

¿Cómo se clasifican las manchas blancas ?

A) Mancha leve, mancha moderada y mancha severa.
B) Mancha superficial, mancha profunda y mancha cavitada.
C) Mancha opaca, mancha brillante y mancha transparente.
D) Mancha amarillenta, mancha marrón y mancha negra.

¿Cuál es la etapa clínicamente visible de la caries dental?

A) Lesión en dentina.
B) Lesión de la mancha blanca.
C) Lesión incipiente.
D) Lesión profunda.

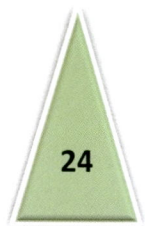

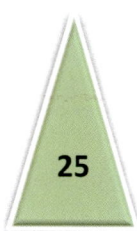

¿Qué aspecto tiene la lesión de la mancha blanca?

A) Brillante, con forma y límites difusos.
B) Amarillento, con forma y límites netos.
C) Transparente, con forma y límites difusos.
D) Opaco, con forma y límites netos.

55

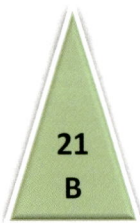

B) Porque puede causar penetración de la superficie intacta y producir una cavitación. No se recomienda el uso del explorador para la exploración de la lesión de la mancha blanca, ya que la fuerza que se ejerce puede causar penetración de la superficie intacta y producir una cavitación.

D) Se convierten en manchas amarillentas/marrones y el esmalte se debilita. Si la mancha blanca progresa, estas manchas se convierten en amarillentas/marrones, el esmalte se encuentra muy debilitado y puede llegar a romperse, produciéndose cavitaciones.

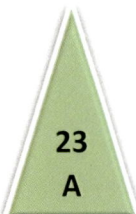

A) Mancha leve, mancha moderada y mancha severa. Las manchas blancas en tres categorías: mancha leve (requiere secado profundo para ser apreciada), mancha moderada (requiere secado moderado para ser apreciada) y mancha severa (se aprecia claramente sin necesidad de secado).

B) Lesión de la mancha blanca. La mancha blanca, de color opaco, corresponde con la etapa clínicamente visible de la caries dental. Esta lesión es el resultado de procesos metabólicos en el biofilm localizado en la superficie dentaria, que causan una pérdida mineral y un aumento en la porosidad del esmalte.

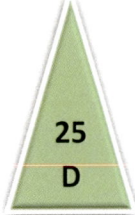

D) Opaco, con forma y límites netos. El aspecto de la lesión de la mancha blanca es opaco, con forma y límites netos. Esta mancha blanca es la caries en su primera etapa y puede presentar un color marrón o negro debido a pigmentos de la comida que tiñen el esmalte por el aumento de su porosidad.

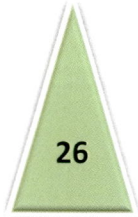

¿Qué se recomienda hacer para monitorizar las lesiones no cavitadas tanto en la dentición temporal como en la definitiva?

A) Usar exploradores dentales.
B) Aplicar selladores dentales.
C) Usar detección visual y radiográfica.
D) Realizar limpiezas dentales profundas.

¿Qué se debe hacer si la mancha blanca progresa?

A) Realizar una limpieza dental profunda.
B) Realizar una extracción dental.
C) Aplicar selladores dentales.
D) Cambiar los hábitos nocivos del niño y aplicar sustancias remineralizantes.

Señala la correcta sobre la lesión de mancha blanca:

A) Cambio de color marrón oscuro en la superficie que se ve solo al trasluz.
B) La opacidad y aspecto mate es debido a la perdida de traslucidez del esmalte.
C) Dolor espontáneo al masticar.
D) B y C son verdaderas.

¿Cuál de las siguientes afirmaciones sobre la exploración de la lesión de la mancha blanca es correcta?

A) Se recomienda el uso del explorador para detectar la lesión.
B) No se recomienda el uso del explorador para detectar la lesión.
C) El uso del explorador no afecta la lesión.
D) El uso del explorador mejora la detección de la lesión.

¿Cuál es el objetivo principal del tratamiento de las manchas blancas?

A) Remineralización y eliminación del aspecto antiestético.
B) Desmineralización y eliminación del aspecto antiestético.
C) Remineralización y aumento de la porosidad del esmalte.
D) Desmineralización y aumento de la porosidad del esmalte.

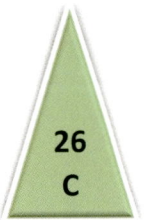

C) Usar detección visual y radiográfica. La detección tanto visual como radiográfica como una aproximación básica para localizar, valorar y monitorizar las lesiones no cavitadas tanto en la dentición temporal como en la definitiva.

D) Cambiar los hábitos nocivos del niño y aplicar sustancias remineralizantes. Si la mancha blanca progresa, es importante cambiar los hábitos nocivos del niño que han podido llevar a tal situación y aplicar sustancias remineralizantes para evitar que la lesión avance y transformar las manchas blancas en manchas brillantes al recuperar el esmalte sus minerales.

B) La opacidad y aspecto mate es debido a la perdida de traslucidez del esmalte. La desmineralización subsuperficial altera el paso de la luz, lo que va a dar lugar a una apariencia de la lesión opaca y blanquecina, no hay cavitación, los cambios de color marrón aparecen en lesiones mas avanzadas y tampoco se asocia con dolor.

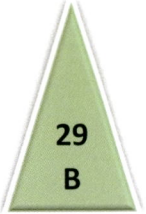

B) No se recomienda el uso del explorador para detectar la lesión. No se recomienda el uso del explorador para la exploración de la lesión de la mancha blanca, ya que la fuerza que se ejerce puede causar penetración de la superficie intacta y producir una cavitación.

A) Remineralización y eliminación del aspecto antiestético. El tratamiento de las manchas blancas se centra en la remineralización y en eliminar el aspecto antiestético que ocasionan en el diente, especialmente cuando estas manchas se encuentran en dientes anteriores, zona vestibular.

31

¿Cuál de las siguientes medidas preventivas NO sirvepara la mancha blanca?

A) Incrementar el uso de flúor y sustancias remineralizantes.
B) Enseñar a manejar apropiadamente las herramientas de higiene oral.
C) Modificar los hábitos alimenticios de efecto cariogénico.
D) Realizar limpiezas dentales profundas regularmente.

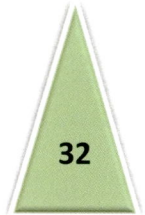

32

¿Cuál es la localización más común de las lesiones cariosas en niños menores de 3 años?

A) Superficie vestibular y palatina de incisivos superiores.
B) Superficie vestibular y palatina de incisivos inferiores.
C) Superficie oclusal de molares superiores.
D) Superficie oclusal de molares inferiores.

33

¿Qué ocurre si las lesiones cariosas no se tratan en niños menores de 3 años?

A) Se mantienen estables.
B) Se irán afectando los primeros molares superiores e inferiores, caninos y segundos molares.
C) Se convierten en manchas blancas.
D) Se remineralizan espontáneamente.

34

¿Por qué el avance de la lesión dental es muy rápido en niños?

A) Debido a la protección de los labios y la lengua.
B) Debido a la alta cantidad de saliva.
C) Debido a la inmadurez estructural del esmalte de los dientes en su etapa de erupción.
D) Debido a la baja cantidad de placa bacteriana.

35

¿Cuáles son los únicos dientes que NO se ven afectados por las lesiones causadas por el biberón o leche materna continuada nocturna?

A) Incisivos superiores.
B) Caninos superiores.
C) Molares inferiores.
D) Incisivos inferiores.

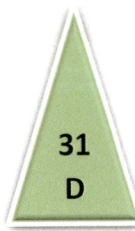

D) Realizar limpiezas dentales profundas regularmente. Varias medidas preventivas para la mancha blanca, como incrementar el uso de flúor y sustancias remineralizantes, enseñar a manejar apropiadamente las herramientas de higiene oral, modificar los hábitos alimenticios de efecto cariogénico, aplicar sellado de fosas y fisuras, e instaurar programas preventivos y restauradores en la población escolar. No es solución para evitarla aparición de lesiones blancas elrealizar limpiezas dentales profundas regularmente.

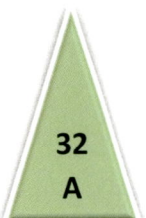

A) Superficie vestibular y palatina de incisivos superiores. En niños menores de 3 años, las lesiones cariosas se localizan comúnmente en la superficie vestibular y palatina de los incisivos superiores, siguiendo la secuencia de la erupción dental.

B) Se irán afectando los primeros molares superiores e inferiores, caninos y segundos molares. Si las lesiones cariosas no se tratan, más tarde se irán afectando los primeros molares superiores e inferiores, caninos y segundos molares, **debido a:** progresión rápida de la caries ya que el esmalte y dentina de dientes temporales están menos mineralizados que en los permanentes, y es rápido el avance de la lesión. Además si no se tratan los dientes temporales,hay dolor e incomodidad, ya que la lesión avanza hacia la pulpa, hay alteraciones en la alimentación y nutrición por dolor a la masticación, problemas en el desarrollo del lenguaje afectando también a la estética, riesgo de infecciones graves (abscesos o infecciones faciales) y alteraciones en la dentición permanente por pérdida temprana de dientes temporales favoreciendo las maloclusiones.

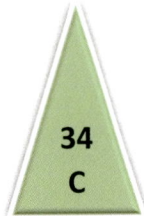

C) Debido a la inmadurez estructural del esmalte de los dientes en su etapa de erupción. El avance de la lesión dental es muy rápido en niños debido a la inmadurez estructural del esmalte de los dientes en su etapa de erupción, la cual es la más vulnerable y de mayor riesgo de padecer la enfermedad de la caries.

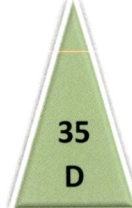

D) Incisivos inferiores. Las lesiones causadas por el biberón o leche materna continuada nocturna, los únicos dientes que no se ven afectados son los incisivos inferiores, ya que la lengua y el labio inferior actúan como escudo protector.

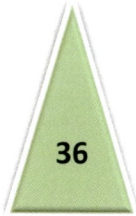

¿Qué tipo de lesiones se presentan en fosas y fisuras?

A) Lesiones asociadas a defectos del desarrollo del esmalte.
B) Lesiones asociadas a la acumulación de alimentos cariogénicos.
C) Lesiones asociadas a la hipomineralización del esmalte.
D) Todas son verdaderas.

¿Cuándo ocurren las lesiones en zonas interproximales?

A) En las etapas tempranas de la dentición temporal.
B) En las etapas tardías de la dentición temporal.
C) En las etapas tempranas de la dentición permanente.
D) En las etapas tardías de la dentición permanente.

¿Qué complicación es más frecuente en diente temporales cuando la caries no se trata?

A) Pulpitis y abscesos.
B) Retracción gingival.
C) Xerostomía.
D) A y C son correctas.

¿Cuál es el pH crítico de desmineralización para el esmalte?

A) 4.5 - 4.7
B) 5.5 - 5.7.
C) 6.5 - 6.7.
D) 7.5 - 7.7.

¿Por qué el avance de la lesión en la dentina es más rápido que en el esmalte?

A) Porque la dentina tiene el doble de contenido mineral que el esmalte.
B) Porque la dentina tiene un pH crítico más bajo que el esmalte.
C) Porque la dentina es más soluble que el esmalte.
D) Porque la dentina es menos soluble que el esmalte.

D) Todas son verdaderas. Las lesiones en fosas y fisuras pueden presentarse asociadas a defectos del desarrollo del esmalte, a la acumulación de alimentos cariogénicos que quedan atrapados en estos surcos y fosas profundos, y a superficies dentales donde el esmalte es más susceptible debido a la porosidad que presenta por ser un esmalte hipomineralizado o hipoplásico.

B) En las etapas tardías de la dentición temporal. Las lesiones en zonas interproximales ocurren en las etapas más tardías de la dentición temporal, es decir, en niños mayores de 4 años de edad, coincidiendo con el cierre de los espacios entre los molares temporales.

A) Pulpitis y abscesos. La caries no tratada en dentición temporal al progresar rápidamente hacia la pulpa,causa pulpitis y abscesos que puede afectar tanto a la salud del niño como al desarrollo del germen del diente permanente.

B) 5.5 - 5.7. El pH crítico de desmineralización para el esmalte es de 5.5 a 5.7, mientras que para la dentina es de 6.5 a 6.7.

C) Porque la dentina es más soluble que el esmalte. La dentina es más soluble que el esmalte porque tiene la mitad de contenido mineral, lo que acelera el progreso de la lesión y aumenta el riesgo de avance hacia la pulpa.

41

¿Qué ocurre cuando la lesión de la caries avanza hacia la dentina?

A) La dentina se desmineraliza y se deposita dentina terciaria o reactiva.
B) La dentina se remineraliza y se deposita dentina secundaria.
C) La dentina se desmineraliza y se deposita esmalte secundario.
D) La dentina se remineraliza y se deposita esmalte terciario.

42

¿Cuáles son algunos de los signos clínicos de la lesión de la caries en niños?

A) Lesión de mancha blanca o pigmentación marrón.
B) Cavidades en el esmalte con o sin exposición de dentina.
C) Fracturas dentales, abscesos y fístulas.
D) Todas son verdaderas.

43

¿Cuál es una medida de prevención primaria para la caries temprana de la infancia (CTI)?

A) Aplicación de selladores de fosas y fisuras.
B) Tratamiento operatorio.
C) Mejorar la educación en la salud oral.
D) Aplicación de barnices fluorados.

44

¿Qué medida se incluye en la prevención terciaria de la caries temprana de la infancia?

A) Limitar el consumo de azúcares libres.
B) Exposición diaria a fluoruros.
C) Detención de las lesiones cavitadas.
D) Mejorar la educación en la salud oral.

45

¿Qué medida se recomienda para el control efectivo de las lesiones iniciales antes de su cavitación?

A) Tratamiento operatorio.
B) Ampliar el número de cepillado dental.
C) Limitar el consumo de azúcares libres, frutas.
D) Aplicación de selladores de fosas y fisuras.

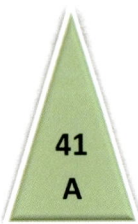

A) La dentina se desmineraliza y se deposita dentina terciaria o reactiva. Cuando la lesión de la caries avanza hacia la dentina, esta reacciona depositando dentina terciaria o reactiva a su alrededor. A medida que la lesión avanza, la pulpa puede inflamarse y llegar a necrosarse en algunos casos.

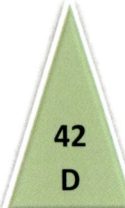

D) Todas son verdaderas. Los signos clínicos de la lesión de la caries en niños incluyen lesión de mancha blanca o pigmentación marrón, cavidades en el esmalte con o sin exposición de dentina, fracturas dentales, abscesos y fístulas, ulceraciones de la mucosa, celulitis facial odontogénica y pérdida de espacio en el sector.

C) Mejorar la educación en la salud oral. La prevención primaria se centra en evitar la aparición de la enfermedad antes de que ocurra. Mejorar la educación en la salud oral para padres, cuidadores y trabajadores de la salud es una medida clave en la prevención primaria de la caries temprana de la infancia. Esto incluye enseñar la importancia de la higiene bucal, la dieta adecuada y el uso de flúor para mantener la salud dental desde una edad temprana.

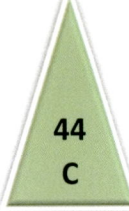

C) Detención de las lesiones cavitadas. La prevención terciaria se enfoca en el manejo de la enfermedad una vez que ha avanzado y ha causado daño significativo. La detención de las lesiones cavitadas implica intervenir para detener el progreso de las caries que ya han formado cavidades en los dientes. Esto puede incluir tratamientos restaurativos que preserven la mayor cantidad posible de estructura dentaria y restauren la función del diente afectado.

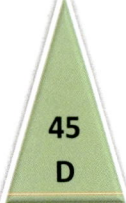

D) Aplicación de selladores de fosas y fisuras. La prevención secundaria se enfoca en detener el progreso de la enfermedad en sus etapas iniciales. La aplicación de selladores de fosas y fisuras en molares susceptibles a desarrollar caries es una medida efectiva para controlar las lesiones iniciales antes de que se conviertan en cavitaciones. Los selladores actúan como una barrera física que protege las áreas vulnerables del diente de la acumulación de placa y bacterias.

¿Cuál es la característica macroscópica inicial de una caries del esmalte?

A) La lesión se inicia como una mancha blanca opaca, con aspecto de tiza.
B) La lesión se inicia como una mancha marrón oscura.
C) La lesión se inicia como una fisura en la superficie adamantina.
D) La lesión se inicia como una zona de destrucción total de la dentina.

¿Qué forma adopta la caries del esmalte cuando comienza en una fisura o fosa de la superficie adamantina?

A) Cono de base ancha y vértice dirigido hacia la dentina.
B) Cono invertido cuya base se sitúa hacia la unión amelodentinaria.
C) Zona de destrucción total de la dentina.
D) Zona de ensanchamiento de los túbulos dentinarios.

¿Cuál es una característica microscópica de la caries del esmalte?

A) Ensanchamiento de los túbulos dentinarios.
B) Destrucción total de la dentina.
C) Penetración a través de la capa más superficial del esmalte.
D) Zona de puntos aislados de menor transparencia.

¿Cuál es la apariencia de las lesiones de caries aguda en la dentina?

A) Blanco-amarillento y consistencia blanda.
B) Amarillo-oscuro o marrón y consistencia dura.
C) Zona de puntos aislados de menor transparencia.
D) Zona de ensanchamiento de los túbulos dentinarios.

¿Cuál es el aspecto de las lesiones de caries crónica en la dentina?

A) Blanco-amarillento y consistencia blanda.
B) Amarillo-oscuro o marrón y consistencia dura.
C) Zona de destrucción total de la dentina.
D) Zona de ensanchamiento de los túbulos dentinarios.

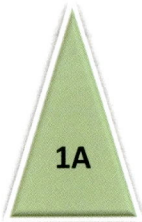

A) La lesión se inicia como una mancha blanca opaca, con aspecto de tiza. La caries del esmalte comienza con una pérdida de brillo y una apariencia porosa en el esmalte, manifestándose como una mancha blanca opaca similar a la tiza. Este es el primer signo visible de la caries en esta etapa. La opacidad se debe a la desmineralización del esmalte, que pierde su estructura cristalina y se vuelve más poroso. Si la caries progresa lentamente, la mancha puede cambiar de color a amarillo oscuro, marrón o negro debido a la acumulación de pigmentos y la descomposición de los tejidos.

B) Cono invertido cuya base se sitúa hacia la unión amelodentinaria. Cuando la caries del esmalte comienza en una fisura o fosa, adopta la forma de un cono invertido, con la base hacia la unión amelodentinaria. Esto se debe a la dirección en la que la caries avanza en estas áreas específicas. Las fisuras y fosas son puntos de acumulación de placa bacteriana, lo que facilita la penetración de ácidos y la desmineralización del esmalte. La forma de cono invertido refleja la propagación de la caries desde la superficie hacia el interior del diente, siguiendo los caminos de menor resistencia.

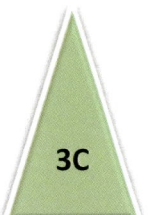

C) Penetración a través de la capa más superficial del esmalte. Microscópicamente, la caries del esmalte se caracteriza por la penetración inicial a través de la capa más superficial del esmalte, utilizando los defectos de la superficie como vía de entrada. Esto es seguido por la disolución de esta zona. La penetración se debe a la acción de los ácidos producidos por las bacterias en la placa dental, que disuelven los minerales del esmalte. Si las condiciones ambientales cambian y se vuelven desfavorables para la placa, es posible la remineralización de las lesiones cariosas, restaurando parcialmente la estructura del esmalte.

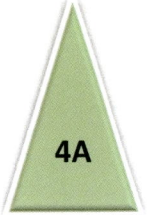

A) Blanco-amarillento y consistencia blanda. Las caries agudas en la dentina presentan un aspecto blanco-amarillento y tienen una consistencia blanda, lo que indica una rápida progresión de la caries en esta etapa. La rapidez de la progresión se debe a la alta actividad bacteriana y la falta de tiempo para que el tejido dentinario se esclerose o se endurezca. La dentina afectada se descompone rápidamente, facilitando la invasión bacteriana y la destrucción del tejido.

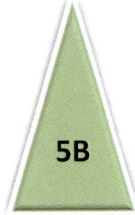

B) Amarillo-oscuro o marrón y consistencia dura. Las caries crónicas en la dentina presentan un color amarillo-oscuro o marrón y tienen una consistencia dura. Esto se debe a la lenta progresión de la caries, lo que permite que la dentina se esclerose y se endurezca. La caries crónica avanza más lentamente, permitiendo que el tejido dentinario se adapte y se vuelva más resistente a la descomposición.

¿Cuántas zonas se pueden observar en una caries de avance lento en la dentina?

A) Tres zonas.
B) Cuatro zonas.
C) Cinco zonas.
D) Seis zonas.

¿Qué es posible si las condiciones ambientales se vuelven desfavorables para la placa?

A) La caries progresa más rápido.
B) La caries se remineraliza.
C) La caries se vuelve crónica.
D) La caries afecta a la pulpa.

¿Cuál es el método recomendado actualmente para el diagnóstico de las caries de fosas, puntos, surcos y fisuras?

A) Explorador afilado.
B) Radiografía.
C) Sonda CPI de la OMS.
D) Exploración visual.

¿Qué herramienta de diagnóstico es especialmente útil para identificar caries oculta en fosas y fisuras?

A) Explorador de punta fina , curva y afilada.
B) Radiografías de aleta de mordida (Bitewing Xray).
C) Transiluminación con fibra óptica.
D) Exploración visual.

¿Cuál es la apariencia de una lesión no cavitada activa en las superficies oclusales?

A) Blanquecina, opaca y rugosa.
B) Tinción oscura del sistema de fisuras.
C) Marrón o amarillenta y blanda al tacto.
D) Marrón oscuro, dura y lisa.

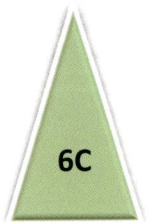

C) Cinco zonas. En una caries de avance lento en la dentina, se pueden observar hasta cinco zonas distintas desde la superficie hasta la profundidad. Estas zonas incluyen: la zona de destrucción total de la dentina, la zona de ensanchamiento de los túbulos dentinarios, la zona de dentina aparentemente normal pero con túbulos más opacos, la zona con túbulos algo más transparentes y la zona de puntos aislados de menor transparencia. Cada una de estas zonas refleja diferentes grados de descomposición y adaptación del tejido dentinario.

B) La caries se remineraliza. Si las condiciones ambientales se vuelven desfavorables para la placa, es posible la remineralización de las lesiones cariosas. Esto significa que los minerales pueden volver a depositarse en el esmalte, restaurando parcialmente su estructura y deteniendo la progresión de la caries. La remineralización puede ocurrir con una buena higiene oral, el uso de flúor y una dieta adecuada.

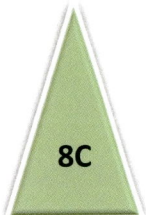

C) Sonda CPI de la OMS. Para el diagnóstico de las caries de fosas, puntos, surcos y fisuras, se recomienda actualmente el uso de la sonda CPI de la OMS. Este método es preferido sobre el uso del explorador afilado, que ha sido discutido en la actualidad debido a su potencial para causar daño al esmalte.

B) Radiografías de aleta de mordida (Bitewing Xray). Las radiografías de aleta de mordida (Bitewing Xray) son especialmente útiles para el diagnóstico de caries oculta en fosas y fisuras. Estas radiografías permiten una mejor visualización de las superficies dentales y ayudan a identificar áreas de desmineralización que no son visibles a simple vista.

A) Blanquecina, opaca y rugosa. Una lesión no cavitada activa en las superficies oclusales tiene una apariencia blanquecina, opaca y rugosa. Estas características indican que la caries está en una etapa inicial y activa, con desmineralización del esmalte pero sin formación de cavidad.

¿Cómo se describe una lesión cavitada inactiva en las superficies oclusales?

A) Blanquecina, opaca y rugosa.
B) Tinción oscura del sistema de fisuras.
C) Marrón o amarillenta y blanda al tacto.
D) Marrón oscuro, dura y lisa.

¿Dónde se localizan las lesiones de caries en las superficies proximales?

A) Paralelas al margen gingival en dirección bucal y lingual, por debajo del punto de contacto.
B) Paralelas al margen gingival en dirección bucal y lingual, por arriba del punto de contacto.
C) Paralelas al margen gingival en dirección bucal y lingual, cercana a pulpa dental.
D) Ningún es correcta.

¿Qué factores pueden influir en el cambio cromático de las lesiones de caries en superficies proximales?

A) Solo la cantidad de bacterias presentes.
B) La cantidad y calidad de material exógeno, como sales metálicas, bacterias cromógenas o pigmentos alquitránicos.
C) Solo la calidad del esmalte dental.
D) La presencia de flúor en el agua potable.

¿Por qué las caries proximales suelen ser simétricas?

A) Porque afectan solo a un diente a la vez.
B) Porque las líneas provocadas por perturbaciones en el crecimiento del esmalte aparecen en todos los dientes que se estaban formando en el mismo momento.
C) Porque se originan en la pulpa dental.
D) Porque solo afectan a las superficies lisas de los dientes.

¿Qué tipo de caries se origina por la placa bacteriana sacarosa dependiente?

A) Caries de superficies lisas.
B) Caries de la raíz del diente.
C) Caries de la pulpa dental.
D) Caries de superficies proximales.

D) Marrón oscuro, dura y lisa. Una lesión cavitada inactiva en las superficies oclusales tiene un color marrón oscuro, es dura y a menudo aparece lisa debido al desgaste sufrido por la oclusión funcional. Estas características indican que la caries ha dejado de progresar y se ha estabilizado.

A) Paralelas al margen gingival en dirección bucal y lingual, por debajo del punto de contacto. Las lesiones de caries en las superficies proximales suelen ser paralelas al margen gingival en dirección bucal y lingual, por debajo del punto de contacto. Estas áreas son difíciles de visualizar y requieren métodos diagnósticos auxiliares para su detección.

B) La cantidad y calidad de material exógeno, como sales metálicas, bacterias cromógenas o pigmentos alquitránicos. El cambio cromático de las lesiones de caries en superficies proximales depende de la cantidad y calidad de material exógeno, como sales metálicas, bacterias cromógenas o pigmentos alquitránicos presentes en las bocas de los fumadores. Estos factores pueden alterar el color de la lesión a medida que progresa y profundiza en el tejido.

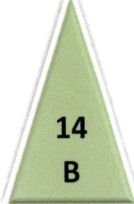

B) Porque las líneas provocadas por perturbaciones en el crecimiento del esmalte aparecen en todos los dientes que se estaban formando en el mismo momento. Las caries proximales suelen ser simétricas porque las líneas provocadas por perturbaciones en el crecimiento del esmalte aparecen en todos los dientes que se estaban formando en el mismo momento. Estas alteraciones sistémicas durante el crecimiento del esmalte afectan a múltiples dientes de manera similar.

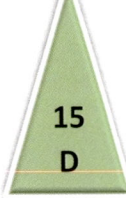

D) Caries de superficies proximales. Las caries de superficies proximales se originan por la placa bacteriana sacarosa dependiente. Esta placa se acumula en las zonas de no limpieza entre la zona de contacto dentario y el borde libre de la papila interdental, facilitando la formación de caries debido a la actividad de los microorganismos cariogénicos.

¿Qué tipo de caries presenta una coloración marrón oscuro, es dura y a menudo aparece lisa por el desgaste sufrido por la oclusión funcional?

A) Lesión no cavitada activa.
B) Lesión no cavitada inactiva.
C) Lesión cavitada activa.
D) Lesión cavitada inactiva.

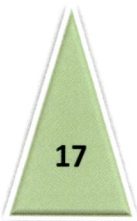

¿Qué ocurre durante el avance de la lesión de caries?

A) La caries se detiene en la unión amelocementaria.
B) La caries dispersa el proceso carioso en la dentina y socava las varillas adamantinas.
C) La caries solo afecta la superficie del esmalte.
D) La caries no provoca cavitación.

¿Cómo se perciben mejor las lesiones más precoces de caries?

A) Si el diente está sucio y húmedo.
B) Si el diente está limpio y seco.
C) Solo mediante radiografías.
D) Solo mediante transiluminación con fibra óptica.

¿Cuál es una característica de una lesión de mancha blanca o caries de esmalte activa en superficies libres?

A) Es lisa y brillante.
B) Tiene una coloración marrón claro y es dura al tacto.
C) Es rugosa, de color blanquecino, opaca, con pérdida de la traslucidez y sin brillo.
D) Es de color marrón oscuro y lisa al tacto.

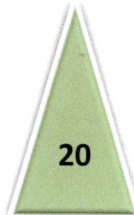

¿Qué indica la pérdida de lisura superficial en el diagnóstico clínico de caries?

A) Un esmaltesano.
B) Que no hay necesidad de tratamiento.
C) Que la caries ya ha alcanzado la pulpa dental.
D) Que hay una desmineralización inicial del esmalte.

D) Lesión cavitada inactiva. Una lesión cavitada inactiva presenta una coloración marrón oscuro, es dura y a menudo aparece lisa debido al desgaste sufrido por la oclusión funcional. Estas características indican que la caries ha dejado de progresar y se ha estabilizado.

B) La caries dispersa el proceso carioso en la dentina y socava las varillas adamantinas. Durante el avance de la lesión de caries, la caries destruye la unión amelocementaria, dispersa el proceso carioso en la dentina y socava las varillas adamantinas, lo que provoca la formación de una cavidad en la superficie del esmalte, conocida como "ulcus dentis" o cavitación.

B) Si el diente está limpio y seco. Las lesiones más precoces de caries, visibles macroscópicamente, se perciben mejor si el diente está limpio y seco. Esto permite una mejor visualización de los cambios en la superficie del esmalte, como la pérdida de lisura superficial.

C) Es rugosa, de color blanquecino, opaca, con pérdida de la traslucidez y sin brillo. Una lesión de mancha blanca o caries de esmalte activa en superficies libres es rugosa, de color blanquecino, opaca, con pérdida de la traslucidez y sin brillo. Estas características indican una caries activa en el esmalte.

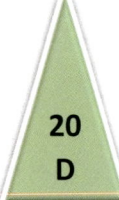

D) Que hay una desmineralización inicial del esmalte. La pérdida de lisura superficial en el diagnóstico clínico de caries indica una desmineralización inicial del esmalte. Esta pérdida se detecta por el paso del hilo de seda dental o por el uso de una sonda exploradora, además de la radiografía de aleta de mordida.

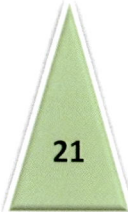

21

¿Qué tipo de lesión en superficies libres es rugosa, de color blanquecino, opaca y sin brillo?

A) Lesión de esmalte detenida.
B) Lesión cavitada en dentina activa.
C) Lesión de mancha blanca o caries de esmalte activa.
D) Lesión en dentina detenida.

22

¿Qué tipo de lesión en superficies libres es de color marrón oscuro y dura al tacto?

A) Lesión en dentina detenida.
B) Lesión cavitada en dentina activa.
C) Lesión de esmalte detenida.
D) Lesión de mancha blanca o caries de esmalte activa.

23

¿Qué tipo de lesión en superficies libres es de color marrón claro y blanda al tacto?

A) Lesión de esmalte detenida.
B) Lesión cavitada en dentina activa.
C) Lesión en dentina detenida.
D) Lesión de mancha blanca o caries de esmalte activa.

24

¿Cuál es el signo clínico más exacto para diagnosticar la actividad de la lesión de caries en la unión amelocementaria?

A) La coloración de la lesión.
B) La ubicación de la lesión.
C) La presencia de cavitación.
D) La dureza determinada mediante la sonda.

25

¿Por qué el avance de la lesión de caries en la unión amelocementaria es más rápido en personas de la 3ª edad?

A) Porque tienen una mayor resistencia a la invasión bacteriana.
B) Porque la formación de dentina reactiva por la pulpa está muy reducida.
C) Porque tienen un esmalte más fuerte.
D) Porque consumen menos azúcares.

C) **Lesión de mancha blanca o caries de esmalte activa.** Una lesión de mancha blanca o caries de esmalte activa en superficies libres es rugosa, de color blanquecino, opaca, con pérdida de la traslucidez y sin brillo. Estas características indican una caries activa en el esmalte.

A) **Lesión en dentina detenida.** Una lesión en dentina detenida en superficies libres es de color marrón oscuro y dura al tacto como resultado del depósito de mineral. Estas características indican que la caries ha dejado de progresar y se ha estabilizado.

B) **Lesión cavitada en dentina activa.** Una lesión cavitada en dentina activa en superficies libres tiene una coloración marrón claro y es blanda al tacto. Estas características indican una caries activa en la dentina, con desmineralización y pérdida de estructura.

D) **La dureza determinada mediante la sonda.** El signo clínico más exacto para diagnosticar la actividad de la lesión de caries en la unión amelocementaria es la dureza determinada mediante la sonda. Las lesiones activas son blandas, mientras que las lesiones detenidas son duras.

B) **Porque la formación de dentina reactiva por la pulpa está muy reducida.** El avance de la lesión de caries en la unión amelocementaria es más rápido en personas de la 3ª edad porque la formación de dentina reactiva por la pulpa está muy reducida. Esto reduce la capacidad del diente para defenderse contra la invasión bacteriana, lo que facilita la progresión rápida de la caries.

¿Qué provoca la aparición de caries del cemento?

A) La exposición del cemento al ambiente oral debido a una retracción gingival.
B) La acumulación de placa bacteriana en las superficies lisas de los dientes.
C) La ingesta de alimentos fríos y calientes.
D) La presencia de cavidades en la pulpa dental.

¿Dónde se localizan las cavidades de Clase I según la clasificación de Black?

A) En las superficies interproximales de premolares y molares.
B) En la cara oclusal de premolares y molares, en zonas de surcos y fisuras.
C) En la superficie interproximal de incisivos y caninos.
D) En las caras lisas vestibulares o linguales de los dientes.

¿Qué tipo de cavidades afectan la superficie interproximal de incisivos y caninos sin afectar el borde incisal?

A) Clase I.
B) Clase II.
C) Clase III.
D) Clase IV.

¿Qué tipo de cavidades afectan tanto la superficie interproximal como el borde incisal de incisivos y caninos?

A) Clase I.
B) Clase II.
C) Clase III.
D) Clase IV.

¿Qué superficies afectan las cavidades de Clase II según la clasificación de G.V. Black?

A) Superficies interproximales de premolares y molares.
B) Cara oclusal de premolares y molares.
C) Superficie interproximal de incisivos y caninos.
D) Caras lisas vestibulares o linguales de los dientes.

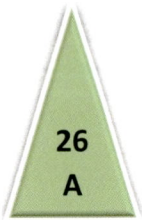

A) La exposición del cemento al ambiente oral debido a una retracción gingival. Las caries del cemento aparecen cuando, por una retracción gingival, el cemento queda expuesto al ambiente oral y surge el ataque bacteriano. La película orgánica que cubre la superficie del cemento se desintegra, iniciando el ataque y la desmineralización que progresa en capas paralelas a la superficie dental.

B) En la cara oclusal de premolares y molares, en zonas de surcos y fisuras. Las cavidades de Clase I según la clasificación de G.V. Black se localizan en la cara oclusal de premolares y molares, en zonas de surcos y fisuras. Estas áreas son propensas a la acumulación de placa bacteriana y la formación de caries debido a su difícil acceso durante la higiene dental.

C) Clase III. Las cavidades de Clase III según la clasificación de G.V. Black afectan la superficie interproximal de incisivos y caninos sin afectar el borde incisal. Estas cavidades son comunes en los dientes anteriores y requieren un tratamiento específico para restaurar la función y la estética.

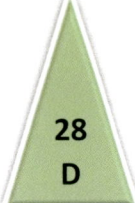

D) Clase IV. Las cavidades de Clase IV según la clasificación de G.V. Black afectan tanto la superficie interproximal como el borde incisal de incisivos y caninos. Estas cavidades son más complejas y requieren un tratamiento que aborde tanto la estructura como la estética del diente.

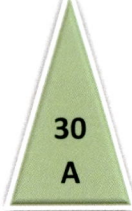

A) Superficies interproximales de premolares y molares.
Las cavidades de Clase II según la clasificación de G.V. Black afectan las superficies interproximales de premolares y molares. Estas cavidades pueden involucrar dos o más superficies de una pieza dental, lo que requiere un tratamiento más complejo.

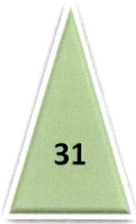

Dentro de la lesión de caries por radiación, señala la falsa:

A) Las lesiones son duras, de un color amarillento tostado.
B) Evolución rápidamente hacia la destrucción de las piezas afectadas.
C)Compromete rápidamente al tejido pulpar.
D) De etiología desconocida.

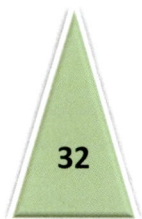

Características de la caries de la unión amelo-cementaría, señala la falsa:

A) El límite entre la lesión cavitada y la inicial no es fácil de determinar.
B) El diagnóstico debe completarse con radiografías de aleta de mordida si la lesión se localiza interproximal y no se puede visualizar.
C) La presencia de descoloración es indicativa de presencia de caries.
D) Todas son falsas.

Tipos de caries según su localización, señala la correcta:

A) Caries de fosas, surcos, puntos y fisuras.
B) Caries de superficies proximales y libres.
C) Caries en premolares.
D) A y B son verdaderas.

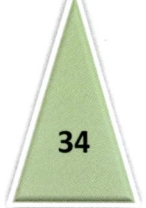

Entre los tipos de caries según su profundidad se encuentra, señala la verdadera:

A) Caries rampante.
B) Caries superficies lisas.
C) Caries de dentina.
D) Caries interproximales.

¿Qué tipo de proceso es la caries dental?

A) Un proceso agudo y reversible.
B) Un proceso crónico y destructivo.
C) Un proceso infeccioso y rápido.
D) Un proceso inflamatorio y temporal.

A) Las lesiones son duras, de un color amarillento tostado. Caries rampante o galopante proceso cariogénico de rápida evolución que compromete rápidamente el tejido pulpar, etiología es desconocida. Factores que favorecen su aparición: hábitos dietéticos inadecuados y una higiene bucal deficiente. Afecta con mayor frecuencia a dientes que normalmente no son susceptibles a caries. La mayor incidencia en dos grupos de edad: entre los 4 y 8 años, afectadentición decidua, ylos 11 y 13 años, afecta la dentición permanente, especialmenterecién erupcionados. Lesiones blandas y presentan un color amarillento tostado, evolucionando rápidamente hacia la destrucción de las piezas dentales afectadas.

D) Todas son falsas. Lesiones en superficies radiculares pueden desarrollarse donde haya acumulación de placa,a lo largo del margen gingival en la unión amelocementaria. Diagnóstico es visual y táctil, basado en el color y dureza. Colorvaría de amarillo claro a marrón o negro, indicando la presencia de caries. Lesiones activasblandas, las detenidas son duras. Tratamiento preventivo:dentífricos fluorados puede detener las lesiones sin necesidad de restauración, aunque a veces se requiere por motivos estéticos. Radiografías de aleta de mordida pueden ser necesarias para diagnosticar lesiones interproximales. Afecta principalmente a personas mayores, pacientes con enfermedad periodontal temprana y poblaciones con alto consumo de azúcares. La lesión avanza rápidamente debido a la menor resistencia del tejido radicular a la invasión bacteriana. En personas mayores, la formación de dentina reactiva es reducida, lo que puede llevar a necrosis pulpar.

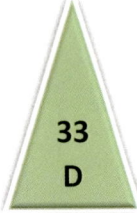

D) A y B son verdaderas. Tipos de caries según su localización la placa cariógena se localiza preferentemente:caries de fosas, surcos, puntos y fisuras, caries de superficiales proximales y libres, caries de la unión amelo-cementaria, caries del cemento.

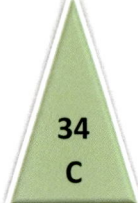

C) Caries de dentina. Tipos de caries según su profundidad: Caries del esmalte, caries de dentina, caries que afecta a pulpa.

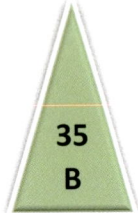

B) Un proceso crónico y destructivo. La caries dental es un proceso crónico y destructivo que afecta a los dientes erupcionados. Este proceso implica la desmineralización del esmalte y la destrucción de los tejidos duros dentales, lo que puede llevar a la formación de cavidades y dolor.

¿Qué es el Sistema Internacional de Detección y Valoración de Caries (ICDAS II)?

A) Método para la detección de caries basado únicamente en radiografías.
B) Sistema que incorpora herramientas para el diagnóstico clínico de la caries, correlación clínico/histológica y una propuesta terapéutica.
C) Sistema que solo se utiliza en investigación clínica.
D) Método para la detección de caries basado únicamente en la exploración táctil.

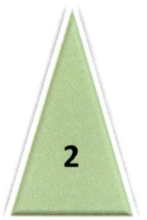

¿Cuál fue el objetivo principal del desarrollo del sistema ICDAS II?

A) Desarrollar un método que solo se utilice en investigación clínica.
B) Desarrollar un método que correlacione la investigación clínica y epidemiológica con la práctica clínica para la detección de las lesiones de caries en una fase incipiente.
C) Desarrollar un método que solo se utilice en la práctica privada.
D) Desarrollar un método que no tenga en cuenta la gravedad y el nivel de actividad de la caries.

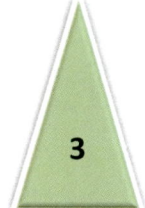

¿Qué metodología de exploración utiliza el sistema ICDAS II?

A) Exploración visual y táctil con exploradores afilados.
B) Exploración visual y táctil con la sonda periodontal de la OMS, limpieza de los dientes y secado con aire durante 5 segundos y radiografías.
C)) Exploración visual y táctil con la sonda periodontal de la OMS, limpieza de los dientes y secado con aire durante 5 segundos.
D) Solo radiografías.

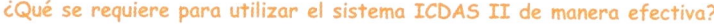

¿Qué se requiere para utilizar el sistema ICDAS II de manera efectiva?

A) No es necesario ningún entrenamiento.
B) Entrenamiento práctico.
C) Programa de entrenamiento teórico previo, examen teórico, entrenamiento con examen directo sobre pacientes y comparación estadística de los resultados obtenidos contra un examinador calibrado.
D) Programa de entrenamiento teórico previo, examen teórico, entrenamiento con examen directo sobre pacientes y comparación estadística de los resultados obtenidos contra un examinador que no debe tener conocimiento previo.

Qué código ICDAS II corresponde a una superficie dental sana?

A) Código 1.
B) Código 2.
C) Código 0.
D) Código -0.

B) Un sistema que incorpora herramientas para el diagnóstico clínico de la caries, correlación clínico/histológica y una propuesta terapéutica. El Sistema Internacional de Detección y Valoración de Caries (ICDAS II) es un sistema que incorpora herramientas para el diagnóstico clínico de la caries, correlación clínico/histológica y una propuesta terapéutica de acuerdo a la extensión y actividad de la lesión. Este sistema se basa en la evidencia científica y puede ser aplicado en la vigilancia epidemiológica, investigación clínica, práctica privada y educación.

B) Desarrollar un método que correlacione la investigación clínica y epidemiológica con la práctica clínica para la detección de las lesiones de caries en una fase incipiente. El objetivo principal del desarrollo del sistema ICDAS II fue crear un método que correlacione la investigación clínica y epidemiológica con la práctica clínica para la detección de las lesiones de caries en una fase incipiente. Además, el sistema busca detectar la gravedad y el nivel de actividad de la caries, permitiendo una mejor planificación terapéutica y seguimiento.

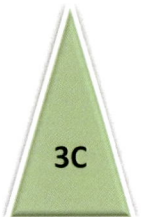

C) Exploración visual y táctil con la sonda periodontal de la OMS, limpieza de los dientes y secado con aire durante 5 segundos. El sistema ICDAS II utiliza una metodología de exploración que incluye la exploración visual y táctil con la sonda periodontal de la OMS, limpieza de los dientes antes de la visualización y secado con aire durante 5 segundos para identificar las lesiones incipientes. Esta metodología permite una detección temprana y precisa de las lesiones de caries.

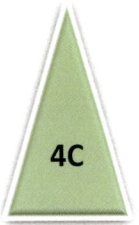

C) Un programa de entrenamiento teórico previo, examen teórico, entrenamiento con examen directo sobre pacientes y comparación estadística de los resultados obtenidos contra un examinador calibrado. Para utilizar el sistema ICDAS II de manera efectiva, se requiere un programa de entrenamiento teórico previo, un examen teórico, al menos dos días de entrenamiento con examen directo sobre pacientes, discusión de casos y examen clínico individual de alrededor de 10 pacientes. Finalmente, se realiza una comparación estadística de los resultados obtenidos contra un examinador calibrado.

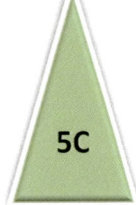

C) Código 0. El código 0 del sistema ICDAS II corresponde a una superficie dental sana. En este caso, no hay evidencia de caries ni de translucidez, y la superficie dental se ve completamente normal tras el secado con aire durante 5 segundos.

¿Qué características tiene una lesión de caries coronal primaria con código 1 en el sistema ICDAS II?

A) Superficie dental sana.
B) Primer cambio visual en el esmalte, con discoloración cariosa blanca o marrón u opacidad, visible tras el secado con aire durante 5 segundos
C) Cambio visual inequívoco en el esmalte, visible en esmalte húmedo.
D) Fractura del esmalte por caries sin dejar al descubierto la dentina .

¿Qué características tiene una lesión de caries coronal primaria con código 4 en el sistema ICDAS II?

A) Superficie dental sana.
B) Primer cambio visual en el esmalte.
C) Fractura del esmalte por caries sin dejar al descubierto la dentina.
D) Sombra subyacente con o sin ruptura del esmalte.

¿Qué código ICDAS II corresponde a un cambio visual inequívoco en el esmalte visible en esmalte húmedo?

A) Código 1.
B) Código 2.
C) Código 3.
D) Código 4.

¿Qué código ICDAS II corresponde a una cavidad franca con dentina visible que ocupa menos de la mitad del diente?

A) Código 3.
B) Código 4.
C) Código 5.
D) Código 6.

¿Qué características tiene una lesión de caries coronal primaria con código 6 en el sistema ICDAS II?

A) Superficie dental sana.
B) Primer cambio visual en el esmalte.
C) Fractura del esmalte por caries.
D) Cavidad franca con dentina visible, ocupando más de la mitad del diente.

B) Primer cambio visual en el esmalte, con discoloración cariosa blanca o marrón u opacidad, visible tras el secado con aire durante 5 segundos. Una lesión de caries coronal primaria con código 1 en el sistema ICDAS II se caracteriza por el primer cambio visual en el esmalte, con discoloración cariosa blanca o marrón u opacidad, visible tras el secado con aire durante 5 segundos. Este cambio indica una lesión incipiente en el esmalte.

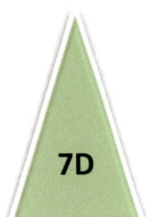

D) Sombra subyacente con o sin ruptura del esmalte. Una lesión de caries coronal primaria con código 4 en el sistema ICDAS II se caracteriza por la presencia de una sombra subyacente con o sin ruptura del esmalte. Esta sombra indica la desmineralización del esmalte y la posible afectación de la dentina subyacente.

B) Código 2. El código 2 del sistema ICDAS II corresponde a un cambio visual inequívoco en el esmalte visible en esmalte húmedo. Este cambio puede incluir una mancha blanca opaca o una discoloración marrón que es mayor que la fosa o fisura.

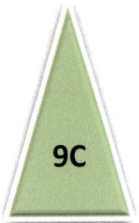

C) Código 5.El código 5 del sistema ICDAS II corresponde a una cavidad franca con dentina visible que ocupa menos de la mitad del diente. Este código indica una lesión avanzada con exposición de la dentina, pero que no afecta a más de la mitad del diente.

D) Cavidad franca con dentina visible, ocupando más de la mitad del diente. Una lesión de caries coronal primaria con código 6 en el sistema ICDAS II se caracteriza por una cavidad franca con dentina visible, ocupando más de la mitad del diente. Este código indica una lesión avanzada con una gran pérdida de estructura dental.

¿Qué código ICDAS II corresponde a una sombra subyacente con o sin ruptura del esmalte?

A) Código 1.
B) Código 2.
C) Código 3.
D) Código 4.

¿Qué características tiene una lesión de caries radicular con código 1 en el sistema ICDAS II?

A) Superficie radicular sin cambios de color ni pérdidas de estructura.
B) Discoloración blanca o amarillo marrón en el cemento o en la unión esmalte-cemento sin cavitación.
C) Discoloración blanca o amarillo marrón en el cemento o en la unión esmalte-cemento con cavitación leve.
D) Cavidad franca con dentina visible.

¿Qué código ICDAS II corresponde a una cavidad franca con dentina visible que ocupa más de la mitad del diente?

A) Código 3.
B) Código 4.
C) Código 5.
D) Código 6.

¿Qué código ICDAS II corresponde a una fractura del esmalte por caries sin dejar al descubierto la dentina ni mostrar sombras subyacentes?

A) Código 1.
B) Código 2.
C) Código 3.
D) Código 4.

¿Qué características tiene una lesión de caries coronal primaria con código 2 en el sistema ICDAS II?

A) Superficie dental sana.
B) Primer cambio visual en el esmalte.
C) Cambio visual inequívoco en el esmalte visible en esmalte húmedo, con mancha blanca opaca o discoloración marrón.
D) Fractura del esmalte por caries.

D) Código 4. El código 4 del sistema ICDAS II corresponde a una sombra subyacente con o sin ruptura del esmalte. Esta sombra indica la desmineralización del esmalte y la posible afectación de la dentina subyacente.

B) Discoloración blanca o amarillo marrón en el cemento o en la unión esmalte-cemento sin cavitación. Una lesión de caries radicular con código 1 en el sistema ICDAS II se caracteriza por una discoloración blanca o amarillo marrón en el cemento o en la unión esmalte-cemento sin cavitación. En este caso, no hay pérdida del contorno anatómico.

D) Código 6.El código 6 del sistema ICDAS II corresponde a una cavidad franca con dentina visible que ocupa más de la mitad del diente. Este código indica una lesión avanzada con una gran pérdida de estructura dental.

C) Código 3.El código 3 del sistema ICDAS II corresponde a una fractura del esmalte por caries sin dejar al descubierto la dentina ni mostrar sombras subyacentes. Este código indica una pérdida tisular en la entrada o en el interior de la fosa o fisura, con paredes blanco opacas u oscuras.

C) Cambio visual inequívoco en el esmalte visible en esmalte húmedo, con mancha blanca opaca o discoloración marrón.Una lesión de caries coronal primaria con código 2 en el sistema ICDAS II se caracteriza por un cambio visual inequívoco en el esmalte visible en esmalte húmedo. Este cambio puede incluir una mancha blanca opaca o una discoloración marrón que es mayor que la fosa o fisura.

¿Cuál es el mejor predictor de caries futura ?

A) La higiene oral del paciente.
B) La experiencia pasada de caries.
C) La disminución del flujo salival.
D) La presencia de caries activas.

¿Qué herramientas de identificación de riesgo de caries han demostrado un mejor valor predictivo?

A) Las que incluyen solo una o dos variables.
B) Las que incluyen múltiples variables.
C) Las que se basan únicamente en la experiencia pasada de caries.
D) Las que no consideran factores protectores.

¿Cuáles son las dos herramientas de valoración del riesgo de caries que tienen estudios longitudinales publicados sobre su capacidad predictiva?

A) Cariogram y CAMBRA.
B) Cariogram y Caries Risk Test.
C) CAMBRA y Caries Management by Risk Assessment.
D) Caries Risk Test y Caries Management by Risk Assessment.

¿Cuál es el propósito principal del programa Cariogram?

A) Diagnosticar enfermedades sistémicas.
B) Ilustrar de forma sencilla y gráfica la etiología multifactorial de la caries.
C) Mejorar la estética dental.
D) Reducir el coste de los tratamientos dentales.

¿Cuántos factores de riesgo diferentes tiene en cuenta Cariogram para calcular el riesgo de caries?

A) 5.
B) 7.
C) 10.
D) 12.

B) La experiencia pasada de caries. El mejor predictor de caries futura debido a varios factores. 1. La historia de caries refleja la susceptibilidad inherente del individuo a la enfermedad, incluye factores genéticos, hábitos de higiene oral y exposición a factores de riesgo como una dieta alta en azúcares. Además, indica la efectividad de las medidas preventivas y de tratamiento que el individuo ha seguido. Si una persona ha tenido caries en el pasado, es probable que continúe teniendo un riesgo elevado a menos que se implementen cambios significativos en su comportamiento o tratamiento dental.

16
B

B) Las que incluyen múltiples variables. Han demostrado tener un mejor valor predictivo porque consideran una amplia gama de factores de riesgo y factores protectores. Evalúan la interacción entre diferentes variables, como higiene oral,dieta, flujo salival, experiencia pasada de caries y otros factores individuales. Múltiples aspectos del riesgo de caries,herramientasque pueden proporcionar una valoración más precisa y personalizada del riesgo de cada paciente. Permiten al equipo de odontología,diseñar planes de tratamiento y prevención más efectivos basados en una comprensión integral del riesgo de caries del paciente.

17
B

A) Cariogram y CAMBRA. Ambostienen estudios longitudinales publicados sobre su capacidad predictiva son Cariogram y CAMBRA. Estudios importantes porque evalúan la efectividad de las herramientas a lo largo del tiempo, proporcionando evidencia sobre su capacidad para predecir el riesgo de caries de manera precisa y consistente.

18
A

B) Ilustrar de forma sencilla y gráfica la etiología multifactorial de la caries. El programa Cariogram desarrollado por el Departamento de Cariología Universidad de Malmö, Suecia, 1997. Propósito principal: ilustrar de manera sencilla y gráfica la etiología multifactorial de la enfermedad de caries.El programa ayuda a visualizar cómo diferentes factores de riesgo: dieta, higiene oral, y presencia de bacterias, contribuyen al desarrollo de caries. Al considerar diez factores de riesgo diferentes y ponderar la importancia de cada uno basado en datos científicos, Cariogram permite calcular el riesgo global de caries de un individuo. El programa proporciona recomendaciones personalizadas para el paciente en función del riesgo de caries obtenido, lo que facilita la implementación de medidas preventivas y de tratamiento adecuadas.

19
B

C) 10. Factores de riesgo diferentes para calcular el riesgo de caries global del individuo: experienciacaries, enfermedades sistémicas relacionadas, contenido dieta, frecuenciadieta, acúmuloplaca, niveles de Streptococcus Mutans, exposición a fluoruros, secreción salival, capacidad buffer desaliva y juicio clínico del examinador. Cada uno de estos factores se evalúa y se puntúa, y la combinación de estas puntuaciones permite obtener una estimación precisa del riesgo de caries.

20
C

¿Qué indica el sector verde en el gráfico circular de Cariogram?

A) El porcentaje del riesgo de caries atribuible a la dieta.
B) El porcentaje del riesgo de caries atribuible a las bacterias.
C) El porcentaje de probabilidades de evitar nuevas lesiones.
D) El porcentaje del riesgo atribuible a la susceptibilidad del huésped.

¿Qué prueba salival afecta más al valor predictivo de Cariogram?

A) La medición de la secreción salival.
B) La estimación de los niveles de Streptococcus Mutans.
C) La capacidad buffer de la saliva.
D) La evaluación del contenido de la dieta.

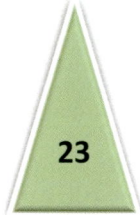

¿Qué nivel de riesgo puede asignar Cariogram a un paciente después de la interpretación del gráfico de riesgo?

A) Muy bajo, bajo, moderado, alto o muy alto.
B) Muy bajo, bajo, moderado, alto.
C) Bajo, moderado o alto.
D) Moderado, alto o muy alto.

¿Qué se debe hacer primero para calcular el riesgo de caries con Cariogram?

A) Introducir los datos del individuo y seleccionar el área geográfica de riesgo.
B) Primeramente se deben realizar pruebas salivales.
C) Evaluar la dieta del paciente.
D) B y C son correctas.

¿Qué valor se asigna en Cariogram si un paciente tiene varias lesiones nuevas de caries en el último año?

A) 0.
B) 1.
C) 2.
D) 3.

C) El porcentaje de probabilidades de evitar nuevas lesiones. El gráfico circular se divide en 5 sectores diferentes colores, cada uno representando un aspecto del riesgo de caries. Sector verde indica el porcentaje de probabilidades de evitar nuevas lesiones de caries. Cuanto mayor sea el sector verde, menor es el riesgo de caries que presenta el individuo. Refleja la efectividad de medidas preventivas y salud dental general del paciente. Alto porcentaje en el sector verde, el paciente tiene buenas prácticas de higiene oral, dieta adecuada y otros factores protectores que reducen su riesgo de desarrollar nuevas caries.

B) La estimación de los niveles de Streptococcus Mutans. Estimación de niveles de Streptococcus Mutans en saliva, prueba salival más afecta al valor predictivo de Cariogram.La presencia de altos niveles de esta bacteria en la saliva indica un mayor riesgo de desarrollo de caries. La inclusión de esta prueba en la evaluación de Cariogram mejora significativamente su capacidad para predecir el riesgo de caries. Si se omite esta prueba, la sensibilidad y especificidad del programa disminuyen considerablemente, lo que reduce la precisión de la valoración del riesgo.

A) Muy bajo, bajo, moderado, alto o muy alto. Después de interpretar el gráfico de riesgo, Cariogram asigna un nivel de riesgo al paciente que puede ser muy bajo, bajo, moderado, alto o muy alto, se basa en la combinación dediez factores de riesgo evaluados y su ponderación. Por ejemplo, un paciente con un riesgo muy alto puede necesitar intervenciones más intensivas y frecuentes, mientras que un paciente con un riesgo muy bajo puede beneficiarse de medidas preventivas más simples y menos frecuentes. Cariogram proporciona recomendaciones específicas basadas en el nivel de riesgo y los factores que contribuyen a él, lo que facilita la personalización del cuidado dental.

A) Introducir los datos del individuo y seleccionar el área geográfica de riesgo. Para calcular el riesgo de caries con Cariogram, el primer paso es introducir los datos del individuo,su edad y antecedentes médicos, seleccionar si el área geográfica donde reside es de riesgo alto, estándar o bajo. Información inicial crucial porque el riesgo de caries puede variar significativamente según el entorno y las condiciones de vida del paciente. Una región industrializada sin aguas fluoradas se considera de riesgo estándar, se debe anotar si el individuo pertenece a un grupo con mayor o menor riesgo de caries que la población general, como pacientes con raíces expuestas, que serían considerados de riesgo alto.

D) 3. En Cariogram, la experiencia de caries del paciente se evalúa registrando los dientes con caries, los obturados y los ausentes por caries. Si en el último año han aparecido varias lesiones nuevas, se puntúa con un 3 independientemente de la experiencia anterior. Este valor alto refleja un riesgo significativo de caries, ya que la aparición de nuevas lesiones en un corto período indica una alta susceptibilidad a la enfermedad y posiblemente una exposición continua a factores de riesgo.

¿Qué indica el sector azul claro en el gráfico circular de Cariogram?

A) El porcentaje del riesgo de caries atribuible a la dieta.
B) El porcentaje del riesgo de caries atribuible a las bacterias.
C) El porcentaje del riesgo atribuible a la susceptibilidad del huésped.
D) El porcentaje del riesgo atribuible a las circunstancias.

26

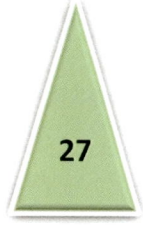

¿Qué indica el sector azul oscuro en el gráfico circular de Cariogram?

A) El porcentaje del riesgo de caries atribuible a la dieta.
B) El porcentaje del riesgo de caries atribuible a las bacterias.
C) El porcentaje de probabilidades de evitar nuevas lesiones.
D) El porcentaje del riesgo atribuible a la susceptibilidad del huésped.

27

¿Qué se debe hacer si un paciente utiliza solo dentífrico fluorado según Cariogram?

A) Puntuar con 0.
B) Puntuar con 1.
C) Puntuar con 2.
D) Puntuar con 3 .

28

¿Qué indica la presencia de manchas blancas, descalcificaciones o caries en los dientes del niño?

A) Bajo riesgo de caries.
B) Moderado riesgo de caries.
C) Alto riesgo de caries.
D) No afecta el riesgo de caries.

29

¿Qué organización ha diseñado un protocolo para la valoración de riesgo de caries utilizando dos formularios diferenciados?

A) Organización Mundial de la Salud (OMS).
B) American Dental Association (ADA).
C) Federación Dental Internacional (FDI).
D) Asociación Dental Europea (ADE).

30

C) El porcentaje del riesgo atribuible a la susceptibilidad del huésped. Este sector considera factores como la exposición a fluoruros, la secreción salival y la capacidad buffer de la saliva. Estos factores reflejan la capacidad del individuo para resistir la formación de caries. Por ejemplo, una buena exposición a fluoruros y una alta capacidad buffer de la saliva pueden reducir significativamente el riesgo de caries.

A) El porcentaje del riesgo de caries atribuible a la dieta. El sector azul oscuro en el gráfico circular de Cariogram indica el porcentaje del riesgo de caries atribuible a la dieta, específicamente el contenido y la frecuencia de consumo de alimentos. Una dieta alta en azúcares fermentables y una alta frecuencia de comidas pueden aumentar significativamente el riesgo de caries, ya que proporcionan un ambiente favorable para el crecimiento de bacterias cariogénicas.

C) Puntuar con 2. Según Cariogram, si un paciente utiliza solo dentífrico fluorado, se debe puntuar con 2. La exposición a fluoruros es un factor protector importante contra las caries, y el uso de dentífrico fluorado proporciona una protección básica. Sin embargo, una puntuación de 2 indica que hay margen para mejorar la exposición a fluoruros, por ejemplo, mediante el uso de enjuagues bucales fluorados o la fluoración del agua.

C) Alto riesgo de caries. La presencia de manchas blancas, descalcificaciones o caries en los dientes del niño indica un alto riesgo de caries. Estas señales son indicativas de desmineralización del esmalte dental y de la actividad de bacterias cariogénicas, lo que aumenta significativamente el riesgo de desarrollo de caries.

B) American Dental Association (ADA). La American Dental Association (ADA) ha diseñado un protocolo para la valoración de riesgo de caries que utiliza dos formularios diferenciados: uno para niños menores de 6 años y otro para niños a partir de seis años y adultos. Estos formularios están divididos en tres dimensiones: factores contribuyentes, condiciones generales de salud y condiciones clínicas.

¿Qué se registra en la dimensión de factores contribuyentes del formulario ADA?

A) La presencia de restauraciones y lesiones cavitadas.
B) La exposición a fluoruros y el consumo de alimentos y bebidas azucarados.
C) Las alteraciones del desarrollo y discapacidades físicas o psíquicas.
D) La morfología dental atípica y superficies radiculares expuestas.

¿Qué dimensiones se utilizan en los formularios ADA para la valoración de riesgo de caries?

A) Factores contribuyentes, condiciones generales de salud y condiciones clínicas.
B) Factores contribuyentes, condiciones económicas y condiciones clínicas.
C) Factores contribuyentes, condiciones sociales y condiciones clínicas.
D) Factores contribuyentes, condiciones psicológicas y condiciones clínicas.

¿Qué organización ha desarrollado dos cuestionarios para evaluar el riesgo de caries en niños?

A) Organización Mundial de la Salud (OMS).
B) Federación Dental Internacional (FDI).
C) American Academy of Pediatric Dentistry (AAPD).
D) Asociación Dental Europea (ADE).

Hallazgos clínicos que se registran en los cuestionarios de la AAPD para <6 años?

A) Presencia de restauraciones, lesiones cavitadas, placa visible, utilización de ortodoncia fija o removible, flujo salival observado, morfología dental atípica, superficies radiculares expuestas y restauraciones con márgenes desbordantes, márgenes abiertos o puntos de contacto abiertos.
B) Si el niño tiene más de una superficie con caries, obturada o ausente por caries; si tiene manchas blancas o defectos del esmalte; si tiene recuentos elevados de Streptococcus Mutans o si presenta placa dental.
C) Alteraciones del desarrollo y discapacidades físicas o psíquicas.
D) Exposición a fluoruros y el consumo de alimentos y bebidas azucarados.

¿Qué herramienta ha diseñado el Departamento de Estomatología de la Universitat de València para la identificación de riesgo de caries?

A) Cariogram.
B) CAMBRA.
C) Caries Risk Semaphore.
D) ADA Risk Assessment.

B) La exposición a fluoruros y el consumo de alimentos y bebidas azucarados. En la dimensión de factores contribuyentes del formulario ADA, se registra la exposición a fluoruros, el consumo de alimentos y bebidas azucarados, las visitas regulares al odontólogo y, en el caso de los niños, la experiencia de caries de su madre o cuidadores. Estos factores contribuyen al riesgo de caries y son importantes para una evaluación completa.

A) Factores contribuyentes, condiciones generales de salud y condiciones clínicas. Los formularios ADA para la valoración de riesgo de caries utilizan tres dimensiones: factores contribuyentes, condiciones generales de salud y condiciones clínicas. Estas dimensiones permiten una evaluación integral del riesgo de caries, considerando diversos aspectos que pueden influir en la salud bucal del paciente.

C) American Academy of Pediatric Dentistry (AAPD).La American Academy of Pediatric Dentistry (AAPD) ha desarrollado dos cuestionarios para evaluar el riesgo de caries en niños: uno para menores de seis años y otro para mayores de seis años. Estos cuestionarios están diseñados para identificar factores de riesgo, factores protectores y hallazgos clínicos que afectan el riesgo de caries en niños.

B) Si el niño tiene más de una superficie con caries, obturada o ausente por caries; si tiene manchas blancas o defectos del esmalte; si tiene recuentos elevados de Streptococcus Mutans o si presenta placa dental. Estos hallazgos clínicos son indicadores importantes del riesgo de caries en niños pequeños.

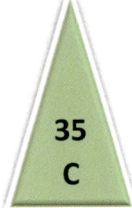

C) Caries Risk Semaphore. El Departamento de Estomatología de la Universitat de València ha diseñado la herramienta Caries Risk Semaphore. Esta herramienta informática se utiliza directamente online y permite asignar al paciente un nivel de riesgo de caries a partir de quince parámetros obtenidos en la anamnesis, la exploración clínica, la exploración radiológica y las pruebas salivales. El riesgo se clasifica en tres categorías: alto, moderado y medio.

¿Cuántos parámetros se deben rellenar en la herramienta Caries Risk Semaphore para asignar un nivel de riesgo de caries?

A) 10.
B) 12.
C) 15.
D) 20.

¿Con qué frecuencia se deben realizar radiografías oclusales y de aleta de mordida para pacientes de alto riesgo de caries según CAMBRA?

A) Cada 3 meses.
B) Cada 6-12 meses.
C) Cada 1-3 meses.
D) Cada 12-18 meses.

¿Qué se recomienda hacer para pacientes de alto riesgo de caries menores de seis años en cuanto a la frecuencia de revisiones?

A) Cada 6-12 meses
B) Cada 3 meses
C) Cada 1-3 meses
D) Cada 12-18 meses

¿Qué intervenciones se recomiendan para pacientes de riesgo extremo de caries menores de seis años en cuanto al uso de dentífrico?

A) Dentífrico fluorado una vez al día.
B) Dentífrico sin flúor dos veces al día.
C) Dentífrico con flúor y fosfato cálcico dos veces al día.
D) Dentífrico con xilitol una vez al día.

Recomendaciones para pacientes de bajo riesgo de caries mayores de seis años y adultos en cuanto a la aplicación de barniz de fluoruro sódico:

A) Aplicación de barniz de fluoruro sódico en cada visita.
B) Aplicación de barniz de fluoruro sódico solo si el paciente presenta raíces expuestas o existe sensibilidad.
C) No se recomienda la aplicación de barniz de fluoruro sódico.
D) Aplicación de barniz de fluoruro sódico una vez al año.

C) 15. En la herramienta *Caries Risk Semaphore*, se deben rellenar quince parámetros obtenidos en la anamnesis, la exploración clínica, la exploración radiológica y las pruebas salivales para asignar al paciente un nivel de riesgo de caries. La realización de pruebas salivales es imprescindible, ya que el sistema no ofrece una asignación de riesgo si no se han rellenado los quince parámetros.

B) Cada 6-12 meses. Para pacientes de alto riesgo de caries, CAMBRA recomienda realizar radiografías oclusales y de aleta de mordida cada 6-12 meses o hasta que no se observen lesiones cavitadas. Esta frecuencia de radiografías permite una detección temprana y un monitoreo adecuado de las caries, lo que es crucial para intervenir a tiempo y prevenir la progresión de la enfermedad. Las radiografías ayudan a identificar caries interproximales y otras lesiones que no son visibles clínicamente, proporcionando una evaluación más completa del estado de salud bucal del paciente. Además, las revisiones para estos pacientes deben realizarse cada 3 meses para reevaluar el riesgo de caries, aplicar barniz de flúor y orientar sobre cuestiones de salud oral.

B) Cada 3 meses. Para pacientes menores de seis años con alto riesgo de caries, CAMBRA recomienda una revisión cada 3 meses. Esta frecuencia de revisión permite un monitoreo cercano y una intervención rápida para controlar la progresión de la caries. Durante estas revisiones, se reevaluará el riesgo de caries del niño, se aplicará barniz de flúor y se proporcionará orientación sobre cuestiones de salud oral. Las revisiones frecuentes son cruciales para pacientes de alto riesgo, ya que su susceptibilidad a la caries es mayor y requieren una atención y manejo más intensivos.

C) Dentífrico con flúor y fosfato cálcico dos veces al día. Para pacientes menores de seis años con riesgo extremo de caries, CAMBRA recomienda el uso de dentífrico con flúor y fosfato cálcico dos veces al día. Este tipo de dentífrico ayuda a fortalecer el esmalte dental y a remineralizar las áreas desmineralizadas, proporcionando una protección adicional contra las caries. El fosfato cálcico complementa la acción del flúor, mejorando la capacidad del dentífrico para prevenir la formación de caries y promover la salud bucal.

B) Aplicación de barniz de fluoruro sódico solo si el paciente presenta raíces expuestas o existe sensibilidad. Para pacientes mayores de seis años y adultos con bajo riesgo de caries, CAMBRA recomienda la aplicación de barniz de fluoruro sódico solo si el paciente presenta raíces expuestas o existe sensibilidad. El barniz de fluoruro sódico ayuda a fortalecer el esmalte dental y a reducir la sensibilidad dental, proporcionando una protección adicional en áreas vulnerables. Además, se recomienda el uso de dentífrico fluorado dos veces al día (mañana y noche) para mantener una buena salud bucal y prevenir la formación de caries.

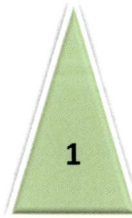

¿Qué es la periodoncia?

A) La especialidad de la estomatología que se enfoca en la estética dental.
B) La especialidad de la estomatología que se encarga de la prevención, diagnóstico y tratamiento de las patologías de los tejidos de soporte y circundantes de los dientes.
C) La especialidad de la estomatología que se dedica a la ortodoncia.
D) La especialidad de la estomatología que se centra en la cirugía maxilofacial.

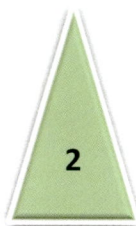

¿Qué es el periodonto?

A) La parte de la mucosa bucal que recubre el hueso alveolar.
B) La unidad anatómica compuesta por todos los tejidos y estructuras que protegen y dan soporte a la raíz dentaria.
C) El tejido conectivo que une el diente al hueso alveolar.
D) La capa externa de la raíz dentaria.

¿Cuál es la función del ligamento periodontal?

A) Recubrir el hueso alveolar.
B) Unir el diente al hueso alveolar y proporcionar soporte y amortiguación.
C) Formar la capa externa de la raíz dentaria.
D) Proteger de las agresiones externas.

¿Qué es la encía marginal o libre?

A) La parte de la encía que se sitúa entre los dientes.
B) La zona de la encía que se sitúa a continuación de la encía libre.
C) La parte de la encía que rodea como un collarete al diente y se puede despegar del diente con una sonda o un chorro de aire.
D) La parte de la encía que recubre el hueso alveolar.

¿Cuál es la composición histológica de la encía?

A) Tejido conectivo fibroso recubierto por tejido epitelial escamoso estratificado.
B) Tejido muscular liso recubierto por tejido epitelial columnar.
C) Tejido adiposo recubierto por tejido epitelial cúbico.
D) Tejido óseo recubierto por tejido epitelial simple.

B) La especialidad de la estomatología que se encarga de la prevención, diagnóstico y tratamiento de las patologías de los tejidos de soporte y circundantes de los dientes. La periodoncia es una rama de la estomatología que se especializa en la prevención, diagnóstico y tratamiento de las enfermedades que afectan los tejidos de soporte y circundantes de los dientes. Estos tejidos incluyen la encía, el ligamento periodontal, el hueso alveolar y el cemento radicular. Además, la periodoncia también abarca el reemplazo de dientes y tejidos mediante injertos o la implantación de materiales naturales o sintéticos. Esta especialidad es crucial para mantener la salud bucal y prevenir la pérdida de dientes.

B) La unidad anatómica compuesta por todos los tejidos y estructuras que protegen y dan soporte a la raíz dentaria. El periodonto es una unidad anatómica que incluye todos los tejidos y estructuras que protegen y sostienen la raíz del diente. Se divide en dos partes principales: el periodonto de protección y el periodonto de inserción. El periodonto de protección está compuesto por la encía, que protege las estructuras subyacentes de agresiones externas. El periodonto de inserción incluye el ligamento periodontal, el hueso alveolar y el cemento, que son responsables de anclar y soportar el diente en su lugar.

B) Unir el diente al hueso alveolar y proporcionar soporte y amortiguación. El ligamento periodontal es un tejido conectivo compuesto principalmente por fibras colágenas que se disponen en distintas direcciones para unir el diente al hueso alveolar. Este ligamento no solo proporciona soporte al diente, sino que también actúa como un amortiguador para los microtraumatismos que se producen durante la masticación y la oclusión. Además, tiene funciones nutricionales y sensoriales, ya que permite la irrigación e inervación del hueso alveolar, y formativas, ya que puede generar nuevo hueso y cemento radicular.

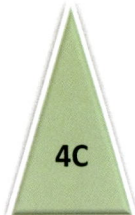

C) La parte de la encía que rodea como un collarete al diente y se puede despegar del diente con una sonda o un chorro de aire. La encía marginal o libre es la parte de la encía que rodea al diente como un collarete. Se distingue clínicamente por su superficie lisa y por la capacidad de despegarse del diente con una sonda o un chorro de aire. Esta encía forma la pared externa del surco gingival, una hendidura en forma de "V" de no más de 3 mm de profundidad. Su función principal es proteger el diente y las estructuras subyacentes de agresiones externas.

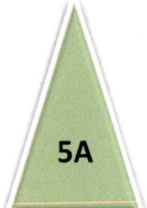

A) Tejido conectivo fibroso recubierto por tejido epitelial escamoso estratificado. La encía está formada por un núcleo interno de tejido conectivo fibroso, recubierto por un tejido epitelial escamoso estratificado. Esta composición histológica es similar a la de la piel, lo que le proporciona resistencia y protección. La encía normal es de color rosa coral y puede tener una textura superficial punteada, conocida como "piel de naranja", debido a la inserción de haces de fibras colágenas.

¿Cuál es la característica del cemento radicular?

A) Es un tejido mesenquimatoso calcificado que forma la capa externa de la raíz dentaria.
B) Es un tejido conectivo que une el diente al hueso alveolar.
C) Es un tejido epitelial que recubre la encía.
D) Es un tejido muscular que rodea el diente.

¿Cuál es la importancia del epitelio de unión en la salud periodontal?

A) Proteger de las agresiones externas.
B) Aislar y sellar la entrada de bacterias y otros agentes externos hacia las estructuras que dan soporte al diente.
C) Formar nuevo hueso y cemento radicular.
D) Unir el diente al hueso alveolar.

¿Cuál es la característica de la encía normal?

A) Es de color rojo brillante y tiene una textura lisa.
B) Es de color rosa coral y tiene una textura superficial variablemente punteada.
C) Es de color blanco y tiene una textura rugosa.
D) Es de color amarillo y tiene una textura suave.

¿Qué factores pueden influir en el tamaño de la encía?

A) La cantidad y volumen de elementos celulares e intercelulares.
B) El riesgo vascular.
C) La ingesta de algunos medicamentos.
D) Todas son correctas.

¿Qué es la recesión gingival?

A) El desplazamiento apical del margen gingival, dejando expuesta la raíz dentaria.
B) El crecimiento excesivo de la encía sobre el diente.
C) La inflamación de la encía debido a una infección bacteriana.
D) Ninguna es correcta.

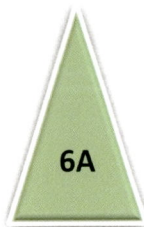

A) Es un tejido mesenquimatoso calcificado que forma la capa externa de la raíz dentaria. Su función principal es anclar el diente al hueso alveolar, ya que en su superficie se insertan las fibras del ligamento periodontal. Aunque tiene características similares al hueso, el cemento radicular carece de inervación, aporte sanguíneo directo y drenaje linfático.

B) Aislar y sellar la entrada de bacterias y otros agentes externos hacia las estructuras que dan soporte al diente. El epitelio de unión es crucial para la salud periodontal porque aísla y sella la entrada de bacterias y otros agentes externos hacia las estructuras que dan soporte al diente. Este tejido actúa como una barrera protectora, previniendo infecciones y enfermedades periodontales. Mantener la integridad del epitelio de unión es esencial para preservar la salud de los tejidos periodontales.

B) Es de color rosa coral y puede tener una textura superficial variablemente punteada. conocida como "piel de naranja". Este punteado se debe a la inserción de haces de fibras colágenas desde la membrana basal al periostio. La encía sigue fielmente los cuellos dentarios y su contorno viene determinado genéticamente. Este color depende fundamentalmente del aporte vascular, el grosor de la encía y las células denominadas melanocitos. Los melanocitos contienen melanina, un pigmento que puede oscurecer la coloración de la encía y la piel. En situaciones patológicas que aumentan el aporte sanguíneo, como en procesos inflamatorios, uno de los primeros signos es el cambio de color de la encía.

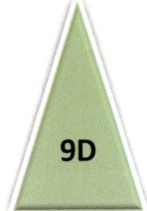

D)Todas son correctas. El tamaño de la encía depende de la cantidad y volumen de elementos celulares e intercelulares que componen este tejido, así como de su riesgo vascular. La ingesta de algunos medicamentos puede aumentar el volumen de las células del tejido gingival o incrementar el riego vascular, lo que puede llevar a un agrandamiento gingival.

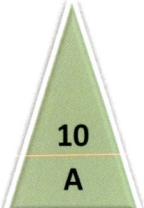

A) El desplazamiento apical del margen gingival, dejando expuesta la raíz dentaria. La recesión gingival es el desplazamiento apical del margen gingival, dejando expuesta la raíz dentaria. Esta condición puede ser medida utilizando una sonda periodontal para determinar la profundidad del surco gingival y la distancia desde el límite amelocementario hasta el margen gingival. La recesión gingival puede ser tratada para cubrir la raíz expuesta y reducir la profundidad del surco gingival.

¿Qué es la melanosis gingival?

A) Una infección bacteriana de la encía.
B) Un proceso patológico que causa inflamación en la encía.
C) Una peculiaridad que causa una coloración oscura en la encía debido al aumento de melanocitos.
D) Ninguna es correcta.

¿Qué es la gingivitis y cómo se desarrolla?

A) Una inflamación de la encía que se desarrolla en pocos días debido a un cambio en la cantidad y composición de la placa.
B) Una infección viral que afecta al periodonto de inserción.
C) Una enfermedad autoinmune que destruye el hueso alveolar.
D) Ninguna es correcta.

¿Qué factores determinan la progresión de la gingivitis a periodontitis?

A) La capacidad de las bacterias para romper el equilibrio entre sus mecanismos de virulencia y la capacidad de respuesta del paciente.
B) La producción de productos tóxicos por las bacterias que difunden por todo el periodonto.
C) La respuesta inmune del huésped.
D) Todas son correctas.

¿Cuál es la función de los neutrófilos en la respuesta inflamatoria del periodonto?

A) Tienen una función defensiva, pero si son destruidos por las bacterias, liberan enzimas con capacidad de destrucción tisular.
B) Procesan los antígenos bacterianos para que los linfocitos B puedan crear anticuerpos.
C) Actúan directamente o por medio de productos tóxicos colaborando en la defensa.
D) Ninguna es correcta.

¿Qué papel juegan los macrófagos en la respuesta inmunológica del periodonto?

A) Procesan los antígenos bacterianos para que los linfocitos B puedan crear anticuerpos.
B) Producen sustancias que colaboran en la defensa y otras que pueden destruir tejidos periodontales.
C) Ambas anteriores son correctas.
D) Ninguna es correcta.

C) Una peculiaridad que causa una coloración oscura en la encía debido al aumento de melanocitos. La melanosis gingival es una peculiaridad que causa una coloración oscura en la encía debido al aumento de melanocitos cargados de melanina. Esta condición no representa un proceso patológico del periodonto y es común en personas de piel oscura, como la raza mediterránea, y menos frecuente en personas de piel más clara, como la raza nórdica.

A) Una inflamación de la encía que se desarrolla en pocos días debido a un cambio en la cantidad y composición de la placa. La gingivitis es una inflamación de la encía que se desarrolla en pocos días debido a un cambio en la cantidad y composición de la placa. Afecta principalmente al periodonto de protección. Durante la gingivitis, el tejido conectivo de la encía se destruye progresivamente y es reemplazado por un infiltrado inflamatorio con presencia de neutrófilos y células plasmáticas. Aunque el epitelio de inserción puede sufrir cambios morfológicos, la adherencia epitelial al diente se mantiene.

D) Todas son correctas. La progresión de la gingivitis a periodontitis depende de la capacidad de las bacterias para romper el equilibrio entre sus mecanismos de virulencia y la capacidad de respuesta del paciente. Las bacterias producen productos tóxicos que difunden por todo el periodonto, causando la destrucción del soporte periodontal. La respuesta inmune del huésped también juega un papel crucial en esta progresión.

A) Tienen una función defensiva, pero si son destruidos por las bacterias, liberan enzimas con capacidad de destrucción tisular. Los neutrófilos tienen una función defensiva en la respuesta inflamatoria del periodonto. Sin embargo, si son destruidos por las bacterias, liberan enzimas con capacidad de destrucción tisular. Estas enzimas pueden contribuir a la destrucción de los tejidos periodontales, exacerbando la inflamación y el daño.

C) Ambas anteriores son correctas. Los macrófagos colaboran en la respuesta inmunológica del periodonto procesando los antígenos bacterianos para que los linfocitos B puedan crear anticuerpos contra ellos. Además, producen sustancias que colaboran en la defensa y otras, producto de su degradación, que pueden destruir tejidos periodontales, como las colagenasas.

¿Qué son las prostaglandinas y qué función tienen en la periodontitis?

A) Mediadores solubles que pueden intervenir en la reabsorción ósea.
B) Enzimas que destruyen los componentes tisulares del periodonto.
C) Anticuerpos que ayudan a la fagocitosis.
D) Ninguna es correcta.

16

¿Cuáles son algunas causas comunes de sequedad bucal que pueden aumentar el riesgo de gingivitis?

A) Ingesta de fármacos con actividad anti-parasimpática.
B) Síndrome de Sjögren.
C) Hábito de respiración oral.
D) Todas son correctas.

17

¿Cómo influye el tabaco en la salud gingival?

A) Induce vasoconstricción microvascular y fibrosis.
B) Enmascara ciertos signos clínicos de la inflamación, como el sangrado gingival.
C) Ninguna es correcta.
D) C es falsa.

18

¿Cómo pueden los agentes farmacológicos incrementar la susceptibilidad a padecer gingivitis?

A) Aumentando el flujo salival.
B) Induciendo agrandamiento gingival y formación de pseudobolsas.
C) A y B son correctas.
D) Todas son correctas.

19

¿Qué efectos tienen las hormonas sexuales esteroideas en la respuesta inflamatoria gingival?

A) Pueden modificar la respuesta inflamatoria gingival ocasionando una respuesta exagerada ante acúmulos relativamente pequeños de placa.
B) Siempre reducen la inflamación gingival.
C) No tienen ningún efecto en la respuesta inflamatoria gingival.
D) A y B son correctas.

20

A) Mediadores solubles que pueden intervenir en la reabsorción ósea. Las prostaglandinas son mediadores solubles que pueden intervenir en la reabsorción ósea. Juegan un papel en la inflamación y la destrucción tisular mediada por el huésped en la periodontitis. Las prostaglandinas pueden contribuir a la pérdida de hueso alveolar y a la progresión de la enfermedad periodontal.

D) Todas son correctas. Todas son correctas. La sequedad bucal, que se manifiesta como una falta de flujo salival, puede aumentar el riesgo de gingivitis. Algunas causas comunes de sequedad bucal incluyen la ingesta de fármacos con actividad anti-parasimpática, el síndrome de Sjögren y el hábito de respiración oral. La sequedad bucal reduce la capacidad de autoclisis y remoción del biofilm dental, facilitando su acúmulo y el desarrollo de inflamación gingival.

D) C es falsa. El tabaco es uno de los principales factores de riesgo conductuales de la periodontitis y también tiene un profundo efecto deletéreo sobre los tejidos gingivales. Induce vasoconstricción microvascular y fibrosis, lo que puede enmascarar ciertos signos clínicos de la inflamación, como el sangrado gingival, a pesar de la presencia de un importante infiltrado celular inflamatorio a nivel tisular.

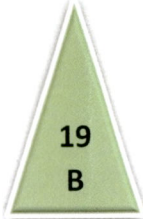

B) Induciendo agrandamiento gingival y formación de pseudobolsas. Los agentes farmacológicos pueden incrementar la susceptibilidad a padecer gingivitis a través de diversos mecanismos de acción, incluyendo además de la inducción de agrandamiento gingival y formación de pseudobolsas, la reducción del flujo salival, la alteración de la función endocrina.

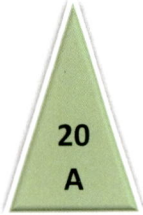

A) Pueden modificar la respuesta inflamatoria gingival ocasionando una respuesta exagerada ante acúmulos relativamente pequeños de placa. Las hormonas sexuales esteroideas pueden modificar la respuesta inflamatoria gingival, ocasionando una respuesta exagerada ante acúmulos relativamente pequeños de placa. Esto puede ocurrir durante la pubertad, el embarazo o la ingesta de fármacos anticonceptivos de primera generación. Sin embargo, los actuales fármacos anticonceptivos contienen dosis mucho menores de hormonas sexuales y no se han asociado con efectos pro-inflamatorios a nivel gingival.

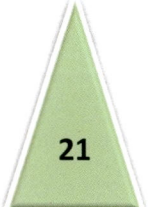

¿Qué es el fluido gingival crevicular (FGC) y cuál es su función?

A) Un líquido producido por las glándulas salivares que lubrica los dientes y evita caries.
B) Un líquido presente en el surco gingival que protege los tejidos periodontales.
C) Un fluido que produce la pulpa dental para nutrir el esmalte y prevenir la sensibilidad dental.
D) Ninguna es correcta.

21

¿Cómo influye la edad en la probabilidad de padecer periodontitis?

A) La probabilidad de padecer periodontitis disminuye con la edad.
B) La probabilidad de padecer periodontitis y su severidad aumentan con la edad.
C) La edad no tiene ningún efecto en la probabilidad de padecer periodontitis.
D) La edad es un factor que previene la gingivitis por lo tanto previene la periodontitis.

22

¿Cuál es la relación entre la diabetes mellitus y la periodontitis?

A) La diabetes mellitus no tiene ningún efecto en la periodontitis.
B) La relación entre ambas enfermedades es bidireccional.
C) La periodontitis siempre causa diabetes mellitus.
D) A y B son correctas.

23

¿Qué es la placa dental?

A) Una biopelícula que se adhiere a la superficie de los dientes y otras estructuras duras en la boca.
B) Un depósito de sales de fosfato cálcico en los dientes.
C) Un tipo de caries dental.
D) Ninguna es correcta.

24

¿Qué es el cálculo dental y cómo se forma?

A) Un depósito de sales de fosfato cálcico que se forma sobre la placa bacteriana envejecida.
B) Una biopelícula que se adhiere a la superficie de los dientes.
C) Una biopelícula que se quita con el cepillado dental.
D) Manchas blancas en el dorso de la lengua.

25

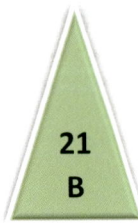

B) Un líquido presente en el surco gingival que protege los tejidos periodontales. El fluido gingival crevicular es un líquido seroso que se encuentra en el surco entre diente y encía. Contiene células defensivas (neutrófilos y linfocitos) y anticuerpos que ayudan a combatir bacterias, además de arrastrar productos de desecho del surco gingival, sus funciones principales por lo tanto son defensiva y de transporte, protegiendo los tejidos periodontales y ayudando a mantener la salud de la encía.

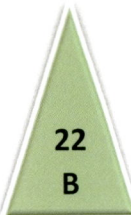

B) La probabilidad de padecer periodontitis y su severidad aumentan con la edad.
Debido al efecto acumulado de la exposición prolongada a otros factores de riesgo.
Sin embargo, el concepto de la periodontitis como una consecuencia inevitable de la edad es erróneo. El efecto de la edad sobre la enfermedad se debe más bien al efecto acumulado de la exposición prolongada en el tiempo a otros factores de riesgo.

B) La relación entre la diabetes mellitus y la periodontitis es bidireccional. Con mayor prevalencia, extensión y severidad de periodontitis en pacientes diabéticos. La presencia de diabetes mellitus, especialmente las formas no controladas y con larga historia de evolución, se asocia con mayor prevalencia, extensión y severidad de periodontitis. A la inversa, la periodontitis se asocia con mayor riesgo de desarrollar diabetes mellitus y dificulta el control de la glucemia en pacientes diabéticos.

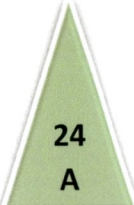

A) Una biopelícula que se adhiere a la superficie de los dientes y otras estructuras duras en la boca. La placa dental es una biopelícula que se adhiere a la superficie de los dientes y a otras estructuras duras en la boca, incluyendo restauraciones removibles y fijas. Esta biopelícula crea un nicho ecológico que puede aportar ventajas a los microorganismos que la componen y modificar algunas de las propiedades de las bacterias, como su susceptibilidad a los antibióticos.

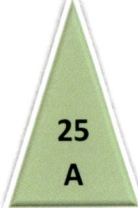

A) Un depósito de sales de fosfato cálcico que se forma sobre la placa bacteriana envejecida. El cálculo dental es un depósito de sales de fosfato cálcico que se forma sobre la placa bacteriana envejecida. Aproximadamente a las dos semanas de su formación, la placa se encuentra calcificada, lo que se traduce macroscópicamente por la aparición de cálculo o sarro. Este cálculo actúa como irritante mecánico, acentuando la inflamación y facilitando la colonización bacteriana.

¿Qué ocurre cuando el trauma oclusal actúa sobre un periodonto sano?

A) Se forma bolsa periodontal.
B) Hay pérdida de inserción del tejido conectivo gingival.
C) Se produce pérdida de altura del hueso alveolar si hay presión excesiva.
D) Aumenta la susceptibilidad a la inflamación inducida por placa bacteriana .

¿Qué es una bolsa periodontal?

A) Una profundización patológica del surco gingival.
B) Un depósito de sales de fosfato cálcico en los dientes.
C) Una biopelícula que se adhiere a la superficie de los dientes.
D) Ninguna es correcta.

¿Cuál es la diferencia entre una bolsa periodontal verdadera y una bolsa falsa?

A) En bolsas verdaderas, el epitelio de unión se desplaza apicalmente, en bolsas falsas no hay pérdida de inserción.
B) En bolsas falsas, el epitelio de unión se desplaza apicalmente, en bolsas verdaderas no hay pérdida de inserción.
C) Ambas son correctas.
D) Ninguna es correcta.

¿Cómo se mide el grado de pérdida ósea a nivel de la furca?

A) En sentido horizontal y puede expresarse en milímetros o grados.
B) En sentido vertical y puede expresarse en milímetros o grados.
C) En sentido diagonal y puede expresarse en milímetros o grados.
D) Todas son correctas.

¿Qué técnica radiográfica se recomienda para un diagnóstico periodontal más preciso?

A) Ortopantomografía.
B) Radiografías periapicales estandarizadas con técnica de paralelismo.
C) Radiografías oclusales.
D) Ninguna es correcta.

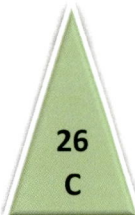

C) Se produce pérdida de altura del hueso alveolar si hay presión excesiva. En un periodonto sano, el trauma oclusal no genera pérdida de inserción ni formación de bolsa periodontal. Sin embargo, si las fuerzas oclusales son excesivas, pueden provocar pérdida de altura ósea en la región de la cresta alveolar.

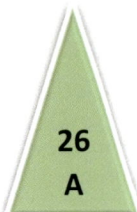

A) Una profundización patológica del surco gingival. Una bolsa periodontal es una profundización patológica del surco gingival. El límite anatómico de la bolsa periodontal está constituido por la cara interna de la encía libre, la superficie dental y el epitelio de unión alterado.

A) En las bolsas verdaderas, el epitelio de unión se desplaza apicalmente, mientras que en las bolsas falsas no hay pérdida de inserción. En las bolsas periodontales verdaderas, el epitelio de unión se desplaza apicalmente, lo que resulta en la pérdida de inserción periodontal. En las bolsas falsas, el epitelio de unión no se desplaza apicalmente, pero el margen gingival se desplaza coronalmente como consecuencia de la inflamación gingival, sin pérdida de inserción.

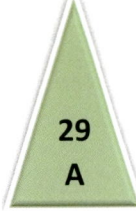

A) En sentido horizontal y puede expresarse en milímetros o grados. El grado de pérdida ósea a nivel de la furca se mide en sentido horizontal y puede expresarse en milímetros o grados. Se recomienda el uso de sondas periodontales específicamente diseñadas para esta exploración, como la sonda de Nabers.

B) Radiografías periapicales estandarizadas con técnica de paralelismo. Esta técnica permite obtener imágenes con mínima distorsión y un estudio individualizado y estandarizado de cada uno de los dientes.

31

¿Qué indica la presencia de imágenes radiolúcidas periapicales en una radiografía?

A) Salud periodontal.
B) Patología pulpar.
C) Caries dental.
D) Ninguna es correcta.

32

¿Qué técnica radiográfica permite una evaluación general del estado de los dientes y de ambos maxilares?

A) Ortopantomografía.
B) Radiografías periapicales estandarizadas.
C) Radiografías oclusales.
D) Ninguna es correcta.

33

¿Qué indica la presencia de una encía con textura superficial lisa y brillante?

A) Salud periodontal.
B) Inflamación gingival.
C) Caries dental.
D) Ninguna es correcta.

34

¿Qué indica la presencia de una encía con aspecto edematoso y pérdida del punteado en "piel de naranja"?

A) Salud periodontal.
B) Inflamación gingival.
C) Caries dental.
D) Ninguna es correcta.

35

¿Cuáles son algunas causas no periodontales que pueden llevar a la pérdida de inserción clínica?

A) Recesión gingival de origen traumático.
B) Caries dental que abarca el área cervical del diente.
C) Lesión endodóntica que drena por el periodonto marginal.
D) Todas son correctas.

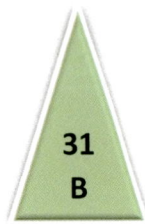

B) Patología pulpar. La presencia de imágenes radiolúcidas periapicales en una radiografía indica patología pulpar. Estas imágenes pueden ser signos de lesiones endodónticas aisladas o lesiones endo-periodontales.

A) Ortopantomografía. La ortopantomografía se utiliza para obtener una evaluación general del estado de los dientes y de ambos maxilares, así como de los senos maxilares y las articulaciones temporomandibulares. Sin embargo, presenta mayor distorsión que otras técnicas y tiene ciertas limitaciones para detectar caries y cambios óseos tempranos. La ortopantomografía proporciona una vista panorámica de la boca, lo que permite una evaluación general de la salud dental y ósea. Aunque no es tan precisa como las radiografías periapicales para el diagnóstico detallado, es útil para obtener una visión general y planificar tratamientos.

B) Inflamación gingival. La presencia de una encía con textura superficial lisa y brillante indica inflamación gingival. Otros signos de inflamación gingival incluyen color rojizo/amoratado, sangrado espontáneo o al sondaje, y pérdida del festoneado gingival en filo de cuchillo. Este signo, junto con otros como el color rojizo/amoratado y la textura superficial lisa y brillante, es un indicador de inflamación en los tejidos gingivales. La pérdida del festoneado gingival se debe a la inflamación y edema de los tejidos, que alteran la forma y contorno normales de la encía. Este signo clínico es importante para el diagnóstico de la gingivitis y la periodontitis, ya que refleja la respuesta inflamatoria del huésped frente a la acumulación de placa bacteriana.

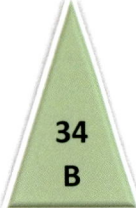

B) Inflamación gingival. La presencia de una encía con aspecto edematoso y pérdida del punteado en "piel de naranja" indica inflamación gingival. Este signo es un indicador de la actividad del proceso patológico en los tejidos periodontales. El edema y la pérdida del punteado se deben a la inflamación y acumulación de líquido en los tejidos gingivales, lo que altera su apariencia normal. La textura superficial lisa y brillante es otro signo de inflamación gingival. Estos cambios clínicos reflejan la respuesta inflamatoria del huésped frente a la acumulación de placa bacteriana y son importantes para el diagnóstico de la gingivitis y la periodontitis.

D)Todas son correctas. Algunas causas no periodontales que pueden llevar a la pérdida de inserción clínica incluyen la recesión gingival de origen traumático, caries dental que abarca el área cervical del diente, presencia de pérdida de inserción clínica en el aspecto distal de un segundo molar asociada con la malposición o extracción previa de un tercer molar, lesión endodóntica que drena por el periodonto marginal, y la presencia de una fractura radicular vertical.

¿Qué signos primarios se utilizan para diagnosticar un absceso periodontal?

A) Presencia de una elevación ovoide en tejido gingival a lo largo de la cara lateral de una raíz y sangrado al sondaje.
B) Presencia de caries dental y movilidad dental.
C) Presencia de cálculo dental y halitosis.
D) B y C son correctas.

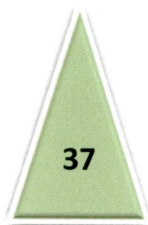

¿Cuáles son los signos primarios de una lesión endodóntico-periodontal (LEP)?

A) Presencia de una bolsa periodontal profunda que se extiende hasta el ápice radicular y una respuesta negativa o alterada a las pruebas de vitalidad pulpar.
B) Presencia de caries dental y movilidad dental.
C) Presencia de cálculo dental y halitosis.
D) Ninguna es correcta.

¿Cuál es un ejemplo de una enfermedad gingival no inducida por biofilm dental de origen vírico?

A) Enfermedad de Crohn.
B) Virus Coxsackie.
C) Fibromatosis gingival hereditaria.
D) Granuloma piógeno.

¿Cuál es una característica del Estadio III de periodontitis?

A) Pérdida ósea radiográfica en el tercio coronal (< 15%).
B) Profundidad de sondaje máxima ≤ 4 mm.
C) Pérdida ósea vertical ≥ 3 mm.
D) Sin pérdidas dentarias por motivos periodontales.

¿Cuál es una característica de la periodontitis necrosante?

A) Pérdida de inserción clínica sin inflamación
B) Destrucción progresiva del aparato de soporte del diente
C) Inflamación localizada en los tejidos gingivales
D) Presencia de biofilm dental sin destrucción tisular

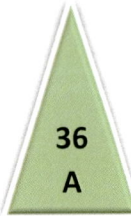

A) Presencia de una elevación ovoide en tejido gingival a lo largo de la cara lateral de una raíz y sangrado al sondaje. Los signos primarios para diagnosticar un absceso periodontal incluyen la presencia de una elevación ovoide en tejido gingival a lo largo de la cara lateral de una raíz y sangrado al sondaje. Otros signos y síntomas que pueden estar presentes son dolor, supuración al sondaje, bolsas periodontales profundas y movilidad dental aumentada. Estos signos y síntomas son indicativos de un proceso infeccioso agudo en los tejidos periodontales.

A) Presencia de una bolsa periodontal profunda que se extiende hasta el ápice radicular y una respuesta negativa o alterada a las pruebas de vitalidad pulpar. Los signos primarios de una lesión endodóntico-periodontal (LEP) incluyen la presencia de una bolsa periodontal profunda que se extiende hasta el ápice radicular y una respuesta negativa o alterada a las pruebas de vitalidad pulpar. Estos signos indican una afectación combinada de los tejidos periodontales y pulpares, lo que requiere un tratamiento específico.

B) Virus Coxsackie. El Virus Coxsackie es un ejemplo de una enfermedad gingival no inducida por biofilm dental, de origen vírico, que puede causar la enfermedad pie-mano-boca. Otras enfermedades de origen vírico incluyen el Virus herpes simple y el Virus varicela-zóster

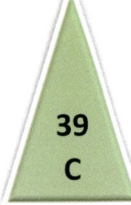

C) Pérdida ósea vertical ≥ 3 mm. El Estadio III de periodontitis se caracteriza por una pérdida ósea vertical de ≥ 3 mm, además de una profundidad de sondaje de 6-7 mm y la necesidad de rehabilitación compleja debido a disfunción masticatoria, trauma oclusal secundario o movilidad dentaria.

B) Destrucción progresiva del aparato de soporte del diente. La periodontitis necrosante se caracteriza por la destrucción progresiva del aparato de soporte del diente, incluyendo pérdida de inserción clínica, presencia de bolsas periodontales y sangrado gingival. Es una forma severa de periodontitis que puede llevar a la pérdida dental.

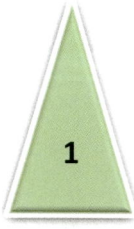

¿Qué es la saliva de dilución?

A) Es un tipo de saliva viscoso.
B) Es una de las funciones que tiene la saliva.
C) Es una saliva mixta.
D) Ninguna de las anteriores.

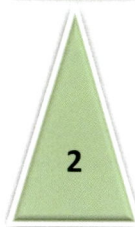

¿Qué tipo de secreción producen las glándulas mucosas?

A) Saliva de dilución.
B) Saliva mixta.
C) Saliva de deslizamiento.
D) Ninguna de las anteriores.

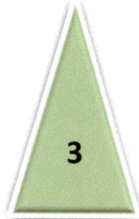

¿Qué enzima está presente en la saliva y ayuda en la digestión del almidón?

A) Mucina.
B) α-amilasa.
C) Anhidrasa carbónica.
D) Ptialina.

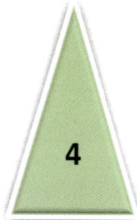

¿Qué enzima en las células de las glándulas salivales produce iones bicarbonato?

A) α-amilasa.
B) Mucina.
C) Anhidrasa carbónica.
D) Ptialina.

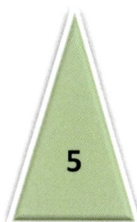

¿Qué es una mácula en el contexto de las lesiones de la mucosa oral?

A) Una elevación circunscrita de consistencia compacta.
B) Una lesión caracterizada por un cambio de coloración sin cambios de relieve.
C) Una inflamación crónica granulomatosa.
D) Una elevación circunscrita llena de líquido seroso.

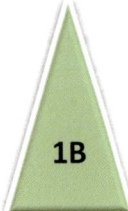

B) Es una de las funciones que tiene la saliva. La saliva de dilución se refiere a la función de la saliva de lavar y disminuir la concentración de azúcares y otros componentes de los alimentos de la boca. Protegiendo los dientes debido a que reduce el riesgo de caries. Forma parte del efecto de barrido físico-químico-mecánico de la saliva, que además elimina bacterias y restos de alimentos que hace que el ambiente oral sea más limpio y saludable. Propiedades de la saliva de dilución: Lavado físico-mecánico, disminución de azúcares. Neutralización de ácidos. Aumento durante las comidas.

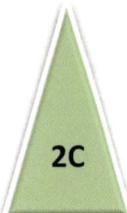

C) Saliva de deslizamiento. Las glándulas mucosas producen saliva de deslizamiento, que es viscosa y pegajosa debido a su alto contenido de mucina. Esta saliva ayuda a lubricar y proteger las superficies mucosas. La mucina es una glicoproteína que forma un gel viscoso y protege las superficies epiteliales. Su viscosidad es ideal para lubricar el bolo alimenticio y facilitar su paso por el esófago.

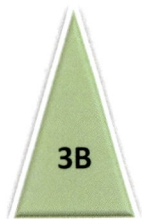

B) α-amilasa. La α-amilasa, también conocida como ptialina, es una enzima presente en la saliva que descompone el almidón en azúcares más simples, iniciando así el proceso de digestión.

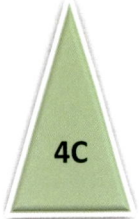

C) Anhidrasa carbónica. La anhidrasa carbónica es una enzima presente en las glándulas salivales que cataliza la conversión de dióxido de carbono y agua en bicarbonato y protones, contribuyendo así a la producción de iones bicarbonato en la saliva. La anhidrasa carbónica es una enzima que juega un papel crucial en el equilibrio ácido-base y en la regulación de la secreción de bicarbonato en varios tejidos del cuerpo.

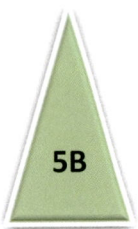

B) Una lesión caracterizada por un cambio de coloración sin cambios de relieve. Una mácula es una lesión circunscrita caracterizada por un cambio de coloración en la mucosa oral, sin producirse cambios de relieve ni de consistencia al tacto. Un ejemplo de mácula es el enantema, que puede deberse a un aumento de la vascularización, como en el caso de la candidiasis protética. El enantema es una erupción en las membranas mucosas, especialmente en la boca, que puede ser causada por infecciones o reacciones alérgicas.

¿Qué caracteriza a una ampolla en comparación con una vesícula?

A) Elevación circunscrita de la epidermis llena de líquido seroso de menor tamaño que una vesícula.
B) Elevación circunscrita de la epidermis llena de líquido seroso de mayor tamaño que una vesícula.
C) Elevación circunscrita de la epidermis llena de líquido purulento.
D) Masa esférica llena de líquido de naturaleza diversa.

¿Qué es una lesión en el contexto de la mucosa oral?

A) Un cambio de coloración sin relieve.
B) Un daño o alteración morbosa, orgánica o funcional de los tejidos.
C) Una elevación circunscrita de la epidermis.
D) Una inflamación purulenta.

¿Qué es un tubérculo en la mucosa oral?

A) Lesión circunscrita por un cambio de coloración.
B) Lesión sólida, circunscrita, de más de 5 mm.
C) Inflamación crónica granulomatosa desencadenada por el bacilo de Koch.
D) Lesión llena de líquido seroso.

¿Qué es un absceso en la mucosa oral?

A) Lesión circunscrita por un cambio de coloración.
B) Lesión sólida, circunscrita, de más de 5 mm.
C) Inflamación purulenta con una cavidad delimitada por una membrana piógena.
D) Lesión llena de líquido seroso.

¿Qué es un nódulo en la mucosa oral?

A) Lesión circunscrita por un cambio de coloración.
B) Lesión sólida, circunscrita, de más de 5 mm.
C) Lesión llena de líquido seroso.
D) Lesión purulenta.

B) Es una elevación circunscrita de la epidermis llena de líquido seroso de mayor tamaño que una vesícula. Una ampolla es una elevación circunscrita de la epidermis llena de líquido seroso, pero de dimensiones mayores que las de una vesícula. Las ampollas pueden acompañarse de prurito, sensación de tensión o escozor, y pueden ser subcórneas, subepidérmicas, subepiteliales o intraepidérmicas según su localización. El prurito es una sensación incómoda que provoca el deseo de rascarse, comúnmente conocida como picazón.

B) Un daño o alteración morbosa, orgánica o funcional de los tejidos. El texto define una lesión como un daño o alteración morbosa, orgánica o funcional de los tejidos. La mucosa oral es el tejido que recubre la cavidad oral, incluyendo la encía y la lengua.

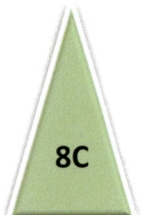

C) Inflamación crónica granulomatosa desencadenada por el bacilo de Koch. Un tubérculo es una inflamación crónica granulomatosa específicamente desencadenada por el bacilo de Koch, localizada a nivel del corion. El bacilo de Koch es la bacteria Mycobacterium tuberculosis, causante de la tuberculosis.

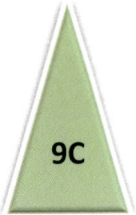

C) Inflamación purulenta con una cavidad delimitada por una membrana piógena. Un absceso es una inflamación purulenta con una cavidad delimitada por una membrana piógena. Un flemón es una inflamación supurada difusa que se diferencia del absceso por no estar encapsulada.

B) Lesión sólida, circunscrita, de más de 5 mm. Un nódulo es una lesión sólida, circunscrita, de más de 5 mm, de forma redondeada u ovalada, que invade planos profundos. Los nódulos son masas de tejido que pueden ser benignas o malignas y pueden aparecer en cualquier parte del cuerpo.

¿Qué tipo de lesiones pueden originarse por prótesis dentales, dientes mal posicionados o caries?

A) Lesiones por agentes químicos.
B) Lesiones por agentes físicos.
C) Ulceraciones traumáticas.
D) Reacciones alérgicas.

¿Qué es la mucositis oral?

A) Lesión causada por agentes químicos.
B) Lesión causada por agentes físicos.
C) Inflamación y ulceración de la mucosa bucal causada por radioterapia.
D) Reacción alérgica.

¿Qué es la leucoplasia?

A) Lesión causada por agentes químicos.
B) Lesión causada por agentes físicos.
C) Cambio de coloración blanquecina de la mucosa bucal que no puede caracterizarse como otra lesión bien definida.
D) Reacción alérgica.

¿Qué caracteriza a la estomatitis por contacto?

A) Proceso inflamatorio agudo que aparece tras la ingesta de fármacos.
B) Reacción alérgica por contacto con materiales odontológicos.
C) Lesión causada por agentes químicos.
D) Lesión causada por agentes físicos.

¿Qué es el liquen bucal?

A) Lesión causada por agentes químicos.
B) Lesión causada por agentes físicos.
C) Líneas o estrías que se entremezclan y forman dibujos entrecruzados en la mucosa oral.
D) Reacción alérgica.

C) Ulceraciones traumáticas. Las ulceraciones traumáticas pueden originarse por prótesis dentales, dientes mal posicionados, caries o el mal uso del cepillo dental. Las ulceraciones son lesiones agudas poco profundas, con bordes eritematosos y blandas al tacto.

C) Inflamación y ulceración de la mucosa bucal causada por radioterapia. La mucositis oral es una inflamación y ulceración de la mucosa bucal, que es un efecto adverso de los tratamientos de quimioterapia y radioterapia del cáncer. La radioterapia es un tratamiento que utiliza radiación para destruir células cancerosas, pero puede causar efectos secundarios en los tejidos sanos.

C) Cambio de coloración blanquecina de la mucosa bucal que no puede caracterizarse como otra lesión bien definida. La leucoplasia es un cambio de coloración predominantemente blanquecina de la mucosa bucal que no puede caracterizarse como otra lesión bien definida .La leucoplasia es una lesión precancerosa que puede malignizar en ciertos casos.

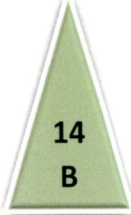

B) Reacción alérgica por contacto con materiales odontológicos. La estomatitis por contacto aparece tras el contacto de la mucosa oral con materiales odontológicos como metales protésicos, resinas y pastas de impresión, por un mecanismo de hipersensibilidad retardada. La hipersensibilidad retardada es una reacción alérgica que ocurre varias horas o días después de la exposición al alérgeno.

C) Líneas o estrías que se entremezclan y forman dibujos entrecruzados en la mucosa oral. El liquen bucal se caracteriza por la presencia de líneas o estrías que se entremezclan y forman dibujos entrecruzados en la mucosa oral, típicamente en las mejillas y de forma bilateral. El liquen bucal es una enfermedad inflamatoria crónica que afecta la mucosa oral y puede estar asociada con el estrés y desequilibrios emocionales.

¿Qué tipo de tratamiento es más efectivo para el liquen plano?

A) Antibióticos.
B) Corticosteroides.
C) Antihistamínicos.
D) Antifúngicos.

¿Cuál de los siguientes no es un factor desencadenante del herpes bucal?

A) Trastornos gastrointestinales.
B) Infecciones con fiebre.
C) Luz solar.
D) Ejercicio físico moderado.

¿Qué es la Cándida albicans?

A) Una bacteria.
B) Un virus.
C) Un hongo.
D) Un parásito.

¿Qué caracteriza a la infección por el virus varicela-zoster?

A) Causa herpes genital.
B) Causa mononucleosis infecciosa.
C) Causa varicela y herpes zóster.
D) Causa candidiasis oral.

¿Qué caracteriza a la infección por el virus de Epstein-Barr?

A) Causa herpes genital.
B) Causa mononucleosis infecciosa.
C) Causa varicela.
D) Causa candidiasis oral.

16 B

B) Corticosteroides. Las medicaciones más efectivas para el tratamiento del liquen plano son los corticosteroides, los retinoides y la ciclosporina. Definición adicional: Los corticosteroides son medicamentos que reducen la inflamación y suprimen el sistema inmunológico.

17 D

D) Ejercicio físico moderado. El ejercicio físico moderado no se menciona como un factor desencadenante del herpes bucal. Los factores desencadenantes incluyen trastornos gastrointestinales, infecciones con fiebre, luz solar, entre otros. Los factores desencadenantes son condiciones o estímulos que pueden activar o agravar una enfermedad o condición médica.

18 C

C) Un hongo. La Candida albicans es un hongo que habita comúnmente en la cavidad bucal y puede causar candidiasis oral cuando hay un desequilibrio en el entorno bucal. La Candida albicans es una levadura que forma parte de la microbiota normal del cuerpo humano, pero puede causar infecciones en ciertas condiciones.

19 C

C) Causa varicela y herpes zóster. El virus varicela-zoster es el agente causante de la varicela y el herpes zóster. La varicela es una enfermedad común en la infancia, mientras que el herpes zóster puede ocurrir en adultos como una reactivación del virus. El herpes zóster, también conocido como culebrilla, se caracteriza por una erupción dolorosa que generalmente afecta un lado del cuerpo.

20 B

B) Causa mononucleosis infecciosa. El virus de Epstein-Barr es el agente causante de la mononucleosis infecciosa, una enfermedad viral que se transmite principalmente a través de la saliva. La mononucleosis infecciosa, también conocida como "enfermedad del beso", se caracteriza por fiebre, dolor de garganta e inflamación de los ganglios linfáticos.

¿Qué caracteriza a la candidiasis oral en pacientes con prótesis dentales?

A) Infección bacteriana.
B) Infección viral.
C) Infección fúngica.
D) Infección parasitaria.

Señala la respuesta verdadera sobre la queilitis comisural o angular

A) Infección bacteriana.
B) Infección viral.
C) Afecta a la comisura de la boca con grietas y fisuras.
D) Infección parasitaria.

¿Qué caracteriza a la lengua vellosa?

A) Aparición de formaciones vellosas en el dorso de la lengua.
B) Aparición de formaciones vellosas rojas en los laterales de la lengua.
C) Aparición de formaciones vellosas y hendiduras en la punta de la lengua.
D) Aparición de impresiones dentarias en la lengua.

¿Qué caracteriza a la lengua fisurada o escrotal?

A) Aparición de formaciones vellosas en el dorso de la lengua.
B) Aparición de manchas rojas en la lengua.
C) Aparición de hendiduras múltiples en el dorso de la lengua.
D) Aparición de impresiones dentarias en la lengua.

¿Qué es la aplasia de las glándulas salivales?

A) Desarrollo excesivo de las glándulas salivales.
B) Falta de desarrollo o ausencia de las glándulas salivales.
C) Formación de quistes en las glándulas salivales.
D) Inflamación de las glándulas salivales.

C) Infección fúngica. La candidiasis oral es una infección fúngica que es frecuente en pacientes con prótesis dentales debido a la acumulación de hongos en las prótesis y la falta de higiene adecuada. Las prótesis dentales son dispositivos removibles que reemplazan los dientes perdidos y pueden ser un factor de riesgo para infecciones orales si no se mantienen limpias.

C) Afecta a la comisura de la boca con grietas y fisuras. La candidiasis comisural, también conocida como queilitis comisural o angular, afecta a la comisura de la boca, donde aparecen grietas y fisuras a veces cubiertas por una capa cremosa que se desprende al pasarle una gasa. La queilitis angular es una inflamación de las comisuras de los labios que puede ser causada por infecciones, irritaciones o deficiencias nutricionales.

A) Aparición de formaciones vellosas en el dorso de la lengua. La lengua vellosa se caracteriza por la aparición en el dorso de la lengua de formaciones que le dan un aspecto velloso, debido a un crecimiento anómalo de las papilas filiformes. Las papilas filiformes son pequeñas proyecciones en la superficie de la lengua que tienen una función mecánica.

C) Aparición de hendiduras múltiples en el dorso de la lengua. La lengua fisurada o escrotal se caracteriza por la aparición de hendiduras múltiples en el dorso de la lengua, que pueden retener restos de alimentos y causar irritación e infección. La trisomía del cromosoma 21, también conocida como síndrome de Down, es una condición genética que puede estar asociada con la lengua fisurada.

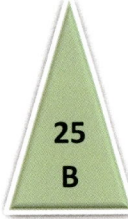

B) Falta de desarrollo o ausencia de las glándulas salivales. Es una malformación congénita que se caracteriza por desarrollo defectuoso o ausencia en una o más glándulas salivales , lo que puede llevar a una disminución severa del flujo salival y originar caries múltiples. Es una afección poco común.

¿Qué virus causa la parotiditis citomegálica?

A) Paramixovirus.
B) Citomegalovirus.
C) Virus de Epstein-Barr.
D) Virus del herpes simple.

¿Qué caracteriza a la sialoadenitis bacteriana crónica?

A) Granitos blancos purulentos en la lengua.
B) Episodios recurrentes de inflamación, dolor e hinchazón de una o más glándulas salivales.
C) Enrojecimiento y sequedad en comisuras de los labios.
D) Episodio único de inflamación, hinchazón de las glándulas salivales.

¿Qué puede causar la sialoadenitis obstructiva?

A) Mordisquear la mejilla.
B) Cálculos.
C) Cuerpos extraños.
D) Todas las anteriores.

¿Qué es el síndrome de Sjögren?

A) Inflamación aguda de las glándulas salivales.
B) Xerostomía y xeroftalmia por destrucción inflamatoria crónica de glándulas salivales y lacrimales.
C) Formación de quistes en las glándulas salivales.
D) Aumento del tamaño de las glándulas salivales.

¿Qué es la sialoadenosis?

A) Inflamación aguda de las glándulas salivales.
B) Aumento de las glándulas salivales debido a enfermedades no inflamatorias.
C) Formación de quistes en las glándulas salivales.
D) Aumento del tamaño de las glándulas salivales debido a infecciones bacterianas.

26 B

B) Citomegalovirus. La parotiditis citomegálica es una parotiditis de origen vírico causada por el citomegalovirus. El citomegalovirus es un virus de la familia de los herpesvirus que puede causar infecciones asintomáticas o leves en personas sanas, pero infecciones graves en personas inmunodeprimidas.

27 B

B) Episodios recurrentes de inflamación, dolor e hinchazón de una o más glándulas salivales. La sialoadenitis crónica es una inflamación recurrente de las glándulas salivales que puede ser causada por infecciones bacterianas persistentes, a menudo desencadenados por una obstrucción del conducto salival. Síntomas: fiebre y escalofríos, malestar general, secreción purulenta al apretar el conducto de la glándula, hinchazón y dolor recurrente, enrojecimiento y sensibilidad al tacto en la piel que cubre la zona inflamada, sequedad de boca, dificultad en la apertura bucal...

28 D

D) Todas las anteriores. La sialoadenitis obstructiva puede ser causada por mordisquear la mejilla, cálculos, cuerpos extraños y tumores que obstruyen los conductos salivales. La obstrucción de los conductos salivales puede causar inflamación y dolor en las glándulas afectadas.

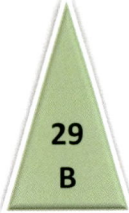

29 B

B) Xerostomía y xeroftalmia por destrucción inflamatoria crónica de glándulas salivales y lacrimales. El síndrome de Sjögren consiste en una xerostomía (sequedad bucal) y xeroftalmia (sequedad ocular) motivadas por la destrucción inflamatoria crónica de glándulas salivales y lacrimales. La xerostomía es la sequedad de la boca debido a la disminución o ausencia de flujo salivar, y la xeroftalmia es la sequedad ocular debido a la disminución de la producción de lágrimas.

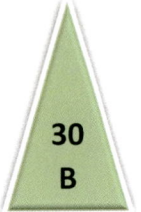

30 B

B) Aumento de las glándulas salivales debido a enfermedades no inflamatorias. La sialoadenosis es el aumento de las glándulas salivales desencadenado por un grupo de enfermedades no inflamatorias caracterizadas por alteraciones metabólicas y secretoras de las glándulas salivales. La sialoadenosis es una condición en la que las glándulas salivales aumentan de tamaño sin inflamación.

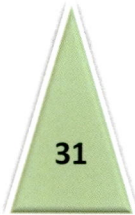

31

¿Qué porcentaje de la producción total de saliva corresponde a la glándula submaxilar?

A) 25%
B) 71%
C) 3-4%
D) 50%

32

¿Qué caracteriza a un mucocele?

A) Es una inflamación por acúmulo de saliva debido a la obstrucción o daño de un conducto de una glándula salival menor.
B) Es una inflamación crónica de la glándula parótida.
C) Es un tumor maligno de las glándulas salivales.
D) Es una infección bacteriana de la glándula submandibular.

33

¿Cuál es el conducto excretor de la glándula submandibular?

A) Conducto de Stenon.
B) Conducto de Wharton.
C) Conducto de Rivinus.
D) Conducto de Bartholin.

34

¿Cuál es la función de la ptialina en la saliva?

A) Lubricar los alimentos.
B) Iniciar la digestión de los carbohidratos.
C) Neutralizar los ácidos en la boca.
D) Proteger contra infecciones bacterianas.

35

¿Qué es una ránula y cómo se trata?

A) Un tumor benigno en la glándula parótida; se trata con radioterapia.
B) Una inflamación crónica de la glándula submandibular; se trata con antibióticos.
C) Un quiste en el suelo de la boca; se trata quirúrgicamente.
D) Una infección viral de la glándula sublingual; se trata con antivirales.

B) 71%. La glándula submaxilar, también conocida como submandibular, es la más importante en la regulación de la salivación, produciendo aproximadamente el 71% de la saliva total. Esta glándula secreta una mezcla de saliva serosa y mucosa, que no solo ayuda en la digestión y lubricación de los alimentos, sino que también desempeña un papel crucial en la protección de la mucosa oral y en la regulación del pH bucal.

31
B

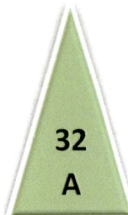

A) Es una inflamación por acúmulo de saliva debido a la obstrucción o daño de un conducto de una glándula salival menor. Un mucocele es una lesión benigna que se forma cuando la saliva se acumula debido a la obstrucción o daño de un conducto de una glándula salival menor, generalmente en el labio inferior. Esta acumulación de saliva provoca la formación de una vesícula azulada y asintomática. Los mucoceles pueden ser causados por mordeduras repetitivas o traumas en el labio. El tratamiento suele ser quirúrgico, removiendo la glándula afectada para prevenir recurrencias.

32
A

B) Conducto de Wharton. El conducto de Wharton es el conducto excretor de la glándula submandibular. Este conducto transporta la saliva desde la glándula submandibular hasta la cavidad oral, desembocando en el suelo de la boca, cerca de la base de la lengua. La correcta función de este conducto es esencial para la adecuada secreción de saliva y la lubricación de la cavidad oral.

33
B

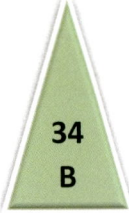

B) Iniciar la digestión de los carbohidratos. La ptialina, también conocida como amilasa salival, es una enzima presente en la saliva que inicia la digestión de los carbohidratos. Esta enzima descompone los almidones en azúcares más simples, comenzando el proceso digestivo en la boca. La ptialina es esencial para la digestión eficiente de los carbohidratos y para la preparación de los alimentos para su posterior digestión en el tracto gastrointestinal.

34
B

C) Un quiste en el suelo de la boca; se trata quirúrgicamente. Una ránula es un quiste que se forma en el suelo de la boca, generalmente debido a un trauma en el conducto de la glándula sublingual o submandibular. Se presenta como una tumoración blanda y fluctuante de color azul-violáceo, que puede dificultar la deglución, masticación y habla. El tratamiento es quirúrgico, y puede incluir la extirpación completa del quiste o la marsupialización, que consiste en abrir el quiste y evertir los bordes para permitir el drenaje del líquido

35
C

¿Cuál es la patología benigna más frecuente de las glándulas salivales?

A) Sialoadenosis.
B) Litiasis.
C) Parotiditis epidémica aguda.
D) Síndrome de Sjögren.

¿Qué condición se caracteriza por un aumento no neoplásico y no inflamatorio de las glándulas salivales?

A) Sialoadenosis.
B) Litiasis.
C) Parotiditis epidémica aguda.
D) Síndrome de Sjögren.

¿Qué glándula salival es más frecuentemente afectada por litiasis?

A) Glándula parótida.
B) Glándula submandibular.
C) Glándula sublingual.
D) Glándulas salivales menores.

¿Qué tipo de estímulo produce un aumento en la secreción salival?

A) Estímulo simpático (adrenérgico).
B) Estímulo térmico.
C) Estímulo hormonal.
D) Estímulo parasimpático (colinérgico).

¿Cuál es el carcinoma maligno más frecuente de las glándulas salivales?

A) Carcinoma adenoide quístico.
B) Carcinoma mucoepidermoide.
C) Carcinoma de células acinares.
D) Carcinoma de células escamosas.

B) Litiasis. Patología benigna más frecuente de las glándulas salivales. Consiste en formación de cálculos o piedras en los conductos de las glándulas salivales, principalmente glándula submaxilar. Cálculos compuestos de material orgánico y sales minerales, pueden causar inflamación dolorosa, especialmente durante la comida o después de comer, cuando la producción de saliva es máxima. Síntomas: inflamación dolorosa de la glándula afectada a veces, palpación de los cálculos. El diagnóstico puede requerir radiografías, resonancia magnética (RMN) y ecografía, algunos casos los cálculos no son visibles en las radiografías.

A) Sialoadenosis. Es una condición caracterizada por un aumento no neoplásico y no inflamatorio de las glándulas salivares. La etiología de esta condición es desconocida, y se diagnostica mediante ecografía y resonancia magnética para observar la dilatación de los conductos. La sialoadenosis puede causar una tumefacción indolora de las glándulas salivares, pero no está asociada con infección o inflamación.

B) Glándula submandibular. Es la más frecuentemente afectada por litiasis. La litiasis salival consiste en la formación de cálculos en los conductos de las glándulas salivales, aprox. el 80-90% de los casos ocurren en la glándula submandibular. Se debe a la composición y viscosidad de la saliva producida por esta glándula, así como a la anatomía de su conducto excretor, el conducto de Wharton. Los cálculos pueden causar inflamación dolorosa, especialmente durante la comida o después de comer, cuando la producción de saliva es máxima.

D) Estímulo parasimpático (colinérgico). Mediado por el sistema nervioso colinérgico, produce un aumento en la secreción salival. Este tipo de estímulo activa los receptores muscarínicos en las glándulas salivales, aumentando la producción de saliva. Por el contrario, el estímulo simpático (adrenérgico) tiende a reducir la secreción salival. La regulación de la salivación es crucial para mantener la salud bucal, facilitar la digestión y proteger la mucosa oral.

B) Carcinoma mucoepidermoide. Es el más frecuente de las glándulas salivales. Puede presentarse en cualquier glándula salival, más común en la glándula parótida. Histológicamente, compuesto por células secretoras de mucina, células epidermoides y células intermedias. Se clasifican en grados bajo, intermedio y alto, según su comportamiento maligno. Tratamiento varía según el grado de malignidad, desde la parotidectomía total conservadora para los tumores de bajo grado hasta la parotidectomía total radical y radioterapia postoperatoria para los tumores de alto grado.

126

¿Qué son las alteraciones orales del recién nacido?

A) Afecciones que afectan solo los dientes del bebé.
B) Afecciones que afectan la boca, los labios, las encías, la lengua y otros tejidos orales del bebé.
C) Afecciones que afectan solo la lengua del bebé.
D) Afecciones que afectan solo los labios del bebé.

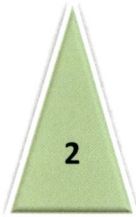

¿Cómo se pueden clasificar las alteraciones orales del recién nacido?

A) En leves y graves.
B) En temporales y permanentes.
C) En congénitas o adquiridas.
D) En internas y externas.

¿Cuándo pueden comenzar las alteraciones bucales en el bebé?

A) Solo después del nacimiento.
B) Durante el primer año de vida.
C) In útero, antes del nacimiento.
D) A partir de los seis meses de vida.

¿Por qué es importante detectar de manera prematura las alteraciones orales del recién nacido?

A) Para evitar problemas de sueño.
B) Para intervenir a tiempo y evitar problemas de desarrollo, lactancia, alimentación y fonación.
C) Para prevenir enfermedades infecciosas.
D) Para mejorar la estética dental futura del bebé.

¿Qué tipo de quiste se forma debido a la obstrucción del camino de erupción de un diente?

A) Quiste dentígero.
B) Quiste de erupción.
C) Ránula.
D) Quiste periodontal.

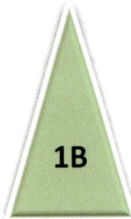

B) Afecciones que afectan la boca, los labios, las encías, la lengua y otros tejidos orales del bebé. Las alteraciones orales del recién nacido son aquellas afecciones que afectan diversas partes de la cavidad oral del bebé, incluyendo la boca, los labios, las encías, la lengua y otros tejidos orales. Estas afecciones pueden ser congénitas o adquiridas y pueden tener un impacto significativo en la alimentación, la respiración, el habla y la salud oral del bebé.

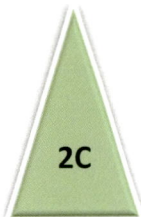

C) En congénitas o adquiridas. Las alteraciones orales del recién nacido se pueden clasificar en dos categorías principales: congénitas, que son aquellas presentes desde el nacimiento debido a factores genéticos o problemas durante el desarrollo fetal, y adquiridas, que son aquellas que se desarrollan después del nacimiento debido a factores externos como traumatismos o infecciones.

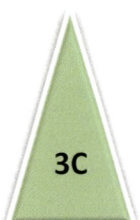

C) In útero, antes del nacimiento. Las alteraciones bucales del bebé pueden comenzar in útero, es decir, antes del nacimiento. Estas alteraciones pueden ser causadas por remanentes dentarias, traumatismos durante el desarrollo fetal o factores hereditarios. Detectar estas alteraciones de manera prematura es crucial para intervenir a tiempo y evitar problemas futuros.

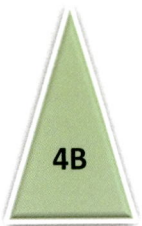

B) Para intervenir a tiempo y evitar problemas de desarrollo, lactancia, alimentación y fonación. Detectar de manera prematura las alteraciones orales del recién nacido es fundamental para poder intervenir a tiempo y de manera oportuna. Esto puede ayudar a evitar o disminuir problemas relacionados con el desarrollo, la lactancia, la alimentación y la fonación del bebé a corto, mediano y largo plazo. Una intervención temprana puede mejorar significativamente la calidad de vida del bebé.

B) Quiste de erupción. Los quistes de erupción se forman debido a la obstrucción del camino de erupción de un diente. Son comunes en bebés que están en el proceso de desarrollo de la erupción dental y pueden causar dolor, inflamación o enrojecimiento en la zona afectada.

¿Qué características tiene una ránula superficial?

A) Es dolorosa y de color rojo.
B) Es pequeña y de color blanco.
C) Es dolorosa y llena de pus.
D) Es indolora, de aspecto nodular liso, redondo y de color azulado.

¿Qué tratamiento puede ser necesario para los quistes orales odontogénicos en recién nacidos?

A) Solo tratamiento con antibióticos.
B) Pueden desaparecer por sí solos requerir tratamiento quirúrgico.
C) Pueden requerir tratamiento quirúrgico.
D) B y C son verdaderas.

¿Dónde se localizan los quistes del rafe medio palatino?

A) En la línea media del paladar blando .
B) En la línea media del paladar duro.
C) En la lengua y paladar duro.
D) En la parte anterior del paladar duro.

¿Qué sucede con los quistes gingivales y los quistes del rafe medio palatino después de los 3 meses de vida?

A) Se vuelven más grandes y dolorosos.
B) Se convierten en infecciones crónicas.
C) No suelen encontrarse después de los 3 meses de vida, ya que ambos involucionan cuando entran en contacto con la cavidad bucal.
D) Se transforman en quistes malignos.

¿Qué es la gingivoestomatitis herpética?

A) Una infección bacteriana que afecta solo a los dientes.
B) Una primera infección con el virus del herpes simple.
C) Se manifiesta con llagas en encías y mucosas de la boca.
D) La A es falsa.

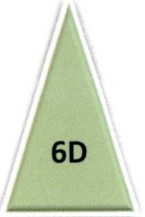

6D

D) Es indolora, de aspecto nodular liso, redondo y de color azulado. Una ránula superficial es indolora y tiene un aspecto nodular liso, redondo y de color azulado. Se origina por trauma u obstrucción de los conductos excretores de las glándulas salivales sublinguales y puede interferir en el habla y la alimentación.

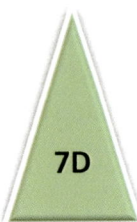

7D

D) B y C son verdaderas. El tratamiento para los quistes orales odontogénicos en recién nacidos dependerá del tipo y la gravedad del quiste. En algunos casos, los quistes pueden desaparecer por sí solos, mientras que en otros casos, se puede requerir tratamiento quirúrgico para eliminarlos.

8B

B) En la línea media del paladar duro. Los quistes del rafe medio palatino se localizan exclusivamente en la línea media del paladar duro. Estos quistes se desarrollan debido a la consolidación del paladar blando y la úvula, que se lleva a cabo por la emergencia mesenquimal subepitelial sin aposición epitelial.

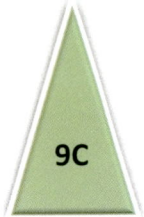

9C

C) No suelen encontrarse después de los 3 meses de vida, ya que ambos involucionan cuando entran en contacto con la cavidad bucal. Los quistes gingivales y los quistes del rafe medio palatino no suelen encontrarse después de los 3 meses de vida, ya que ambos tienden a involucionar cuando entran en contacto con la cavidad bucal. Los quistes gingivales son de origen odontogénico, mientras que los del rafe medio palatino son del desarrollo.

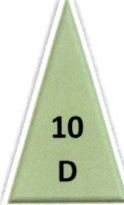

10 D

D) La A es falsa. La gingivoestomatitis herpética es la primera infección con el virus del herpes simple. Se manifiesta con múltiples llagas tanto en las encías como en las mucosas de la boca y es común en bebés. Se contagia por contacto directo con las llagas o con la saliva de una persona infectada.

¿Cómo se contagia el herpes bucal en bebés?

A) Por el aire.
B) Por contacto directo con las llagas o la saliva de una persona infectada.
C) Por alimentos contaminados.
D) Por picaduras de insectos.

¿Cuáles son algunos de los síntomas clínicos de la gingivoestomatitis herpética en bebés?

A) Fiebre y dolor, lo que hace que muchos bebés dejen de comer.
B) Tos y congestión nasal.
C) Erupciones en la piel y picazón.
D) Dolor de oído y pérdida de audición.

¿Qué medidas se recomiendan para manejar la higiene dental de un bebé con herpes bucal?

A) No limpiar la boca del bebé.
B) Evitar cualquier tipo de limpieza oral.
C) Usar cepillo de dientes eléctrico.
D) Limpiar la boca del bebé con una gasita debido al dolor.

¿Qué es el herpes recurrente?

A) Una infección bacteriana que afecta solo los labios.
B) Una reinfección que se produce tras un primer contacto con el virus hepatitis C.
C) Una reinfección que se produce tras un primer contacto con el virus del herpes simple (VHS).
D) B y C son correctas.

¿Qué es la herpangina?

A) Una enfermedad bacteriana que afecta a la lengua.
B) Una enfermedad bacterianaaguda con fiebre y pequeñas lesiones papulovesiculosas en el paladar duro, pilares amigdalinos y úvula.
C) Una enfermedad vírica aguda con fiebre y pequeñas lesiones papulovesiculosas en el paladar blando, pilares amigdalinos y úvula.
D) Una enfermedad crónica que afecta los pulmones del recién nacido.

B) Por contacto directo con las llagas o la saliva de una persona infectada. El herpes bucal en bebés se contagia principalmente por contacto directo con las llagas o con la saliva de una persona que tiene el virus del herpes simple. Esto puede ocurrir cuando el bebé entra en contacto con objetos o personas infectadas.

A) Fiebre y dolor, lo que hace que muchos bebés dejen de comer. Clínicamente, la gingivoestomatitis herpética puede manifestarse con fiebre y dolor significativo, lo que provoca que muchos bebés dejen de comer debido a la incomodidad y el dolor en la boca.

D) Limpiar la boca del bebé con una gasita debido al dolor. Durante un episodio de herpes bucal, se recomienda mantener la higiene dental del bebé utilizando una gasita para limpiar la boca, ya que el uso de cepillos puede ser doloroso. Además, es importante lavar las manos y los objetos que el bebé utiliza para evitar la propagación del virus.

C) Una reinfección que se produce tras un primer contacto con el virus del herpes simple (VHS). El herpes recurrente es una reinfección que ocurre en un individuo después de haber tenido un primer contacto con el virus del herpes simple (VHS), ya sea de manera clínica (con síntomas evidentes) o subclínica (sin síntomas evidentes). Este virus permanece latente en el cuerpo y puede reactivarse en momentos de estrés, exposición solar intensa o cuando el sistema inmunológico está debilitado. Las lesiones pueden aparecer en los labios, formando vesículas con contenido seroso que al romperse forman costras, o en la cavidad oral, donde se manifiestan como vesículas que se rompen y forman úlceras o erosiones múltiples.

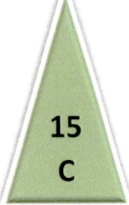

C) Una enfermedad vírica aguda con fiebre y pequeñas lesiones papulovesiculosas en el paladar blando, pilares amigdalinos y úvula. La herpangina es una enfermedad vírica aguda que se presenta de manera brusca, caracterizada por fiebre alta y aparición de pequeñas lesiones papulovesiculosas grisáceas sobre una base eritematosa. Se localizan principalmente en paladar blando, pilares amigdalinos y úvula. Es común en niños pequeños y, además de fiebre, puede causar dolor de garganta. La enfermedad generalmente cura de forma espontánea en el plazo de una semana, y el tratamiento se centra en aliviar los síntomas.

¿Qué virus causa la enfermedad mano-pie-boca?

A) Virus de la gripe.
B) Virus Coxsackie, de la familia de los Enterovirus, especialmente el A16.
C) Virus del herpes simple.
D) Virus del sarampión.

16

¿Cómo se contagia la enfermedad mano-pie-boca?

A) Por contacto directo con la persona infectada, objetos contaminados y por aire.
B) Por contacto directo con la persona infectada .
C) Por contacto directo conobjetos contaminados.
D) B y C son correctas.

17

¿Qué son las aftas bucales?

A) Lesiones grandes y profundas en la boca.
B) Ampollas llenas de pus.
C) Manchas rojas en la piel.
D) Lesiones pequeñas superficiales, de color blanco, rodeadas por un área roja brillante.

18

¿Cuáles son algunas de las causas de las aftas bucales en bebés?

A) Infección de las amígdalas.
B) Hipersensibilidad a las bacterias.
C) Falta de hierro.
D) Todas son correctas.

19

¿Qué son las aftas de Bednar?

A) Lesiones causadas por infecciones virales.
B) Abrasiones de la mucosa palatina del recién nacido producidas al limpiar su boca de residuos.
C) Lesiones causadas por alergias alimentarias.
D) Manchas rojas en la bocapresentes a la hora del nacimiento.

20

16
B

B) Virus Coxsackie, de la familia de los Enterovirus, especialmente el A16. La enfermedad mano-pie-boca es causada por el virus Coxsackie, que pertenece a la familia de los Enterovirus, especialmente el tipo A16. Esta infección se presenta con carácter epidémico y afecta principalmente a niños menores de 5 años, aunque los adultos también pueden contraerla. La enfermedad es más frecuente en primavera y verano, y se contagia por contacto directo con la persona infectada, a través de su saliva, al toser, mocos, heces y vesículas, así como por objetos contaminados como juguetes, toallas, mesas y sillas.

17
D

D) B y C son correctas. La enfermedad mano-pie-boca se contagia principalmente por contacto directo con la persona infectada, a través de su saliva, al toser, mocos, heces y vesículas. También puede contagiarse por objetos contaminados como juguetes, toallas, mesas y sillas. El virus se puede transmitir durante el periodo de incubación, mientras la persona está enferma y varias semanas después de que los síntomas hayan desaparecido. Es importante mantener una buena higiene y desinfectar los objetos que puedan estar contaminados para prevenir la propagación del virus.

18
D

D) Lesiones pequeñas superficiales, de color blanco, rodeadas por un área roja brillante. Las aftas bucales son pequeñas lesiones superficiales que se forman en la superficie de las paredes de la boca del bebé o debajo de la lengua. Son de color blanco y están rodeadas por un área roja brillante. Estas lesiones, también conocidas como "llagas", pueden ser muy molestas para el bebé, especialmente al masticar y tragar alimentos.

19
D

D) Todas son correctas. Las aftas bucales en bebés pueden ser causadas por varios factores, incluyendo hipersensibilidad a las bacterias, infecciones de las amígdalas y deficiencias nutricionales como la falta de hierro, vitamina B12 o ácido fólico. Estas causas pueden provocar la aparición de estas dolorosas lesiones en la boca del bebé.

20
B

B) Abrasiones de la mucosa palatina del recién nacido producidas al limpiar su boca de residuos. Las aftas de Bednar, también conocidas como úlceras pterigoideas, son abrasiones de la mucosa palatina del recién nacido que se producen al limpiar su boca de residuos. Estas abrasiones causan una erosión en una zona del paladar duro posterior, sobre la que se forma una membrana necrótica grisácea, característicamente a cada lado de la línea justo por delante de su unión con el paladar blando.

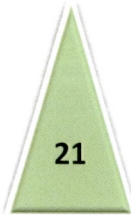

¿Qué caracteriza a la estomatitis aftosa recurrente (EAR)?

A) Lesiones únicas, erosivas e indoloros, que persisten de 13 a 14 días y desaparecen.
B) Lesiones únicas o múltiples, erosivas y dolorosas, que persisten de 13 a 14 días y reaparecen tras un período de remisión.
C) Lesiones que no causan dolor y pasan casi desapercibidas.
D) Lesiones que solo afectan a niños y no a niñas.

¿Qué son los quistes orales de desarrollo?

A) Lesiones quísticas que se forman en la boca a partir de tejidos embrionarios que no se han desarrollado correctamente.
B) Lesiones causadas por infecciones bacterianas.
C) Lesiones que solo aparecen en adultos.
D) Lesiones que se forman debido a traumatismos en la boca.

¿Qué son los quistes de erupción?

A) Lesiones causadas por infecciones bacterianas.
B) Lesiones que solo aparecen al erupcionar los incisivos definitivos inferiores.
C) Quistes que se forman debido a la obstrucción del camino de erupción de un diente.
D) Lesiones que se forman debido a traumatismos en la boca.

¿Qué es una ránula y cómo se origina?

A) Una lesión causada por infecciones virales.
B) Una mancha roja en la piel.
C) Una lesión causada por alergias alimentarias.
D) Un agrandamiento nodular liso, redondo.

¿Qué tipo de quiste se origina por trauma u obstrucción de los conductosexcretores de las glándulas salivales sublinguales?

A) Quiste dentígero.
B) Quiste de erupción.
C) Ránula.
D) Quiste periodontal.

B) Lesiones únicas o múltiples, erosivas y dolorosas, que persisten de 13 a 14 días y reaparecen tras un período de remisión. La estomatitis aftosa recurrente (EAR) es una patología inflamatoria crónica que afecta la mucosa oral. Se caracteriza por la presencia de aftas que pueden ser únicas o múltiples, erosivas y dolorosas. Estas lesiones persisten de 13 a 14 días, durante los cuales se da el recambio celular epitelial, y remiten espontáneamente sin dejar cicatriz. Sin embargo, las lesiones reaparecen tras un período de remisión.

A) Lesiones quísticas que se forman en la boca a partir de tejidos embrionarios que no se han desarrollado correctamente. Los quistes orales de desarrollo son una clase de lesiones quísticas que se forman en la boca a partir de tejidos embrionarios que no se han desarrollado correctamente. Estos quistes se forman durante el desarrollo del feto y pueden estar presentes en el momento del nacimiento o aparecer más tarde.

C) Quistes que se forman debido a la obstrucción del camino de erupción de un diente. Los quistes de erupción se forman en la boca del bebé debido a la obstrucción del camino de erupción de un diente. Son comunes en bebés que están en el proceso de desarrollo de la erupción dental y pueden causar dolor, inflamación o enrojecimiento en la zona afectada.

D) Un agrandamiento nodular liso, redondo. Una ránula es un agrandamiento nodular liso, redondo e indoloro, de color azulado si es una lesión superficial. Se origina por trauma u obstrucción de los conductos excretores de las glándulas salivales sublinguales, y menos frecuentemente en las glándulas submaxilares y glándulas menores del piso de la boca. Pueden alcanzar un tamaño de 2 a 5 cm de diámetro. Aunque son indoloras, su tamaño y ubicación pueden interferir en el habla y la alimentación del bebé, lo que puede causar molestias adicionales.

C) Ránula. Una ránula se origina por trauma u obstrucción de los conductos excretores de las glándulas salivales sublinguales. Es un agrandamiento nodular liso, redondo e indoloro, de color azulado si es una lesión superficial. Puede interferir en el habla y la alimentación.

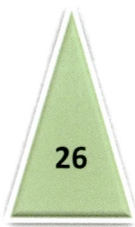

¿Qué son las perlas de Epstein?

A) Pequeñas protuberancias de color blanquecino localizadas en la línea de la encía y en el techo de la boca de los recién nacidos.
B) Lesiones grandes y dolorosas en la boca de color blanco nacarado.
C) Pequeñas protuberancias de color morado localizadas en lengua y en el techo de la boca de los recién nacidos.
D) Ampollas llenas de pus.

¿Cuál es la causa de las perlas de Epstein?

A) Acumulación de células epiteliales en la línea de la encía durante el desarrollo fetal.
B) Acumulación de células epiteliales en mejillasdurante el desarrollo embrionario.
C) Falta de calcio por parte de la madre durante el embarazo.
D) Traumatismos en la boca.

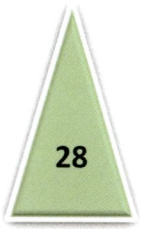

¿Qué son los nódulos de Bohn y dónde se localizan?

A) Lesiones causadas por infecciones virales, localizadas en la lengua.
B) Bultos pequeños de color blanco grisáceo, localizados en la encía del maxilar, en los rebordes alveolares y en el paladar.
C) Lesiones causadas por alergias alimentarias, localizadas en los labios.
D) Ninguna es correcta.

¿Cuál es la diferencia principal entre las perlas de Epstein y los nódulos de Bohn?

A) Perlas de Epstein son dolorosas, mientras que los nódulos de Bohn no lo son.
B) Perlas de Epstein son causadas por infecciones, mientras que los nódulos de Bohn son causados por alergias.
C) Perlas de Epstein son de color rojo, mientras que los nódulos de Bohn son de color blanco.
D) Perlas de Epstein aparecen en la parte central del paladar, mientras que los nódulos de Bohn aparecen en las encías y alrededores.

¿Qué contienen las perlas de Epstein?

A) Pus.
B) Queratina.
C) Sangre.
D) Líquido seroso.

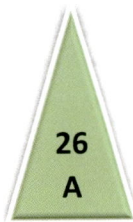

A) Pequeñas protuberancias de color blanquecino localizadas en la línea de la encía y en el techo de la boca de los recién nacidos. Las perlas de Epstein, también conocidas como quistes gingivales del recién nacido, son pequeñas protuberancias de color blanquecino que se localizan en la línea de la encía y en el techo de la boca de los recién nacidos. Estas protuberancias son inofensivas y suelen desaparecer por sí solas en unas pocas semanas o meses.

A) Acumulación de células epiteliales en la línea de la encía durante el desarrollo fetal. Las perlas de Epstein se desarrollan debido a la acumulación de células epiteliales en la línea de la encía durante el desarrollo fetal. Estos nódulos contienen queratina y son inofensivos, desapareciendo por sí solos sin necesidad de tratamiento.

B) Bultos pequeños de color blanco grisáceo, localizados en la encía del maxilar, en los rebordes alveolares y en el paladar. Los nódulos de Bohn son bultos pequeños de color blanco grisáceo y de consistencia firme y nodular. Se localizan en la encía del maxilar, en los rebordes alveolares y en el paladar. Estos nódulos aparecen en un alto porcentaje de bebés durante los primeros 36 meses de edad.

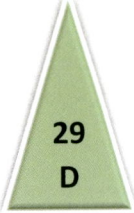

D) Las perlas de Epstein aparecen en la parte central del paladar, mientras que los nódulos de Bohn aparecen en las encías y alrededores. Las perlas de Epstein aparecen en la parte central del paladar y son restos atrapados en la línea de fusión, mientras que los nódulos de Bohn aparecen principalmente en las encías y alrededores y son de naturaleza epitelial. Además, las perlas de Epstein son más grandes y de color más blanco que los nódulos de Bohn.

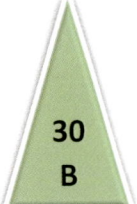

B) Queratina. Las perlas de Epstein contienen queratina, una proteína que se encuentra de forma natural en la piel, el cabello y las uñas. Estas pequeñas protuberancias se desarrollan debido a la acumulación de células epiteliales durante el desarrollo fetal.

¿Qué es el épulis congénito del recién nacido?

A) Un tumor maligno de origen mesenquimatoso.
B) Una lesión causada por alergias alimentarias.
C) Una infección viral en la boca del recién nacido.
D) Un tumor benigno de origen mesenquimatoso, también conocido como "tumor de células granulares congénito".

¿Qué son los quistes de la lámina dental y dónde se localizan?

A) Lesiones causadas por infecciones bacterianas, localizadas en la lengua.
B) Pequeñas lesiones quísticas blanquecinas situadas a lo largo del reborde mandibular y maxilar a nivel de la región posterior de los arcos.
C) Lesiones que solo aparecen en adultos, localizadas en los labios.
D) Lesiones que se forman debido a traumatismos en la boca, localizadas en las encías.

¿Qué es un hemangioma?

A) Una infección bacteriana en la piel.
B) Una lesión causada por alergias alimentarias.
C) Un tumor maligno en los huesos.
D) Una neoplasia compuesta de endotelio vascular hiperplásico y proliferativo, de color rojizo.

¿Qué son las ampollas de succión y qué indican?

A) Lesiones causadas por infecciones bacterianas.
B) Elevaciones blandas y transparentes en la lengua, que indican un chupete inadecuado.
C) Manchas rojas en la piel.
D) Elevaciones blandas y transparentes en el labio superior, que indican un mal agarre durante la lactancia.

¿Qué es la anquiloglosia?

A) Una alteración en la que el frenillo lingual es más corto o más grueso de lo normal, afectando la movilidad de la lengua.
B) Una alteración en la que el frenillo lingual es más largo y delgado de lo normal.
C) Una lesión en la parte anterior de la lengua.
D) Todas son falsas.

31
D

D) Un tumor benigno de origen mesenquimatoso, también conocido como "tumor de células granulares congénito". El épulis congénito del recién nacido es un tumor benigno de origen mesenquimatoso, también conocido como "tumor de células granulares congénito" o "tumor de Neumann". Este tumor es raro y puede ser detectado in útero a partir de la 25 semana de gestación. Se presenta con mayor frecuencia en la zona anterior del maxilar y es más común en niñas. Aunque su causa no está completamente clara, se cree que factores hormonales pueden estar involucrados. El tumor es blando, elevado y puede variar en tamaño, desde pocos milímetros hasta centímetros.

32
B

B) Pequeñas lesiones quísticas blanquecinas situadas a lo largo del reborde mandibular y maxilar a nivel de la región posterior de los arcos. Los quistes de la lámina dental son pequeñas lesiones quísticas blanquecinas situadas a lo largo del reborde mandibular y maxilar a nivel de la región posterior de los arcos. Son restos de lámina dental primitiva y no requieren tratamiento, aunque se recomienda un masaje suave para su involución.

33
D

D) Una neoplasia compuesta de endotelio vascular hiperplásico y proliferativo, de color rojizo. Un hemangioma es una neoplasia compuesta de endotelio vascular hiperplásico y proliferativo. Se presenta con un color rojizo, similar al vino, y suele aparecer en el primer mes de vida. Estas lesiones de crecimiento rápido se localizan comúnmente en la lengua, el labio inferior y la mucosa, y tienden a desaparecer espontáneamente a medida que el neonato crece.

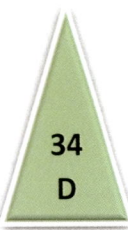

34
D

D) Elevaciones blandas y transparentes en el labio superior, que indican un mal agarre durante la lactancia. Las ampollas de succión, también conocidas como "callo del lactante", son elevaciones blandas y transparentes que aparecen en la parte central del labio superior a los pocos días del nacimiento. Estas ampollas indican que el bebé no está haciendo un buen agarre durante la lactancia, lo que puede causar molestias tanto al bebé como a la madre. Las ampollas desaparecen habitualmente cuando el niño comienza a consumir alimentos sólidos.

35
A

A) Una alteración en la que el frenillo lingual es más corto o más grueso de lo normal, afectando la movilidad de la lengua Anquiloglosia, conocida como "frenillo lingual corto", condición en la que el frenillo que une la lengua al suelo de la boca es más corto o más grueso de lo normal. Frenillo lingual: banda de tejido que conecta la lengua con el suelo de la boca. Cuandoes anormalmente corto o grueso, puede restringir el movimiento de la lengua, puede afectar la capacidad del bebé para succionar adecuadamente durante la lactancia. Puede presentarse desde el nacimiento o desarrollarse más adelante en la vida. L Puede tener un impacto significativo en la lactancia materna, dificultando la alimentación del bebé y causando problemas de pronunciación y de higiene bucal en los niños mayores.

¿Cuál es la lesión dental más frecuente en las fracturas dentoalveolares?

A) Fractura coronaria.
B) Luxación lateral.
C) Subluxación.
D) Avulsión.

¿Qué dientes son los más afectados en las fracturas dentoalveolares?

A) Incisivos laterales superiores.
B) Caninos inferiores.
C) Molares superiores.
D) Incisivos centrales superiores.

¿Cuál es la clasificación de los traumatismos dentales más utilizada?

A) Clasificación de la Asociación Dental Americana.
B) Clasificación de la Organización Mundial de la Salud.
C) Clasificación de Andreasen.
D) Clasificación de la Federación Dental Internacional.

¿Qué tipo de luxación implica el desplazamiento del diente hacia el interior del hueso alveolar?

A) Luxación lateral.
B) Luxación extrusiva.
C) Luxación intrusiva.
D) Avulsión.

¿Qué indica una infracción coronaria en un traumatismo dental?

A) Pérdida de sustancia dentaria.
B) Fisura en el esmalte sin pérdida de sustancia.
C) Exposición pulpar.
D) Movilidad dental.

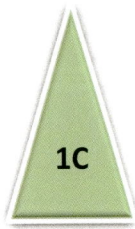

C) Subluxación. La subluxación es la lesión dental más frecuente en las fracturas dentoalveolares. Se refiere a una lesión del periodonto que ocasiona una pequeña movilidad del diente sin desplazamiento. Es común en situaciones traumáticas, especialmente en niños y adolescentes, y requiere atención médica para evitar complicaciones adicionales.

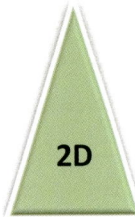

D) Incisivos centrales superiores. Los incisivos centrales superiores son los dientes más afectados en las fracturas dentoalveolares. Estos dientes están en una posición prominente en la boca, lo que los hace más vulnerables a traumatismos directos en eventos como caídas o golpes.

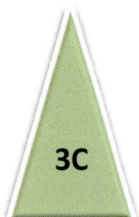

C) Clasificación de Andreasen. La clasificación de Andreasen es la más utilizada para categorizar los traumatismos dentales. Esta clasificación es una modificación de la propuesta por la *Organización Mundial de la Salud* en su catalogación internacional de enfermedades aplicada a la Odontología y la Estomatología, y abarca tanto las lesiones de los tejidos duros dentales y de la pulpa, como las de los tejidos periodontales, mucosa y hueso.

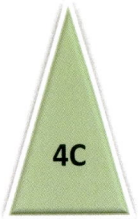

C) Luxación intrusiva. La luxación intrusiva, también conocida como luxación central, implica el desplazamiento del diente hacia el interior del hueso alveolar. Esta lesión se acompaña frecuentemente de una fractura apical del hueso alveolar y requiere tratamiento inmediato para evitar daños permanentes.

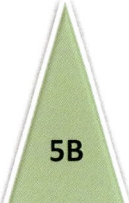

B) Fisura en el esmalte sin pérdida de sustancia. Una infracción coronaria es una fisura en el esmalte del diente sin pérdida de sustancia dentaria. Esto significa que, aunque el esmalte puede estar agrietado o fisurado, no se ha perdido material del diente. Este tipo de lesión suele ser menos severa que una fractura coronaria y, por lo general, no afecta la pulpa del diente. La infracción coronaria puede causar sensibilidad dental, pero el diente permanece estructuralmente íntegro.

¿Cuál es la principal característica de una fractura corono radicular complicada?

A) Afecta solo a la corona.
B) No involucra la exposición de la pulpa.
C) Afecta a esmalte, dentina y cemento con exposición pulpar.
D) Solo se encuentra en dientes temporales.

Cuál es la principal diferencia entre una subluxación y una luxación extrusiva?

A) La subluxación causa una pequeña movilidad sin desplazamiento; luxación extrusiva desplaza el diente hacia fuera de su alveolo.
B) La subluxación implica desplazamiento del diente hacia el interior del hueso; luxación extrusiva no causa movilidad.
C) La subluxación afecta solo a dientes temporales; luxación extrusiva afecta solo a dientes permanentes.
D) La subluxación no requiere tratamiento; luxación extrusiva siempre requiere extracción dental.

¿Qué tipo de lesión de los tejidos blandos afecta más frecuentemente a los labios?

A) Laceración.
B) Contusión.
C) Abrasión.
D) Avulsión.

¿Qué tipo de fractura se asocia con el desplazamiento de uno o más dientes?

A) Fractura de mandíbula.
B) Fractura del proceso alveolar.
C) Conminución alveolar.
D) Fractura de pared alveolar lingual.

¿Qué información se recoge durante la historia clínica en un caso de traumatismo dental?

A) Tipo de restauración previa.
B) Frecuencia de cepillado dental.
C) Sensibilidad al frío, calor y dulce.
D) Hábitos alimentarios.

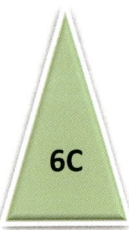

6C

C) Afecta a esmalte, dentina y cemento con exposición pulpar. Una fractura corono radicular complicada implica la afectación de la corona y la raíz del diente, involucrando el esmalte, la dentina y el cemento. Además, se caracteriza por la exposición de la pulpa dental, lo que hace que esta lesión sea más severa y requiera un tratamiento más intensivo. La exposición pulpar puede llevar a infecciones y a la necesidad de tratamientos de endodoncia (tratamiento de conductos) para salvar el diente.

7A

A) La subluxación causa una pequeña movilidad sin desplazamiento; la luxación extrusiva desplaza el diente hacia fuera de su alveolo. La subluxación es una lesión del periodonto que provoca una pequeña movilidad del diente sin su desplazamiento. En contraste, una luxación extrusiva implica el desplazamiento del diente hacia fuera de su alveolo, en dirección incisal. Este tipo de luxación puede causar daño adicional al ligamento periodontal y a la estructura ósea circundante, requiriendo a menudo reposicionamiento y estabilización del diente.

8A

A) Laceración. Las laceraciones son lesiones comunes en los tejidos blandos, especialmente en los labios, debido a su exposición y vulnerabilidad durante los traumatismos faciales. Una laceración implica un desgarro en la piel o mucosa, que puede variar en gravedad desde un corte superficial hasta un desgarro profundo que afecta a capas subyacentes de tejido. Las laceraciones requieren una evaluación cuidadosa para determinar si necesitan suturas y para prevenir infecciones.

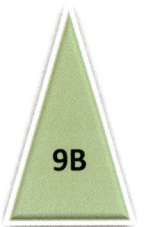

9B

B) Fractura del proceso alveolar. La fractura del proceso alveolar se asocia con el desplazamiento de uno o más dientes. El proceso alveolar es la parte del hueso maxilar o mandibular que contiene los alveolos dentarios, donde se encuentran los dientes. Esta fractura puede ocurrir como resultado de un trauma significativo y puede afectar la estabilidad de los dientes afectados, requiriendo intervención quirúrgica para estabilizar tanto los dientes como el hueso.

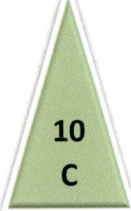

10 C

C) Sensibilidad al frío, calor y dulce. Durante la historia clínica en un caso de traumatismo dental, se recoge información sobre la sensibilidad al frío, calor y dulce. También se pregunta cuándo, cómo y dónde ocurrió el traumatismo, la sensibilidad al masticar, cualquier tratamiento recibido y el tipo de dolor. Esta información es esencial para comprender la extensión del daño y planificar el tratamiento adecuado.

¿Qué tratamiento está contraindicado en la avulsión de dientes temporales?

A) Reimplante.
B) Exodoncia.
C) Colocación de obturación.
D) Tratamiento pulpar.

¿Qué medio de conservación es ideal para un diente avulsionado antes del reimplante?

A) Agua destilada.
B) Suero fisiológico.
C) Alcohol.
D) Clorhexidina.

¿Qué indica un cambio de color amarillo en un diente después del tratamiento de un traumatismo?

A) Hemorragia en los túbulos dentinales.
B) Calcificación u obliteración interna.
C) Degeneración pulpar.
D) Inflamación de la encía.

¿Cuál es el protocolo de seguimiento clínico recomendado después del reimplante de un diente avulsionado?

A) Solo un control clínico inicial.
B) Controles de seguimiento clínico y radiológico que pueden prolongarse durante 5 años.
C) No se necesita seguimiento.
D) Solo es necesario enjuagues con clorhexidina.

¿Qué tipo de fractura del maxilar superior se conoce como fractura horizontal?

A) Le Fort II.
B) Le Fort III.
C) Le Fort I.
D) Le Fort IV.

A) Reimplante. En la avulsión de dientes temporales, el reimplante está contraindicado. La avulsión es la salida completa del diente fuera del alveolo, y en el caso de los dientes temporales, reimplantar el diente puede causar daño al germen del diente permanente subyacente. Por lo tanto, no se recomienda el reimplante de dientes deciduos (temporales).

B) Suero fisiológico. El medio de conservación ideal para un diente avulsionado antes del reimplante es el suero fisiológico. Otros medios aceptables incluyen la leche y la saliva. Estos medios ayudan a mantener la viabilidad de las células del ligamento periodontal mientras se prepara el reimplante, aumentando las probabilidades de éxito del procedimiento.

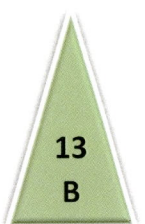

B) Calcificación u obliteración interna. Un cambio de color amarillo en un diente después del tratamiento de un traumatismo indica calcificación u obliteración interna. Esta condición puede ocurrir cuando el tejido pulpar se calcifica en respuesta a una lesión, lo que puede causar cambios en la apariencia del diente.

B) Controles de seguimiento clínico y radiológico que pueden prolongarse durante 5 años. El protocolo de seguimiento clínico recomendado después del reimplante de un diente avulsionado incluye controles clínicos y radiológicos que en los casos más complejos pueden prolongarse durante 5 años. Este seguimiento es crucial para detectar cualquier complicación, como necrosis pulpar, reabsorciones, o problemas periapicales, y para garantizar el éxito a largo plazo del tratamiento.

C) Le Fort I. La fractura del maxilar superior conocida como Le Fort I es una fractura horizontal que produce un fragmento libre formado por el paladar y la apófisis alveolar. Esta fractura se caracteriza por afectar la parte baja del maxilar superior, permitiendo que el segmento fracturado quede separado del resto de la estructura facial.

¿Qué tratamiento se recomienda para la concusión y la subluxación en lesiones de tejidos periodontales?

A) Reimplante del diente.
B) Dieta blanda y ferulización según el grado de movilidad.
C) Aplicación de flúor.
D) Extracción dental.

¿Cuál es la principal diferencia entre una fractura Le Fort III y las otras dos?

A) Es la única que afecta la mandíbula.
B) No involucra el maxilar.
C) Se considera una disociación craneofacial.
D) Solo afecta los huesos nasales.

Dentro de la clasificación de las fracturas del maxilar superior ¿cuál es el nivel Le Fort II?

A) Disyunción craneofacial.
B) Fractura piramidal que se extiende desde la raíz nasal hasta la apófisis pterigoides siguiendo un trazo oblícuo.
C) Fractura romboidal que se extiende desde la raíz nasal hasta la apófisis pterigoides siguiendo un trazo recto.
D) Fractura horizontal del maxilar que produce un fragmento libre formado por el paladar y la apófisis alveolar.

Dentro de la clasificación de las fracturas del maxilar superior ¿cuál es el nivel Le Fort III?

A) Disyunción craneofacial.
B) Disyunción craneal.
C) Fractura horizontal del maxilar que produce un fragmento libre formado por el paladar y la apófisis alveolar.
D) Ninguna es correcta.

Dentro de la clasificación de las fracturas de mandíbula no se encuentra:

A) Dirección del trazo de fractura.
B) Lesión en huesos nasales y palatinos.
C) Según su localización.
D) Lesión de tejidos blandos a nivel del foco de fractura.

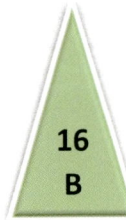

16
B

B) Dieta blanda y ferulización según el grado de movilidad. En casos de concusión y subluxación en lesiones de tejidos periodontales, se recomienda el alivio de la oclusión, una dieta blanda y ferulización según el grado de movilidad del diente afectado durante dos semanas. La concusión es una lesión del periodonto sin movilidad ni desplazamiento, mientras que la subluxación implica una pequeña movilidad del diente sin desplazamiento. **Concusión:** Lesión del periodonto sin movilidad ni desplazamiento, pero con dolor a la percusión. **Subluxación:** Lesión del periodonto que ocasiona pequeña movilidad sin desplazamiento.

17
C

C) Se considera una disociación craneofacial. La **clasificación de Le Fort** describe tres tipos de fracturas del tercio medio facial, y la **Le Fort III** es la más severa de todas. **Le Fort I:** fractura horizontal baja. Afecta el maxilar superior, separándolo del resto del cráneo. Es como si se "despegara" el paladar y los dientes superiores. **Le Fort II:** fractura piramidal. Afecta maxilar, los huesos nasales y el borde inferior de las órbitas. Es más alta y más compleja que la Le Fort I. **Le Fort III:** fractura transversal alta. Afecta los huesos cigomáticos (pómulos), órbitas, nasales y maxilares. **Lo más importante es que separa completamente la cara del cráneo**, por eso se llama **disociación craneofacial.** Es decir, toda la estructura facial media queda móvil respecto al cráneo.

18
B

B) Fractura piramidal que se extiende desde la raíz nasal hasta la apófisis pterigoides siguiendo un trazo oblícuo. La fractura de Le Fort II dibuja un trazo piramidal que parte de la unión fronto-nasal y desciende por la cara interna de ambas órbitas hacia la porción antral de los maxilares, en forma oblicua, hasta terminar posteriormente a nivel de la tuberosidad del maxilar superior de ambos lados, llegando incluso a los procesos pterigoideos. **Porción antral de los maxilares:** seno maxilar o antro Highmore es un seno paranasal en forma de pirámide ubicado dentro del hueso maxilar.

19
A

A) Disyunción craneofacial. La fractura de Le Fort III o disyunción cráneo-facial es el trazo más alto del tercio medio facial y se inicia también a nivel fronto-nasal, dirigiéndose transversalmente y a través de ambas órbitas hacia las uniones fronto-malares, llegando incluso a los arcos cigomáticos, produciéndose así la separación o disyunción entre el tercio medio facial y la base del cráneo; esta fractura es la más seria y compleja, produce mayor compromiso encéfalo-craneano y ocular, y puede cursar con la sección de uno o ambos nervios ópticos

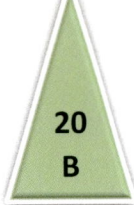

20
B

B) Lesión en huesos nasales y palatinos. Las fracturas de mandíbula se pueden clasificar de acuerdo con distintos criterios: Dirección del trazo de fractura. Presencia o ausencia de dientes en los segmentos fracturados. Lesión de tejidos blandos a nivel del foco de fractura. Según su localización.

21

Dentro de la clasificación de las fracturas del maxilar superior según el nivel de la fractura, señala la verdadera.

A) El nivel LE FORT I. disyunción craneofacial.
B) El nivel LE FORT IX. Fractura horizontal debajo de la nariz.
C) El nivel LE FORT II es la fractura piramidal que se extiende desde la raíz nasal hasta la apófisis pterigoides siguiendo un trazo oblícuo.
D) El nivel LE FORT IV es la fractura horizontal del maxilar que produce un fragmento libre formado por el paladar y la apófisis alveolar.

22

Las fracturas de mandíbula se pueden clasificar de acuerdo con distintos criterio señala la falsa:

A) Dirección del trazo de fractura: positivo o no positivo
B) Dirección del trazo de fractura: favorable o no favorables.
C) Presencia o ausencia de dientes en los segmentos fracturados.
D) Lesión de tejidos blandos a nivel del foco de fractura.

23

Dentro de las fracturas mandibulares, en función de las características del tipo de fractura, señala la falsa:

A) Fracturas en tallo verde.
B) Fracturas complejas.
C) Fracturas conminutas.
D) Todas son falsas.

24

En dentición decidua, señala la respuesta falsa:

A) Esta contraindicada la ferulización.
B) Fractura de corona: colocar obturación provisional o definitiva.
C) Si hay afectación pulpar: exodoncia.
D) A y B son verdaderas.

25

¿Qué hacer ante un traumatismo dental?

A) Dependerá del estado general del paciente.
B) Dependerá del grado de cooperación.
C) Dependerá del tipo de fractura y su extensión.
D) Todas son correctas.

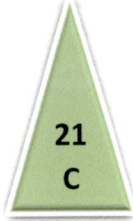

C) El nivel LE FORT II es la fractura piramidal que se extiende desde la raíz nasal hasta la apófisis pterigoides siguiendo un trazo oblícuo. La clasificación de las fracturas del maxilar superior según el nivel de la fractura. • El nivel LE FORT I es la fractura horizontal del maxilar que produce un fragmento libre formado por el paladar y la apófisis alveolar. • El nivel LE FORT II es la fractura piramidal que se extiende desde la raíz nasal hasta la apófisis pterigoides siguiendo un trazo oblícuo. • El nivel LE FORT III disyunción craneofacial. • El nivel LE FORT IV hueso frontal, añadido por Mason.

A) Dirección del trazo de fractura: positivo o no positivo. Las fracturas de mandíbula se pueden clasificar de acuerdo con distintos criterios: Dirección del trazo de fractura: favorable o no favorables. Presencia o ausencia de dientes en los segmentos fracturados. Lesión de tejidos blandos a nivel del foco de fractura.- Abiertas o compuestas: hay comunicación con exterior.- Cerradas o simples: no hay comunicación con exterior. Según su localización: sinfisarias y parasinfisarias, caninas, del cuerpo de la mandíbula, del ángulo de la mandíbula, de la rama mandibular, de la zona subcondílea, condílea y alveolares. En función de las características del tipo de fractura.

D) Todas son falsas. En función de las características del tipo de fractura: Fracturas en tallo verde: no hay pérdida de la continuidad ósea. Fracturas complejas: fragmentos múltiples, con líneas de fractura en varias direcciones. Fracturas conminutas: hay numerosos fragmentos pequeños. Fracturas impactadas: los fragmentos óseos están encajados unos con otros y mantienen la posición.

C) Si hay afectación pulpar: exodoncia. Esta contraindicada la ferulización, porque aumenta el riesgo de anquilosis alterando el recambio dental.- Fractura de corona: colocar obturación provisional o definitiva.- Si hay afectación pulpar: tratamiento pulpar o exodoncia y valorar si poner mantenedor espacio.- Fractura radicular: la mayoría autores abogan por extracción si se puede de corona y raíz y si no sólo de corona. El resto radicular puede reabsorverse.- Lesiones de los tejidos periodontales: la luxación lateral, intrusiva e intrusiva: si no existe riesgo de lesionar el gérmen permanente o si interfiere en la oclusión se deja como este el diente. Puede que se reubique espontaneamente. Si interfiere en oclusión, se sospecha que lesione el gérmen o tienen mucha movilidad se debe exodonciar.- Avulsión: en dentición temporal está contraindicado el reimplante.

D) Todas son correctas. Dependerá del estado general del paciente, grado de cooperación, tipo de fractura y su extensión, tipo de dentición, estado de ápices, condición oclusal previa y tiempo transcurrido. Como norma general se da antibiótico si hay exposición pulpar (amoxicilina/clavulánico o clindamicina y se realizará una ferulización.

¿Qué es el cáncer?

A) Una enfermedad infecciosa.
B) Un conjunto de enfermedades relacionadas por alteraciones moleculares y origen celular.
C) Una enfermedad autoinmune.
D) Una enfermedad genética.

¿Cuál es una característica de las células cancerosas?

A) Proliferación lenta y ordenada.
B) Vida útil limitada.
C) Incapacidad de metastatizar.
D) Capacidad de invadir tejidos y órganos peritumorales.

¿Cuál es la localización más frecuente de los tumores malignos primarios de cabeza y cuello?

A) La cavidad nasal.
B) La cavidad oral.
C) La laringe.
D) La faringe.

¿Cuál es la edad promedio de diagnóstico del cáncer oral?

A) 35 años.
B) 45 años.
C) 55 años.
D) 65 años.

¿Cuál de las siguientes afirmaciones sobre la eritroplasia es correcta?

A) Es más frecuente que la leucoplasia en forma de placa aislada.
B) Su localización más común es el dorso de la lengua.
C) Se considera una lesión con alto potencial de malignización.
D) Su etiología está claramente definida y relacionada con el virus del herpes simple.

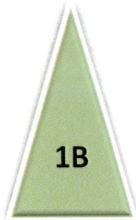

B) Un conjunto de enfermedades relacionadas por alteraciones moleculares y origen celular. El cáncer se define como un conjunto de enfermedades que comparten características comunes, como alteraciones moleculares y su origen celular. Estas alteraciones permiten que las células cancerosas proliferen de manera rápida, desordenada e ilimitada. Además, estas células tienen la capacidad de invadir tejidos y órganos cercanos y de metastatizar, es decir, de separarse del tumor original y diseminarse a otras partes del cuerpo a través de la sangre o el sistema linfático.

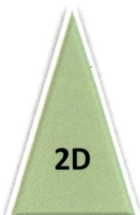

D) Capacidad de invadir tejidos y órganos peritumorales. Las células cancerosas se caracterizan por su capacidad de proliferar rápidamente y de manera desordenada. Además, pueden invadir tejidos y órganos cercanos al tumor original (peritumorales) y tienen la capacidad de metastatizar, es decir, de diseminarse a otras partes del cuerpo. Esta capacidad de invasión y diseminación es lo que hace que el cáncer sea particularmente peligroso y difícil de tratar.

B) La cavidad oral. La cavidad oral es la localización más frecuente de los tumores malignos primarios de cabeza y cuello, representando el 30% de estos casos. Esto significa que una gran proporción de los cánceres de cabeza y cuello se originan en la cavidad oral, lo que subraya la importancia de la detección temprana y el tratamiento adecuado de las lesiones en esta área.

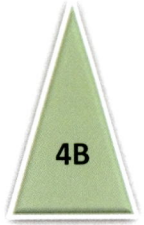

B) 45 años. La incidencia del cáncer oral es alta entre los adultos mayores, con un promedio de edad diagnóstica de 45 años. Esta edad se considera productiva, ya que muchas personas están en plena actividad laboral y social. Sin embargo, se ha observado un decrecimiento en la edad de diagnóstico, encontrándose alteraciones morfológicas en personas de alrededor de 35 años.

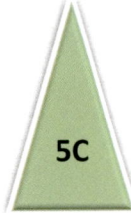

C) Se considera una lesión con alto potencial de malignización. La eritroplasia es descrita como el trastorno potencialmente maligno más agresivo de la cavidad oral, e incluso se llega a considerar como un carcinoma in situ. Aunque su etiología es desconocida, se reconocen varios factores predisponentes como el tabaco, alcohol, deficiencias nutricionales, infección por Cándida y el Virus del Papiloma Humano. Su localización más frecuente es la mucosa yugal, no el dorso de la lengua, y es menos frecuente que la leucoplasia en forma de placa aislada.

6

¿Cuál es el riesgo relativo de cáncer oral en fumadores comparado con no fumadores?

A) 2 veces superior.
B) 4 veces superior.
C) 6 veces superior.
D) 8 veces superior.

7

¿Qué porcentaje de casos de cáncer diagnosticados por año podrían ser curados si se diagnosticaran tempranamente?

A)10%.
B) 30%
C) 100%.
D) El diagnóstico precoz no es importante.

8

¿Cuál es el impacto del tabaco negro en comparación con el tabaco rubio en el riesgo de cáncer oral?

A) Menor riesgo.
B) Igual riesgo.
C) Mayor riesgo.
D) No hay diferencia.

9

¿Cuál es el riesgo relativo de desarrollar cáncer oral al combinar tabaco y alcohol?

A) 10 veces mayor.
B) 50 veces mayor.
C) 75 veces mayor.
D) 100 veces mayor.

10

¿Qué recomendaciones se incluyen en la prevención primaria del cáncer oral?

A) Fumar pero tener buena salud e higiene bucal.
B) Aumentar el consumo de grasas.
C) Aumentar el consumo de carbohidratos.
D) Ninguna es correcta.

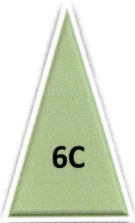

C) 6 veces superior. El riesgo de padecer cáncer de cavidad oral es 6 veces superior en fumadores que en no fumadores. El tabaco contiene numerosos carcinógenos que dañan el ADN de las células de la cavidad oral, aumentando el riesgo de cáncer.

B) 30%. Un 30% de los casos de cáncer diagnosticados por año podrían ser curados si se diagnosticaran tempranamente. La detección precoz permite tratamientos más efectivos y menos invasivos, mejorando las tasas de supervivencia.

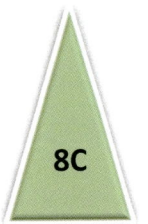

C) Mayor riesgo. El tabaco negro presenta un riesgo superior al tabaco rubio en el desarrollo de cáncer oral. Esto se debe a la mayor concentración de carcinógenos en el tabaco negro.

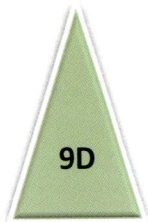

D) 100 veces mayor. El riesgo relativo de desarrollar cáncer oral al combinar tabaco y alcohol es 100 veces mayor. El efecto sinérgico de estos dos factores de riesgo aumenta drásticamente la probabilidad de desarrollar cáncer.

C) Ninguna es correcta. Las recomendaciones para la prevención primaria del cáncer oral incluyen no fumar, mantener una buena salud e higiene bucal, realizar revisiones periódicas, consumir frutas y verduras, y evitar el consumo excesivo de alcohol y carne roja.

¿Qué factores contribuyen al retraso diagnóstico del cáncer oral por parte de los profesionales?

A) Examen clínico deficiente y bajo índice de sospecha.
B) Baja familiaridad con la enfermedad.
C) Todas son ciertas.
D) Diagnóstico tardío.

¿Qué método es comúnmente recomendado para la detección de tumores de cavidad oral?

A) Resonancia magnética.
B) Exploración física de la cavidad oral.
C) Tomografía computarizada.
D) Análisis de sangre.

¿Cuál es el objetivo de la prevención primaria del cáncer oral?

A) Diagnóstico precoz.
B) Modificación de hábitos.
C) Tratamiento de complicaciones.
D) Diagnóstico de recidivas.

¿Qué se recomienda a los pacientes que usan prótesis dentales para evitar el cáncer oral?

A) Usar la prótesis solo durante el día.
B) Reevaluación periódica por su odontólogo.
C) Cambiar la prótesis cada año.
D) Evitar el uso de prótesis.

¿Qué efecto tiene la exposición a radiación ultravioleta en el cáncer de labio?

A) Ninguna es correcta.
B) Reduce el riesgo.
C) Evita por completo el riesgo.
D) No se ha estudiado.

C) Todas son ciertas. El retraso diagnóstico del cáncer oral por parte de los profesionales puede deberse a un examen clínico deficiente, un bajo índice de sospecha, la ausencia de familiaridad y experiencia con la enfermedad, además de la presencia de signos clínicos inespecíficos.

11
C

B) Exploración física de la cavidad oral. La mayoría de los tumores de cavidad oral pueden ser detectados con una simple exploración física de la cavidad oral. La inspección directa y la palpación son métodos efectivos para identificar lesiones sospechosas.

12
B

B) Modificación de hábitos. La prevención primaria del cáncer oral se centra en la modificación de hábitos, como dejar de fumar, reducir el consumo de alcohol, mantener una dieta saludable y vacunarse contra el VPH. Estos cambios pueden reducir significativamente el riesgo de desarrollar cáncer oral.

13
B

B) Reevaluación periódica por su odontólogo. Se recomienda a los pacientes que usan prótesis dentales la reevaluación periódica por su odontólogo para ajustar la prótesis y evitar el traumatismo crónico en la mucosa oral. Un ajuste adecuado puede prevenir lesiones que podrían predisponer al cáncer.

14
B

A) Ninguna es correcta. Puesto que la exposición a radiación ultravioleta de la luz solar se ha asociado con un aumento en el riesgo de desarrollar cáncer de labio. La radiación UV puede dañar el ADN de las células de la piel, aumentando el riesgo de cáncer.

15
A

¿Qué desórdenes genéticos están asociados con una predisposición familiar al cáncer oral?

A) Disqueratosis congénita y anemia de Fanconi.
B) Síndrome de Down y fibrosis quística.
C) Hemofilia y talasemia.
D) Enfermedad de Huntington y esclerosis múltiple.

¿Qué información debe incluir una buena historia clínica durante la exploración de la cavidad oral?

A) Datos de filiación y motivo de consulta.
B) Historia de la enfermedad actual y tratamientos previos.
C) Descripción del problema con las palabras del paciente.
D) Todas las anteriores.

¿Qué áreas deben ser examinadas durante la exploración de los labios?

A) Bermellón y piel adyacente.
B) Todas son verdaderas.
C) Fondo de vestíbulo.
D) Comisura y mucosa labial.

¿Cuál es el síntoma más frecuente que justifica una exploración de la cavidad oral?

A) Dolor de cabeza.
B) Úlcera oral que no cura en 7 a 10 días.
C) Fiebre.
D) Pérdida de apetito.

¿Qué característica distingue a una tumoración ganglionar benigna de una maligna?

A) Crecimiento rápido.
B) Adherida a planos profundos.
C) Dura a la palpación.
D) Crecimiento lento.

A) Disqueratosis congénita y anemia de Fanconi. La disqueratosis congénita es un trastorno genético raro que afecta la piel, las uñas y las membranas mucosas, y está asociado con un mayor riesgo de cáncer debido a la inestabilidad genética. La anemia de Fanconi es otro trastorno genético que afecta la reparación del ADN, lo que también aumenta el riesgo de cáncer, incluyendo el cáncer oral.

D) Todas las anteriores. Una buena historia clínica es fundamental para un diagnóstico preciso y debe incluir. Datos de filiación: Información básica del paciente como nombre, edad, sexo y contacto. Motivo de consulta: Razón principal por la que el paciente busca atención médica, incluyendo desde cuándo presenta los síntomas y a qué los atribuye. Historia de la enfermedad actual: Detalles sobre el dolor, pérdida de peso, síntomas, antecedentes patológicos, historia personal y social, y antecedentes familiares .Descripción del problema: Registrar la descripción del problema con las propias palabras del paciente para entender mejor su perspectiva .Duración y evolución de los síntomas: Tiempo que han estado presentes los síntomas y cómo han cambiado con el tiempo. Tratamientos previos y efectividad: Cualquier tratamiento que el paciente haya recibido anteriormente y su efectividad.

B) Todas son verdaderas. La exploración de los labios debe ser exhaustiva e incluir: Bermellón: La parte roja de los labios. Piel adyacente: La piel alrededor de los labios. Comisura: Las esquinas de la boca donde se unen los labios. Mucosa labial: La membrana mucosa que recubre el interior de los labios. Fondo de vestíbulo: El área entre los labios y las encías.

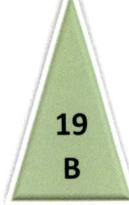

B) Úlcera oral que no cura en 7 a 10 días. Una úlcera oral que no cura en el transcurso de 7 a 10 días es el síntoma más frecuente que justifica una exploración de la cavidad oral, ya que puede ser indicativo de una lesión maligna. Las úlceras persistentes deben ser evaluadas para descartar cáncer oral.

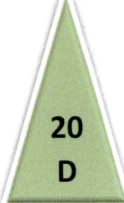

D) Crecimiento lento. Las tumoraciones ganglionares benignas generalmente tienen un crecimiento lento, son móviles y pueden ser dolorosas o indoloras. En contraste, las tumoraciones malignas suelen tener un crecimiento rápido, estar adheridas a planos profundos y ser duras a la palpación.

¿Qué síntomas frecuentes pueden indicar la presencia de una lesión en la cavidad oral?

A) Lesión ulcerada y nódulo.
B) Mancha blanca o roja.
C) Alteración en la movilidad lingual.
D) Todas las anteriores.

¿Qué se debe observar durante la inspección visual del cuello?

A) Localización y aspecto de la piel.
B) Presencia de fístulas.
C) Volumen de los ganglios.
D) A y B son correctas.

¿Qué diferencia hay entre una úlcera benigna y una maligna en la cavidad oral?

A) Las úlceras benignas tienen bordes evertidos.
B) Las úlceras malignas son blandas a la palpación.
C) Las úlceras benignas tienen forma regular y fondo liso.
D) Las úlceras malignas evolucionan en 7-15 días.

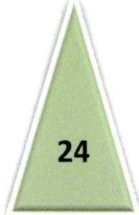

¿Qué se debe hacer si se encuentra una úlcera oral que no cura en 7 a 10 días?

A) Esperar a que desaparezca por sí sola.
B) Consultar a un especialista para una evaluación.
C) Aplicar remedios caseros.
D) Ignorarla si no causa dolor.

¿Qué son las lesiones precancerosas según la clasificación de la OMS (1978)?

A) Tejido de morfología alterada con mayor propensión a cancerizarse.
B) Estado generalizado asociado a un mayor riesgo de cáncer.
C) Lesiones benignas sin riesgo de malignización.
D) Infecciones virales sin riesgo de cáncer.

21
D

D) Todas las anteriores. Los síntomas frecuentes que pueden indicar la presencia de una lesión en la cavidad oral incluyen lesiones ulceradas, nódulos, manchas blancas o rojas, y alteraciones en la movilidad lingual. Estos síntomas deben ser evaluados para descartar la presencia de cáncer oral. Las manchas blancas (leucoplasia) y rojas (eritroplasia) pueden ser precancerosas y requieren atención médica.

22
D

D) A y B son correctas. Durante la inspección visual del cuello, se debe observar la localización y el aspecto de la piel, así como la presencia de fístulas. Estas observaciones pueden ayudar a identificar signos de infección o malignidad. Las fístulas son conexiones anormales entre órganos o tejidos que pueden indicar una infección crónica o un proceso maligno.

23
C

C) Las úlceras benignas tienen forma regular y fondo liso. Las úlceras benignas suelen estar bien delimitadas, tener una forma regular y un fondo liso cubierto con una membrana. En cambio, las úlceras malignas son mal delimitadas, tienen bordes evertidos y son induradas a la palpación. Las úlceras malignas también tienden a ser más profundas y adheridas a planos profundos.

24
B

B) Consultar a un especialista para una evaluación. Una úlcera oral que no cura en 7 a 10 días debe ser evaluada por un especialista para descartar la posibilidad de una lesión maligna y recibir el tratamiento adecuado. La evaluación temprana es crucial para un diagnóstico y tratamiento oportunos.

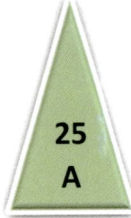

25
A

A) Tejido de morfología alterada con mayor propensión a cancerizarse. Las lesiones precancerosas son áreas de tejido con morfología alterada que tienen una mayor probabilidad de transformarse en cáncer en comparación con el tejido normal. Ejemplos incluyen leucoplasia y eritroplasia.

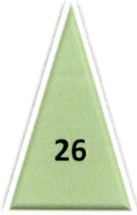

¿Qué son los estados precancerosos según la clasificación de la OMS (1978)?

A) Tejido de morfología alterada con mayor propensión a cancerizarse.
B) Estado generalizado asociado a un mayor riesgo de cáncer.
C) Lesiones benignas sin riesgo de malignización.
D) Infecciones virales sin riesgo de cáncer.

¿Cuál es la definición de leucoplasia según la OMS?

A) Una mancha o placa blanca que puede caracterizarse como otra entidad clínica.
B) Una lesión ulcerada en la cavidad oral.
C) Una mancha roja en la cavidad oral.
D) Una mancha o placa blanca que no puede caracterizarse como otra entidad clínica ni patológica.

¿Qué factores están asociados con la leucoplasia?

A) Infecciones por cándidas y VPH.
B) Factores nutricionales y alcohol.
C) Trauma repetido y colutorios.
D) Todas son verdaderas.

¿Qué es la eritroplasia según la OMS (1991)?

A) Una placa blanca en la cavidad oral.
B) Una placa aterciopelada de color rojo intenso que no se puede caracterizar clínica ni patológicamente.
C) Una úlcera dolorosa en la cavidad oral.
D) Una lesión benigna sin riesgo de malignización.

¿Qué es la displasia en el contexto de lesiones precancerosas?

A) Un término clínico que describe cambios normales en el epitelio.
B) Una condición benigna sin riesgo de malignización.
C) Una infección viral en la cavidad oral.
D) Un término histológico que describe cambios anormales en el epitelio.

**26
B**

B) Estado generalizado asociado a un mayor riesgo de cáncer. Los estados precancerosos son condiciones generales que aumentan el riesgo de desarrollar cáncer. Ejemplos incluyen sífilis, disfagia sideropénica, liquen plano bucal, fibrosis oral submucosa y lupus eritematoso discoide.

**27
D**

D) Una mancha o placa blanca que no puede caracterizarse como otra entidad clínica ni patológica. Es un término clínico que describe una lesión blanca que no tiene una histología específica, pero puede mostrar atrofia, hiperplasia o displasia epitelial. La leucoplasia puede estar asociada con infecciones por cándidas, virus del papiloma humano (VPH), factores nutricionales, consumo de alcohol, uso de colutorios y trauma repetido.

**28
D**

D) Todas son verdaderas. La leucoplasia puede estar asociada con varios factores, incluyendo infecciones por cándidas, virus del papiloma humano (VPH), factores nutricionales, consumo de alcohol, uso de colutorios y trauma repetido. Aunque estas asociaciones no están completamente claras, son factores que pueden contribuir al desarrollo de leucoplasia.

**29
B**

B) Una placa aterciopelada de color rojo intenso en la cavidad oral que no se puede caracterizar clínica ni patológicamente. Tiene una alta incidencia de degeneración premaligna y maligna. La eritroplasia es una placa aterciopelada de color rojo intenso en la cavidad oral que no se puede caracterizar clínica ni patológicamente ni atribuir a ningún otro estado. Tiene una alta incidencia de degeneración premaligna y maligna, con un riesgo de transformación maligna del 3-33% en 10 años. Es más frecuente en varones de mayor edad y debe ser evaluada cuidadosamente.

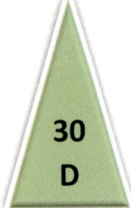

**30
D**

D) Un término histológico que describe cambios anormales en el epitelio. La displasia es un término histológico que describe cambios anormales en el epitelio, como un aumento en la relación núcleo/citoplasma, mayor número de mitosis, pleomorfismo celular e hipercromatismo celular. Estos cambios pueden indicar un riesgo de transformación maligna.

¿Qué es la queilitis actínica y cuál es su causa principal?

A) Una infección bacteriana en los labios.
B) Una degeneración acelerada del tejido labial causada por la exposición a radiación UV solar.
C) Una reacción alérgica a alimentos.
D) Una condición genética sin relación con la exposición solar.

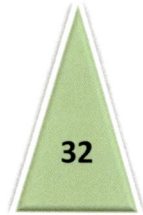

¿Qué es el liquen plano oral y cuál es su naturaleza?

A) Una infección bacteriana en la cavidad oral.
B) Una condición benigna sin riesgo de malignización.
C) Una reacción alérgica a medicamentos.
D) Una enfermedad inflamatoria crónica de posible naturaleza autoinmune.

¿Cuál de las siguientes lesiones orales se considera una lesión precancerosa con mayor riesgo de transformación maligna?

A) Leucoplasia homogénea.
B) Leucoplasia verrugosa proliferativa.
C) Úlcera traumática.
D) Candidiasis pseudomembranosa.

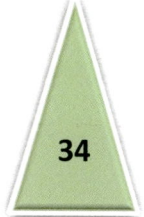

¿Cuáles son las formas clínicas del liquen plano oral?

A) Reticular, atrófico, ulcerativo y en placa.
B) Erosivo, nodular, vesicular y pustular.
C) Macular, papular, nodular y vesicular.
D) Ninguna de las anteriores.

¿Qué es el carcinoma oral de células escamosas (COCE)?

A) Una neoplasia benigna de la cavidad oral.
B) Una infección viral en la cavidad oral.
C) Una neoplasia epitelial maligna.
D) Una condición inflamatoria crónica.

B) Una degeneración acelerada del tejido labial causada por la exposición a radiación UV solar. La queilitis actínica es una degeneración acelerada del tejido labial, especialmente en el labio inferior, causada por la exposición a la radiación UV solar. Es una lesión potencialmente cancerizable y se caracteriza por el borramiento del límite cutáneo-mucoso labial, pérdida de turgencia y descamación.

D) Una enfermedad inflamatoria crónica de posible naturaleza autoinmune. El liquen plano oral es una enfermedad inflamatoria crónica, recidivante y cambiante, de posible naturaleza autoinmune. Afecta a las mucosas y la piel, y es más frecuente en mujeres. Tiene varias formas clínicas y puede ser potencialmente maligno. Las formas clínicas incluyen el liquen plano reticular, atrófico, ulcerativo y en placa.

B) Leucoplasia verrugosa proliferativa. La leucoplasia verrugosa proliferativa es una forma agresiva y multifocal de leucoplasia que presenta un alto riesgo de transformación maligna hacia carcinoma escamoso. A diferencia de la leucoplasia homogénea, que tiene menor riesgo, esta variante suele ser persistente, resistente al tratamiento y con evolución progresiva.

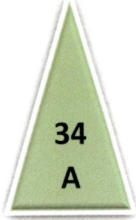

A) Reticular, atrófico, ulcerativo y en placa. El liquen plano oral puede presentarse en varias formas clínicas, incluyendo: Reticular: Caracterizado por un patrón de red o encaje, generalmente asintomático. Atrófico: Zonas de mucosa adelgazada, a menudo dolorosas. Ulcerativo: Lesiones erosivas y dolorosas. En placa: Lesiones blancas elevadas, similares a la leucoplasia.

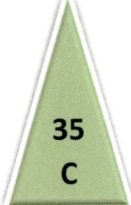

C) Una neoplasia epitelial maligna. El carcinoma oral de células escamosas (COCE) es una neoplasia epitelial maligna con diferenciación escamosa. que se caracteriza por la formación de queratina y/o la presencia de puentes intercelulares. Es el tipo más común de cáncer oral y puede presentarse en diversas formas clínicas.

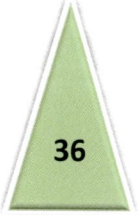

36

¿Cuáles son unos de los factores carcinogenéticos del COCE?

A) Estilo de vida y factores ambientales.
B) A y C son correctas.
C) Luz ambiental, virus y químicos.
D) Ninguna es correcta.

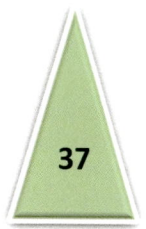

37

¿Cuál de las siguientes condiciones se considera una lesión precancerosa oral reconocida por la OMS?

A) Liquen plano oral.
B) Herpes simple recurrente.
C) Estomatitis nicotínica.
D) Mucocele.

38

¿Cómo se presenta clínicamente el COCE?

A) Exofítica.
B) Ulcerada.
C) Mixta.
D) Todas las anteriores.

39

¿Qué es la estadificación TNM y por qué es importante en el COCE?

A) Un sistema de clasificación de infecciones.
B) Un sistema de estadificación del cáncer basado en la extensión anatómica de la enfermedad.
C) Un método de tratamiento del cáncer.
D) Ninguna de las anteriores.

40

¿Cuáles son los criterios clínicos de sospecha de malignidad en lesiones bucales?

A) Presencia de cálculo dental abundante.
B) Mancha blanca que desaparece a los 2 días.
C) A y B son falsas.
D) A y B son correctas.

A) Estilo de vida y factores ambientales. Los factores carcinogenéticos del COCE incluyen el estilo de vida (como el consumo de tabaco y alcohol), factores ambientales (como la exposición a la luz solar, virus y químicos), y la susceptibilidad genética (incluyendo raza, geografía, edad, sexo, premalignidad, inmunosupresión y riesgos heredados).

A) Liquen plano oral. El liquen plano oral, especialmente en su forma **erosiva o atrófica**, es reconocido por la OMS como una lesión potencialmente maligna. Aunque su riesgo de transformación es menor que el de la leucoplasia, debe ser vigilado clínicamente por su posible evolución hacia carcinoma oral, especialmente en pacientes con factores de riesgo como el tabaco.

D) Todas las anteriores. El COCE puede presentarse de varias formas clínicas, incluyendo exofítica (crecimiento hacia afuera), ulcerada (con úlceras), mixta (combinación de exofítica y ulcerada), similar a una leucoplasia (lesión blanca) o similar a una eritroplasia (lesión roja).

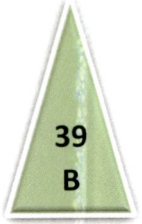

B) Un sistema de estadificación del cáncer basado en la extensión anatómica de la enfermedad. La estadificación TNM es un sistema de clasificación del cáncer basado en la extensión anatómica de la enfermedad. TNM significa Tumor (T), Nódulos linfáticos (N) y Metástasis (M). Este sistema ayuda a determinar la etapa del cáncer, lo que es crucial para planificar el tratamiento y predecir el pronóstico.

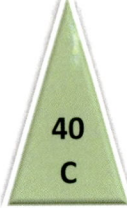

C) A y B son falsas. Los criterios clínicos de sospecha de malignidad en lesiones bucales incluyen eritroplasia o eritroleucoplasia (lesión roja persistente y sin causa aparente), ulceración irregular, persistencia durante más de 2 semanas, base de la lesión indurada, adhesión a tejidos adyacentes, sangrado, crecimiento rápido, y alteraciones sensitivas o motoras. También se consideran sospechosas las lesiones en pacientes con antecedentes de neoplasia maligna.

MATERIALES ODONTOLÓGICOS

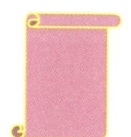

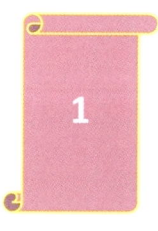

¿Cuál es la función principal de los materiales dentales?

A) Mejorar la estética del paciente.
B) Restaurar o reponer un diente perdido o enfermo.
C) Proteger los dientes de las caries.
D) Facilitar la limpieza dental.

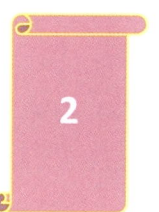

¿Qué nombre genérico reciben los materiales dentales que están en contacto prolongado con fluidos y tejidos bucales?

A) Polímeros.
B) Cerámicas.
C) Biomateriales.
D) Metales.

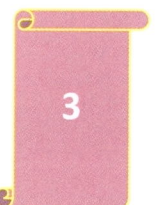

¿Qué se utiliza para aplicar el material de impresión contra los tejidos orales?

A) Cubetas de impresión.
B) Materiales de yeso.
C) Materiales de óxido de Zinc.
D) Siliconas.

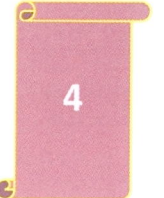

¿Cómo se clasifican los materiales de impresión según su viscosidad?

A) Mucostáticos, mucocompresivos y pseudoplásticos.
B) No elásticos y elásticos.
C) Materiales de óxido de Zinc y siliconas.
D) Materiales de yeso y escayola.

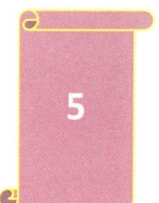

¿Qué tipo de materiales de impresión se vuelven más fluidos bajo presión?

A) Mucostáticos.
B) Mucocompresivos.
C) Pseudoplásticos.
D) No elásticos.

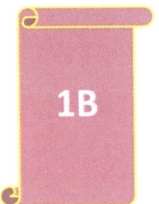

B) Restaurar o reponer un diente perdido o enfermo. Los materiales dentales se utilizan principalmente para restaurar o reponer un diente que ha sido perdido o está enfermo. Esto es crucial para restablecer tanto la función como el aspecto del diente, permitiendo al paciente recuperar la capacidad de masticar y hablar adecuadamente, así como mantener una apariencia estética natural. Estos materiales deben ser biocompatibles y capaces de soportar las condiciones adversas de la cavidad oral.

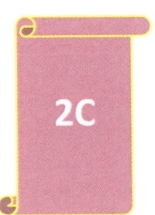

C) Biomateriales. Los materiales dentales que están específicamente concebidos y desarrollados para entrar en contacto prolongado con fluidos y tejidos bucales se denominan biomateriales. Estos materiales deben ser biocompatibles, lo que significa que no deben causar reacciones adversas en los tejidos bucales. Además, deben ser duraderos y capaces de resistir las condiciones cambiantes de la boca, como variaciones de temperatura y pH, así como las fuerzas mecánicas durante la masticación.

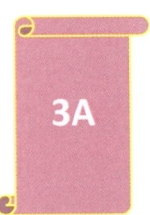

A) Cubetas de impresión. Para obtener una impresión dental, se utiliza un soporte llamado cubeta de impresión. En estas cubetas se coloca el material de impresión en estado plástico, que se aplica contra los tejidos orales del paciente. Tras el fraguado del material, la cubeta se retira de la boca y se vacía con diferentes materiales como yeso, escayola o piedra dental para obtener el modelo.

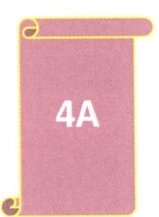

A) Mucostáticos, mucocompresivos y pseudoplásticos. Los materiales de impresión se pueden clasificar según su viscosidad en mucostáticos (si no comprimen los tejidos y son de baja viscosidad), mucocompresivos (con una viscosidad mayor) y pseudoplásticos (si son viscosos en unas condiciones y se vuelven más fluidos bajo presión). Esta clasificación es importante para elegir el material adecuado según las necesidades específicas de cada impresión dental.

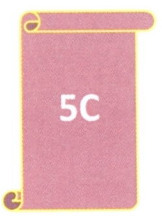

C) Pseudoplásticos. Los materiales de impresión pseudoplásticos son aquellos que son viscosos en unas condiciones y se vuelven más fluidos bajo presión. Esta propiedad permite que el material se adapte mejor a los tejidos bucales durante la toma de impresión, proporcionando una reproducción más precisa de las características de los tejidos.

6

¿Qué materiales se utilizan para vaciar las impresiones dentales después del fraguado?

A) Materiales de óxido de Zinc.
B) Siliconas.
C) Yeso, escayola o piedra dental.
D) Materiales mucocompresivos.

7

¿Qué propiedad ideal debe tener un material de impresión para reproducir correctamente la forma, detalles y dimensiones de las arcadas dentarias?

A) Resistencia al desgarro.
B) Estabilidad dimensional.
C) Exactitud en la reproducción de las zonas retenidas.
D) Propiedades organolépticas.

8

¿Cuál es la importancia de la fluidez en los materiales de impresión?

A) Determina la resistencia al desgarro.
B) Afecta la estabilidad dimensional.
C) Facilita la manipulación y el manejo.
D) Determina la adaptabilidad a la boca y el registro de detalles minuciosos.

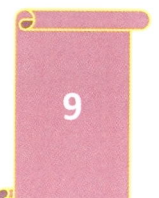

9

¿Qué problema puede causar la avidez por el agua en algunos materiales de impresión?

A) Deformación excesiva.
B) Aparición de burbujas.
C) Resistencia al desgarro.
D) Estabilidad dimensional.

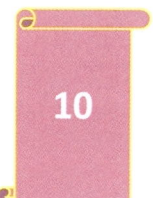

10

¿Qué propiedad determina la recuperación de la forma original y la resistencia amodificaciones en los materiales de impresión?

A) Fluidez.
B) Grado de elasticidad.
C) Avidez por el agua.
D) Propiedades organolépticas.

171

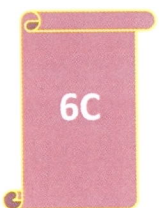

6C

C) Yeso, escayola o piedra dental. Después de que el material de impresión ha fraguado y se ha retirado de la boca del paciente, las impresiones dentales se vacían utilizando materiales como yeso, escayola o piedra dental. Estos materiales permiten obtener modelos precisos de los tejidos bucales, que son esenciales para la construcción de aparatos dentales fuera de la boca del paciente.

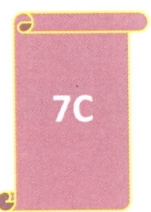

7C

C) Exactitud en la reproducción de las zonas retenidas. La propiedad ideal de un material de impresión es la exactitud en la reproducción de las zonas retenidas. Esto significa que el material debe ser capaz de reproducir correctamente la forma, detalles y dimensiones de las arcadas dentarias, lo cual es crucial para obtener moldes precisos que permitan la construcción de aparatos dentales fuera de la boca del paciente.

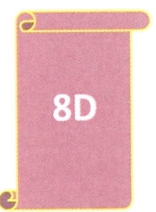

8D

D) Determina la adaptabilidad a la boca y el registro de detalles minuciosos. La fluidez de los materiales de impresión es importante porque determina la adaptabilidad del material a la boca y su capacidad para registrar detalles minuciosos. A mayor fluidez, mayor detalle en la reproducción de las características de los tejidos bucales, lo cual es esencial para obtener impresiones precisas.

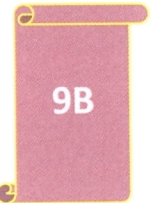

9B

B) Aparición de burbujas. La avidez por el agua en algunos materiales de impresión puede causar problemas en la reproducibilidad de detalles finos debido a su naturaleza hidrófoba. Estos materiales pueden ser repelidos por la saliva en zonas críticas, lo que puede resultar en la aparición de burbujas y afectar la precisión de la impresión. Para evitar esto, es necesario mantener el medio seco utilizando aspiración, jeringa de aire o algún método de aislamiento del campo.

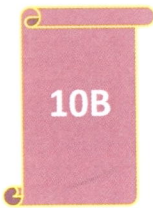

10B

B) Grado de elasticidad. El grado de elasticidad de los materiales de impresión determina su capacidad para recuperar la forma original y resistir modificaciones. Un material no suficientemente elástico puede deformarse en exceso al liberarse de zonas retentivas y no recuperar su forma original. Cuanto mayor sea el tiempo de demora en la maniobra de retirada, mayor presión sufrirá en zonas retentivas y más permanente será su deformación.

11

¿Qué se recomienda para evitar la pérdida de precisión en la estabilidad dimensional de las impresiones dentales?

A) Utilizar cubetas metálicas.
B) Mantener el medio seco.
C) Realizar el vaciado lo más rápido posible.
D) Seguir las instrucciones del fabricante.

12

¿Qué tipo de cubetas de impresión se pueden confeccionar para arcadas con formaespecial?

A) Cubetas metálicas.
B) Cubetas plásticas.
C) Cubetas individuales.
D) Cubetas totales.

13

¿Qué se debe tener en cuenta al preparar un material de impresión según las instrucciones del fabricante?

A) El tipo de cubeta utilizada.
B) Las propiedades organolépticas del material.
C) Las características del fraguado del material.
D) La avidez por el agua del material.

14

¿Cuál es el tipo de yeso dental que permite usar menos cantidad de agua y da más dureza?

A) Tipo I.
B) Tipo II.
C) Tipo III.
D) Tipo IV.

15

¿Qué tipo de reacción ocurre durante el proceso de fraguado del yeso dental?

A) Reacción endotérmica.
B) Reacción exotérmica.
C) Reacción química neutra.
D) Reacción fotopolimerizable.

173

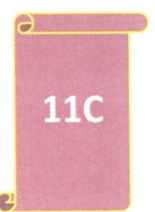

C) Realizar el vaciado lo más rápido posible. Para evitar la pérdida de precisión en la estabilidad dimensional de las impresiones dentales, se recomienda realizar el vaciado lo más rápido posible. Desde la obtención de la impresión hasta su vaciado con yeso, puede pasar cierto tiempo durante el cual los materiales de impresión pueden sufrir cambios en sus dimensiones (contracción). Realizar el vaciado rápidamente ayuda a conservar la precisión inicial de la impresión.

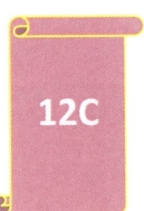

C) Cubetas individuales. Las cubetas individuales se pueden confeccionar para arcadas con forma especial. Estas cubetas están diseñadas específicamente para adaptarse a la anatomía única de la arcada del paciente, lo que permite una toma de impresión más precisa y personalizada.

C) Las características del fraguado del material. Al preparar un material de impresión, es importante seguir las instrucciones del fabricante y tener en cuenta las características del fraguado del material. Esto incluye el tiempo de trabajo (el tiempo disponible para la mezcla y manipulado) y el tiempo de fraguado (el tiempo que tarda en alcanzar cierto tipo de elasticidad o rigidez). Estas características influyen en la facilidad de manejo del material y en la elección del producto por parte del profesional.

D) Tipo IV. El yeso piedra de alta resistencia, clasificado como Tipo IV, permite usar menos cantidad de agua durante su preparación, lo que resulta en una mayor dureza del material. Esta característica es especialmente importante para la fabricación de modelos y troqueles que requieren una alta precisión y durabilidad. El menor contenido de agua en la mezcla reduce la porosidad del material, aumentando su resistencia y estabilidad dimensional, lo que es crucial para aplicaciones dentales que demandan alta precisión.

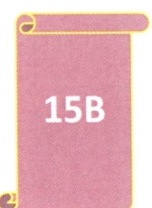

B) Reacción exotérmica. Durante el proceso de fraguado del yeso dental, ocurre una reacción exotérmica, lo que significa que se libera calor. Esta reacción es indicativa del endurecimiento del material, y la temperatura alcanza su máximo en el momento de endurecimiento final. La velocidad de esta reacción puede ser controlada ajustando la cantidad de agua utilizada y la manera de realizar la mezcla. La reacción exotérmica es una característica importante que permite a los profesionales dentales monitorear el progreso del fraguado y asegurar que el material alcance la dureza deseada.

16

¿Qué tipos de yeso dental se utilizan principalmente para modelos y troqueles?

A) Tipo I y Tipo II.
B) Tipo II y Tipo III.
C) Tipo III y Tipo IV.
D) Tipo I y Tipo IV.

17

¿Cuál es la composición general del material termoplástico Godiva?

A) Óxido de zinc, eugenol, aceites y aditivos.
B) Resinas, ceras, ácidos orgánicos, relleno y pigmentos.
C) Polvo y líquido.
D) Yeso y agua.

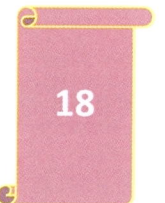

18

¿Cómo se calienta el material termoplástico Godiva para su uso en impresiones dentales?

A) En un horno.
B) En un baño maría o con la llama de un mechero Bunsen.
C) En un microondas.
D) En una estufa.

19

¿Cuál es la mayor restricción al uso de las pastas de óxido de zinc-eugenol?

A) Su falta de elasticidad.
B) Su resistencia al desgarro.
C) Su estabilidad dimensional.
D) Su avidez por el agua.

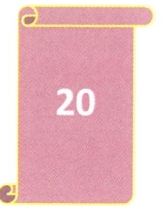

20

¿Qué tipo de materiales son las ceras de impresión?

A) Materiales inorgánicos.
B) Materiales termoestables.
C) Materiales termoplásticos.
D) Materiales metálicos.

C) Tipo III y Tipo IV. Los tipos de yeso dental que se utilizan principalmente para modelos y troqueles son el Tipo III (yeso piedra dental) y el Tipo IV (yeso piedra de alta resistencia). El yeso Tipo III es adecuado para la creación de modelos de trabajo debido a su buena resistencia y precisión. El yeso Tipo IV, con su mayor dureza y menor contenido de agua, es ideal para la fabricación de troqueles y modelos que requieren una alta resistencia y estabilidad dimensional. Estos materiales son esenciales en la práctica dental para asegurar que los modelos y troqueles sean duraderos y precisos, lo que es crucial para la fabricación de prótesis y otros aparatos dentales.

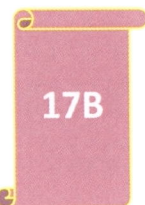

B) Resinas, ceras, ácidos orgánicos, relleno y pigmentos. El material termoplástico Godiva tiene una composición variable, pero generalmente incluye resinas (40%) naturales o sintéticas, ceras (7%), ácidos orgánicos como el ácido esteárico (3%) que actúa como plastificante, relleno (50%) que limita la fluidez del material y reduce la adhesividad a los tejidos bucales, y pequeñas cantidades de pigmentos (marrón, gris, o verde). Las resinas proporcionan la base del material, las ceras ayudan a darle forma y flexibilidad, los ácidos orgánicos actúan como plastificantes para mejorar la manejabilidad, y el relleno controla la fluidez y adhesividad. Los pigmentos se añaden para darle color al material. Esta composición permite que el material se reblandezca al calentarlo y se endurezca al enfriar, lo que es útil para la toma de impresiones dentales.

B) En un baño maría o con la llama de un mechero Bunsen. El material termoplástico Godiva se calienta en un baño maría (agua caliente) o con la llama de un mechero Bunsen. El baño maría permite un calentamiento uniforme y controlado, mientras que el mechero Bunsen proporciona una fuente de calor directa. Es importante tener cuidado de no quemar el material por acción directa de la llama. Una vez calentado, el material se reblandece y puede ser moldeado; luego se enfría a la temperatura de la cavidad oral para endurecerse y tomar la impresión. Este proceso de calentamiento y enfriamiento permite que el material capture con precisión los detalles de los tejidos bucales.

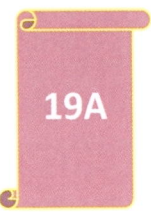

A) Su falta de elasticidad. La mayor restricción al uso de las pastas de óxido de zinc-eugenol es su falta de elasticidad. Estos materiales son rígidos y no se pueden usar en zonas con retención debido a su incapacidad para recuperar la forma original después de ser deformados. Esta falta de elasticidad limita su aplicación en la práctica dental, especialmente en áreas donde se requiere una mayor flexibilidad y adaptabilidad. Aunque las pastas de óxido de zinc-eugenol tienen buenas propiedades de fraguado y resistencia, su rigidez las hace menos adecuadas para ciertas aplicaciones donde se necesita un material más flexible.

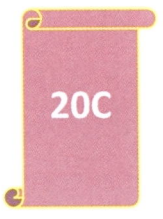

C) Materiales termoplásticos. Las ceras de impresión son materiales termoplásticos, lo que significa que se vuelven fluidos a temperatura oral y son bastante blandas. Esta propiedad permite que las ceras se adapten fácilmente a las formas de los tejidos bucales y se utilicen para corregir imperfecciones en otras impresiones.

21

¿Para qué se utilizan principalmente las ceras de impresión?

A) Tomar impresiones completas.
B) Corregir imperfecciones de otras impresiones.
C) Fabricar prótesis dentales.
D) Crear modelos de yeso.

22

¿En qué se basan los materiales de impresión elásticos usados en odontología?

A) En suspensiones coloidales de proteínas en agua.
B) En suspensiones coloidales de polisacáridos en agua.
C) En mezclas de resinas y ceras.
D) En compuestos metálicos.

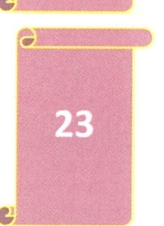

23

¿Qué componente se añade al gel de agar para incrementar la resistencia?

A) Sulfato potásico.
B) Benzoato.
C) Bórax.
D) Saborizante.

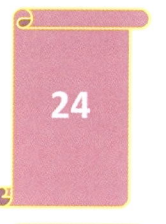

24

¿Cuál es el uso principal del hidrocoloide reversible (agar) en odontología?

A) Fabricación de prótesis parciales, coronas y puentes.
B) Registro de la relación intermaxilar.
C) Corrección de imperfecciones en otras impresiones.
D) Creación de modelos de yeso.

25

¿Qué componente orgánico se utiliza en la matriz de los composites o resinas compuestas?

A) BISGMA (bisfenol glicidil metacrilato) o diacrilato de uretano.
B) Partículas de cuarzo.
C) Óxido de zinc.
D) Hidroxiapatita sintética.

177

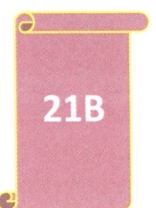

21B

B) Corregir imperfecciones de otras impresiones. Las ceras de impresión no se suelen usar para tomar impresiones completas, sino que se utilizan principalmente para corregir imperfecciones de otras impresiones, en particular las de óxido de zinc-eugenol. Además, se usan como ceras de mordida para registrar la relación intermaxilar, lo que ayuda a obtener una oclusión precisa al interponerlas entre las dos arcadas dentales y permitir que el paciente cierre correctamente su boca.

22B

B) En suspensiones coloidales de polisacáridos en agua. Los materiales de impresión elásticos usados en odontología se basan en suspensiones coloidales de polisacáridos en agua. Estos materiales pueden presentarse en forma de sol (líquidos con baja viscosidad) o en forma de gel (más viscosos y semisólidos). La conversión de sol a gel es la base del fraguado, permitiendo que el material se introduzca en la boca del paciente en forma de sol y se retire cuando se ha convertido en gel.

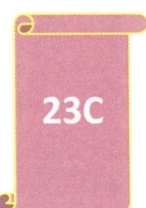

23C

C) Bórax. Al gel de agar se le añade bórax en pequeñas cantidades (0.2%) para incrementar la resistencia del material. Además, se añade sulfato potásico (1-2%) para garantizar el correcto fraguado de los materiales de yeso para modelos y troqueles. Otros componentes incluyen benzoato como conservante y saborizantes para mejorar la experiencia del paciente.

24A

A) Fabricación de prótesis parciales, coronas y puentes. Su capacidad para cambiar de estado liquido a gel y viceversa mediante cambios de temperatura, junto a su alta fidelidad en la reproducción de detalles, lo hacen un material ideal para estas aplicaciones.

25A

A) BISGMA (bisfenol glicidil metacrilato) o diacrilato de uretano. El componente orgánico utilizado en la matriz de los composites o resinas compuestas es el BISGMA (bisfenol glicidil metacrilato) o el diacrilato de uretano. Estos materiales tienen una alta densidad y se les añade un monómero de baja densidad para mejorar sus propiedades.

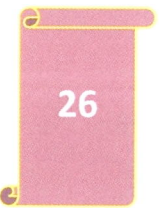

26

¿Cuáles son los tres factores que afectan el resultado del grabado ácido?

A) Tiempo de ataque, fase de lavado y fase de secado.
B) Tipo de ácido, concentración del ácido y temperatura.
C) Tiempo de exposición, tipo de resina y presión aplicada.
D) Tipo de diente, edad del paciente y técnica de aplicación.

27

¿Cómo se debe conservar una impresión de alginato para evitar contracciones(sinéresis)?

A) En una cámara de humedad o cubierta con un paño húmedo.
B) En un lugar seco y fresco.
C) En un horno a baja temperatura.
D) En un baño María.

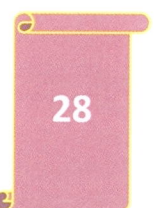

28

¿Qué se debe hacer antes de vaciar una impresión de alginato en yeso para neutralizar la acción perjudicial del ácido algínico?

A) Aplicar una lechada de cal/yeso fluido.
B) Sumergir la impresión en agua caliente.
C) Agitar la impresión vigorosamente.
D) Enfriar la impresión en un baño María.

29

¿Qué función tiene la tierra de diatomeas en la composición del alginato?

A) Actuar como retardador.
B) Proporcionar autodesinfección.
C) Cambiar de color durante el fraguado.
D) Controlar la flexibilidad y la consistencia.

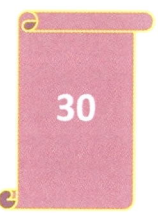

30

¿Qué combinación de materiales forman los compómeros?

A) Resina fotopolimerizable y partículas de cuarzo.
B) Ionómero de vidrio y resina fotopolimerizable.
C) Resina compuesta y partículas de plata.
D) Ionomero de vidrio y partículas de titanio.

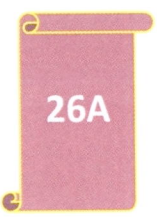

A) Tiempo de ataque, fase de lavado y fase de secado. Los tres factores que afectan el resultado del grabado ácido son el tiempo de ataque, la fase de lavado y la fase de secado. El tiempo de ataque se refiere al tiempo que el ácido permanece en contacto con el esmalte, la fase de lavado implica el uso de agua abundante para eliminar residuos, y la fase de secado se realiza con aire comprimido libre de aceite para mantener la superficie seca hasta la aplicación del siguiente material.

A) En una cámara de humedad o cubierta con un paño húmedo. Para evitar contracciones (sinéresis) en una impresión de alginato, se debe conservar en una cámara de humedad o cubierta con un paño húmedo. La sinéresis ocurre cuando el alginato pierde agua, lo que puede afectar la precisión de la impresión. Mantener la impresión en un ambiente húmedo ayuda a preservar sus propiedades y estabilidad dimensional.

A) Aplicar una lechada de cal/yeso fluido. Antes de vaciar una impresión de alginato en yeso, es necesario aplicar una lechada de cal/yeso fluido para neutralizar la acción perjudicial del ácido algínico sobre el yeso. El ácido algínico tiende a formar sales que dificultan el correcto vaciado y retirada del modelo. La lechada de cal/yeso fluido ayuda a asegurar que el modelo se forme correctamente y se pueda retirar sin problemas.

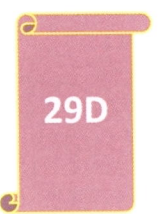

D) Controlar la flexibilidad y la consistencia. La tierra de diatomeas, que constituye aproximadamente el 56% de la composición del alginato, actúa como un relleno inerte que controla la flexibilidad y la consistencia del material. Este componente asegura que el alginato tenga las propiedades mecánicas adecuadas para la toma de impresiones dentales precisas.

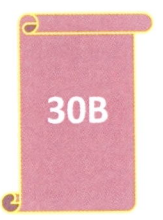

B) Ionomero de vidrio y resina fotopolimerizable. Los compómeros son productos que combinan un ionómero de vidrio con una resina fotopolimerizable. Estos materiales contienen partículas de relleno de vidrio de silicato y una matriz de metacrilato y monómeros ácidos. Los compómeros son conocidos como resinas compuestas modificadas con poliácidos y se introdujeron en la década de los años 90 como un híbrido de compuestos dentales y cemento de ionómero de vidrio.

31

¿Por qué se recomienda usar una espátula triangular de hoja rígida para mezclar laspastas de polisulfuro?

A) Para evitar la incorporación de aire.
B) Para asegurar una mezcla uniforme y sin franjas.
C) Para reducir el tiempo de fraguado.
D) Para mejorar la adhesión a los tejidos bucales.

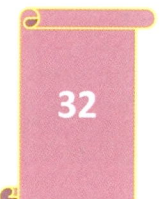

32

¿Cuál es el uso principal de los polisulfuros en odontología?

A) Fabricación de prótesis parciales.
B) Registro de la relación intermaxilar.
C) Corrección de imperfecciones en otras impresiones.
D) Impresiones para coronas y puentes.

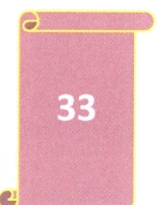

33

¿Qué se debe hacer después de extraer la impresión de polisulfuro de la boca del paciente?

A) Dejarla secar al aire libre.
B) Enjuagarla bajo el grifo, sumergirla en hipoclorito sódico y guardarla.
C) Sumergirla en agua caliente y guardarla en un recipiente hermético.
D) Enjuagarla bajo el grifo, desinfectarla y volver a enjuagarla.

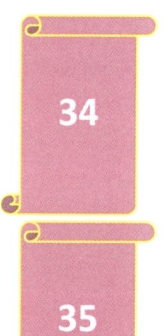

34

¿Qué tipo de materiales son las siliconas de condensación o polisiloxano?

A) Materiales inorgánicos.
B) Materiales metálicos.
C) Materiales de caucho sintético.
D) Materiales cerámicos.

35

¿Qué componentes se encuentran en la base de las siliconas de condensación?

A) Éster orgánico de estaño y silicato alquílico.
B) Silicona líquida, sílice o carbonato.
C) Fosfato sódico y sulfato cálcico.
D) Tierra de diatomeas y glicol orgánico.

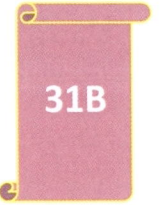

31B

B) Para asegurar una mezcla uniforme y sin franjas. Se recomienda usar una espátula triangular de hoja rígida para mezclar las pastas de polisulfuro porque permite realizar un movimiento circular con la punta de la espátula, seguido de un movimiento amplio de barrido. Esto asegura que la mezcla sea uniforme y sin franjas, lo que es crucial para obtener una impresión precisa y de alta calidad.

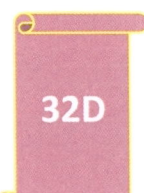

32D

D) Impresiones para coronas y puentes. El uso principal de los polisulfuros en odontología es para la toma de impresiones para coronas y puentes. Su flexibilidad, resistencia al desgarro y estabilidad dimensional los hacen ideales para estas aplicaciones, permitiendo obtener impresiones precisas y duraderas que son esenciales para la fabricación de prótesis dentales.

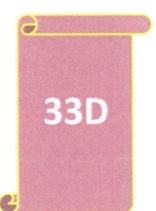

33D

D) Enjuagarla bajo el grifo, desinfectarla y volver a enjuagarla. Después de extraer la impresión de polisulfuro de la boca del paciente, se debe enjuagar bajo el grifo para eliminar restos de saliva y otros residuos, desinfectarla y volver a enjuagarla. Este proceso asegura que la impresión esté limpia y libre de contaminantes antes de proceder con el vaciado del modelo.

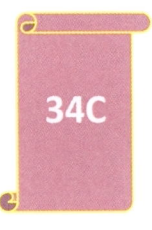

34C

C) Materiales de caucho sintético. Las siliconas de condensación o polisiloxano son materiales de caucho sintético que presentan buenas propiedades elásticas. Fueron la primera generación de siliconas de impresión utilizadas en odontología, desarrolladas inicialmente para aplicaciones industriales antes de ser adoptadas en el campo dental.

35B

B) Silicona líquida, sílice o carbonato. La base de las siliconas de condensación incluye una silicona líquida a la que se añaden agentes de refuerzo como el sílice o el carbonato para dar una consistencia adecuada a la pasta. Estos componentes aseguran que la base tenga las propiedades necesarias para la toma de impresiones dentales.

36

¿Qué efecto tiene la humedad y el calor en la reacción de fraguado de las siliconas de condensación?

A) Prolongan el tiempo de fraguado.
B) Acortan los tiempos de fraguado y de trabajo.
C) No tienen ningún efecto.
D) Reducen la viscosidad del material.

37

¿Qué se debe hacer para mezclar la masilla/pasta de silicona pesada antes de tomarla impresión inicial?

A) Calentar la masilla.
B) Mezclar la masilla con una espátula de hoja estrecha.
C) Amasar la masilla con las manos hasta que ambos componentes se mezclen totalmente.
D) Enfriar la masilla.

38

¿Qué se debe hacer para reproducir los detalles finos después de tomar la impresión inicial con silicona pesada?

A) Utilizar una silicona más ligera.
B) Calentar la impresión inicial.
C) Enfriar la impresión inicial.
D) Aplicar una capa de yeso sobre la impresión inicial.

39

¿Cuál es la ventaja de utilizar una pistola especial de mezcla para las siliconas de condensación?

A) Reduce el tiempo de fraguado.
B) Mejora la adhesión a los tejidos bucales.
C) Aumenta la viscosidad del material.
D) Homogeneiza las dos pastas en su interior mediante una espiral.

40

¿Qué generación representan las siliconas de adición o polisiloxano dentro de las siliconas de impresión?

A) Primera generación.
B) Segunda generación.
C) Tercera generación.
D) Cuarta generación.

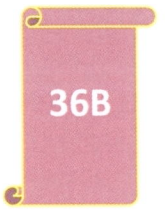

B) Acortan los tiempos de fraguado y de trabajo. La reacción de condensación de las siliconas de condensación es sensible a la humedad y al calor. Un aumento en cualquiera de estos factores acorta los tiempos de fraguado y de trabajo, haciendo que el material se endurezca más rápidamente. Es importante controlar estos factores durante la manipulación para asegurar un manejo adecuado del material.

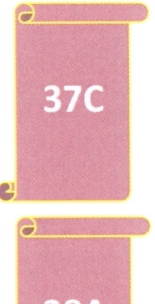

C) Amasar la masilla con las manos hasta que ambos componentes se mezclen totalmente. Para mezclar la masilla/pasta de silicona pesada antes de tomar la impresión inicial, se debe coger una cantidad suficiente de masilla, aplastarla, verter sobre ella la cantidad indicada de pasta y amasarla con las manos hasta que ambos componentes se mezclen totalmente. Luego se coloca en la cubeta y se toma la impresión inicial. Este proceso asegura que la mezcla sea homogénea y adecuada para la toma de impresiones.

A) Utilizar una silicona más ligera. Después de tomar la impresión inicial con silicona pesada, se debe utilizar una silicona más ligera para reproducir los detalles finos. Esto se puede hacer retirando las zonas retentivas de la silicona pesada y colocando la silicona ligera en esas áreas, o bien colocando la silicona ligera directamente en la boca y luego la cubeta con la impresión inicial de soporte. La silicona ligera permite capturar los detalles más finos de la superficie.

D) Homogeneiza las dos pastas en su interior mediante una espiral. La ventaja de utilizar una pistola especial de mezcla para las siliconas de condensación es que homogeneiza las dos pastas en su interior mediante una espiral, según se presiona el émbolo. Esto asegura una mezcla uniforme y facilita la aplicación del material, mejorando la precisión y calidad de la impresión.

B) Segunda generación. Las siliconas de adición o polisiloxano representan la segunda generación dentro de las siliconas de impresión. Estas siliconas mejoran las propiedades de las siliconas de condensación, ofreciendo mayor estabilidad dimensional y resistencia al desgarro, lo que las hace ideales para aplicaciones odontológicas.

41

¿Qué materiales de impresión son adecuados para la desinfección con hipoclorito sódico?

A) Alginatos.
B) Siliconas.
C) A y B son correctas.
D) Ninguna es correcta.

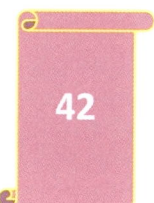

42

¿Cuál es el principal uso del titanio en odontología?

A) Fabricación de prótesis completas.
B) Fabricación de implantes dentales
C) Fabricación de aparatos de ortodoncia.
D) Ninguna es correcta.

43

¿Cuál es una de las propiedades químicas que deben cumplir los materiales de restauración dental?

A) Alta conductividad térmica.
B) Flexibles.
C) Baja resistencia a la abrasión.
D) Resistencia a grandes variaciones de pH.

44

¿Qué propiedad deben tener los materiales de restauración para impedir la entrada de líquidos y bacterias?

A) Durabilidad.
B) Facilidad de manejo.
C) Adherencia.
D) Resistencia a la abrasión.

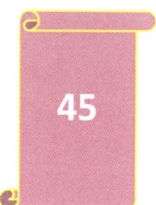

45

¿Qué componente se añade a la matriz orgánica de los composites para controlar la consistencia de la pasta?

A) Dimetacrilato de uretano (UDMA).
B) Monómeros de bajo peso molecular.
C) Cristales de bario.
D) Silano.

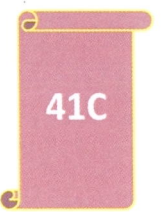

C) A y B son correctas. Los materiales de impresión adecuados para la desinfección con hipoclorito sódico incluyen alginatos, polisulfuros, siliconas, poliéteres y Godiva. El hipoclorito sódico es efectivo para desinfectar estos materiales sin causar distorsiones significativas.

B) Fabricación de implantes dentales. El titanio se utiliza principalmente en odontología para la fabricación de implantes dentales debido a su alta resistencia a la corrosión, baja densidad y excelente biocompatibilidad con los tejidos de la boca. Además, las aleaciones de titanio con aluminio y vanadio se emplean para fabricar implantes, mientras que las aleaciones con molibdeno y níquel se utilizan para fabricar alambres ortodónticos.

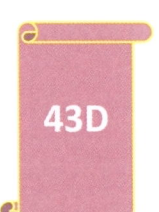

D) Resistencia a grandes variaciones de pH. Los materiales de restauración dental deben tener propiedades químicas que les permitan resistir grandes variaciones de pH sin disolverse, degradarse o erosionarse. Además, los materiales metálicos no deben sufrir corrosión excesiva ni desarrollar dolor por galvanismo, que es el desarrollo de corrientes eléctricas en la boca.

C) Adherencia. Los materiales de restauración deben tener una buena adherencia entre el material de restauración y la sustancia dental. Esta propiedad es crucial para impedir la entrada de líquidos y bacterias, lo que ayuda a prevenir infecciones y asegurar la longevidad de la restauración.

B) Monómeros de bajo peso molecular. Para controlar la consistencia de la pasta en la matriz orgánica de los composites, se añaden monómeros de bajo peso molecular, como los dimetacrilatos. Estos líquidos viscosos permiten ajustar la consistencia de la resina, facilitando su manejo y aplicación en la cavidad dental.

46

¿Cuál es una de las ventajas de los composites activados por luz en comparación con los activados por acción química?

A) Mayor porosidad.
B) Menor tiempo de trabajo.
C) Menor porosidad.
D) Mayor resistencia térmica.

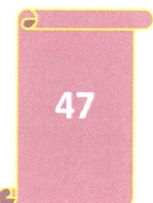

47

¿Qué se debe aplicar en la superficie del esmalte para mejorar la adherencia de las resinas compuestas?

A) Ácido clorhídrico.
B) Ácido fosfórico.
C) Ácido sulfúrico.
D) Ácido acético.

48

¿Cuál es una de las ventajas de los híbridos en comparación con otros tipos de composites?

A) Menor porcentaje de relleno.
B) Mayor susceptibilidad al desgaste.
C) Menor resistencia mecánica.
D) Mayor porcentaje de relleno.

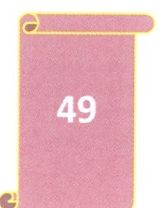

49

¿Cuál es una de las propiedades de los composites fluidos que los hace adecuados como base cavitaria?

A) Alta resistencia a la abrasión.
B) Alta conductividad térmica.
C) Propiedades mecánicas similares a la dentina.
D) Baja resistencia mecánica.

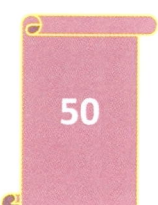

50

¿Cuál es una de las aplicaciones de los cementos dentales tipo liners?

A) Sujeción de restauraciones.
B) Protección de la pulpa contra sustancias irritantes.
C) Aislamiento térmico.
D) Obturaciones provisionales.

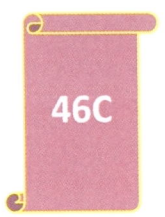

46C

C) Menor porosidad. Los composites activados por luz tienen menos porosidad en comparación con los activados por acción química. Esto se debe a que la activación por luz no introduce burbujas de aire durante la mezcla, lo que resulta en un material más homogéneo y duradero. La menor porosidad contribuye a una vida más larga de la restauración y una mejor resistencia a la abrasión.

47B

B) Ácido fosfórico. Para mejorar la adherencia de las resinas compuestas, se debe aplicar un adhesivo en la superficie tallada del esmalte que se haya grabado previamente con ácido fosfórico al 30-40%. Este proceso mejora la retención del composite, asegurando una unión química adecuada entre el adhesivo y la resina.

48D

D) Mayor porcentaje de relleno. Los híbridos combinan propiedades de los macro y microrrellenos y son los más utilizados y desarrollados actualmente. En ellos se consigue incorporar hasta un 85% de relleno en peso, lo que les confiere excelentes propiedades mecánicas y estéticas. Los híbridos de partículas grandes se pueden usar en zonas de estrés oclusal, mientras que los submicrónicos ofrecen mejor resultado en términos de resistencia y estética.

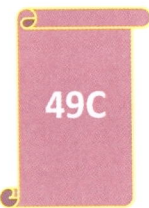

49C

C) Propiedades mecánicas similares a la dentina. Los composites fluidos son muy elásticos y se emplean como base cavitaria debido a sus propiedades mecánicas similares a la dentina. Esta similitud permite que los composites fluidos proporcionen un soporte adecuado y una buena adaptación en la cavidad dental.

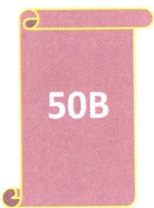

50B

B) Protección de la pulpa contra sustancias irritantes. Los cementos dentales tipo liners o poco resistentes se emplean para proteger la pulpa contra sustancias irritantes. Estos cementos actúan como una barrera que evita que las sustancias irritantes lleguen a la pulpa dental, proporcionando protección y comodidad al paciente.

51

¿Cuál es la principal aplicación del cemento de fosfato de zinc (Fortex)?

A) Cementación final cuando se necesita una unión muy fuerte.
B) Protección de la pulpa contra sustancias irritantes.
C) Obturaciones provisionales.
D) Aislamiento térmico.

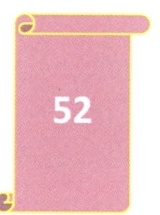

52

¿Cuál es una de las indicaciones de los cementos de óxido de zinc-eugenol (IRM)?

A) Cementación final cuando se necesita una unión muy fuerte.
B) Obturaciones provisionales.
C) Protección de la pulpa contra sustancias irritantes.
D) Aislamiento térmico.

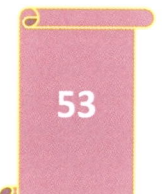

53

¿Cuál es la composición del cemento de policarboxilato de zinc?

A) Óxido de zinc y ácido poliacrílico.
B) Óxido de zinc y ácido ortofosfórico.
C) Óxido de zinc y eugenol.
D) Óxido de zinc y ácido cítrico.

54

¿Cuál es una de las propiedades anticariogénicas de los cementos de ionómero de vidrio?

A) Liberación de flúor.
B) Alta resistencia mecánica.
C) Liberación de calcio.
D) Alta conductividad térmica.

55

¿Cuál es la principal aplicación del cemento de hidróxido de calcio en odontología?

A) Cementación definitiva de coronas y puentes.
B) Cobertura pulpar directa e indirecta.
C) Obturaciones provisionales.
D) Aislamiento térmico.

A) Cementación final cuando se necesita una unión muy fuerte. El cemento de fosfato de zinc (Fortex) se utiliza principalmente para la cementación final cuando se necesita una unión muy fuerte. También se emplea debajo de obturaciones de amalgama. Debido a su acidez en el momento de la aplicación, es necesario proteger la pulpa dental.

B) Obturaciones provisionales. Los cementos de óxido de zinc-eugenol (IRM) se utilizan como fondos de cavidades o como obturaciones provisionales, como cemento provisional de coronas y puentes, como material de impresión correctora, como sellador de conductos de endodoncia y como apósito periodontal en cirugía.

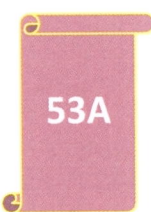

A) Óxido de zinc y ácido poliacrílico. El cemento de policarboxilato de zinc se presenta en forma de un polvo (óxido de zinc) y un líquido (solución viscosa de ácido poliacrílico en agua). La reacción entre estos componentes forma un poliacrilato de zinc que rodea las partículas de óxido, creando una unión adhesiva.

A) Liberación de flúor. Los cementos de ionómero de vidrio tienen propiedades anticariogénicas gracias a la incorporación de fluoruro al polvo. La liberación de flúor ayuda a prevenir la formación de caries y proporciona una protección adicional a los dientes restaurados.

B) Cobertura pulpar directa e indirecta. El cemento de hidróxido de calcio se emplea principalmente como cobertura pulpar directa e indirecta y como barrera protectora bajo las restauraciones de composite. Su alta alcalinidad y propiedades antibacterianas lo hacen adecuado para proteger la pulpa dental y promover la formación de puente dentinario.

56

¿Cuál es una de las propiedades de los cementos ZOE (óxido zinc eugenol) reforzados?

A) Alta resistencia a la abrasión.
B) Calmante del dolor.
C) Alta solubilidad.
D) Baja conductividad térmica.

57

¿Cuál es el ácido más utilizado para el grabado ácido en odontología?

A) Ácido ortofosfórico.
B) Ácido láctico.
C) Ácido cítrico.
D) Ácido fórmico.

58

¿Cuánto tiempo es necesario para elgrabado ácido?

A) De 7 a 8 segundos.
B) De 1 a 5 segundos.
C) De 10 a 12 segundos.
D) De 10 a 60 segundos.

59

¿Cuál es el ácido utilizado para grabar cerámica en odontología?

A) Ácido ortofosfórico.
B) Ácido láctico.
C) Ácido cítrico.
D) Ácido fluorhídrico.

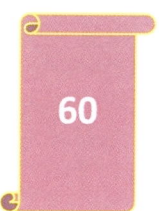

60

¿Qué propiedad de la cera de patrón tipo I es crucial para su uso en la boca?

A) Alta fluidez a temperatura ambiente.
B) Baja fluidez a la temperatura de la boca.
C) Alta expansión térmica.
D) Alta resistencia mecánica.

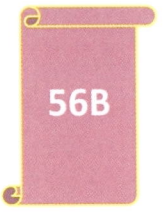

B) Calmante del dolor. Los cementos ZOE (óxido zinc eugenol) reforzados tienen varias propiedades favorables, incluyendo su capacidad para calmar el dolor, evitar la progresión de las caries y actuar como aislante térmico. Estas propiedades los hacen adecuados para su uso en odontología.

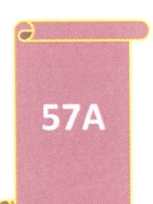

A) Ácido ortofosfórico. El ácido ortofosfórico al 30-50% es el más utilizado para el grabado ácido en odontología, siendo comúnmente usado al 37% durante 15-20 segundos. Este ácido desmineraliza la superficie del esmalte, creando poros, surcos o microgrietas que permiten la adhesión de agentes adhesivos mediante microrretenciones mecánicas. La desmineralización del esmalte aumenta la superficie de contacto y mejora la retención del material de restauración.

D) De 10 a 60 segundos. Uno de los factores que afectan al resultado del grabado ácido es el tiempo de ataque, que puede variar entre 10 y 60 segundos. El esmalte debe tener un aspecto tizoso para asegurar una adecuada desmineralización y creación de microrretenciones. Un tiempo de ataque insuficiente puede resultar en una desmineralización incompleta, mientras que un tiempo excesivo puede dañar el esmalte.

D) Ácido fluorhídrico. Para grabar cerámica en odontología se utiliza el ácido fluorhídrico. Este ácido es eficaz para desmineralizar la superficie de la cerámica y crear microrretenciones que permiten la adhesión de agentes adhesivos. El ácido fluorhídrico es especialmente adecuado para cerámicas debido a su capacidad para interactuar con los componentes de la cerámica y mejorar la retención del adhesivo.

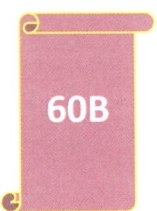

B) Baja fluidez a la temperatura de la boca. La cera de patrón tipo I necesita una baja fluidez a la temperatura de la boca para evitar deformaciones al extraerla. Esto asegura que los patrones formados sean precisos y mantengan su forma durante el proceso de fabricación de incrustaciones y coronas.

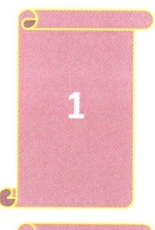

¿Cuál es la velocidad de rotación de la turbina utilizada en operatoria dental?

A) 10,000 - 50,000 rpm.
B) 50,000 - 100,000 rpm.
C) 100,000 - 500,000 rpm.
D) 500,000 - 1,000,000 rpm.

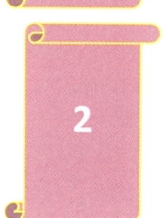

¿Para qué tipo de tejidos del diente se utiliza el micromotor dental?

A) Tejidos duros como el esmalte.
B) Tejidos blandos como la pulpa.
C) Tejidos semiduros como el complejo dentino-pulpar.
D) Tejidos externos como la encía.

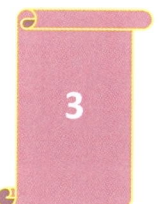

¿Qué función tiene el sistema de salida de agua en la cabeza de la turbina?

A) Aumentar la velocidad de rotación.
B) Reducir la generación de calor y proteger la pulpa dentaria.
C) Mejorar la prensión del instrumento.
D) Facilitar la conexión con la manguera del equipo dental.

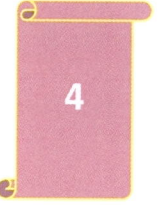

¿Cuál es la velocidad de rotación del micromotor utilizado en operatoria dental?

A) 10,000 rpm.
B) 20,000 rpm.
C) 40,000 rpm.
D) 60,000 rpm.

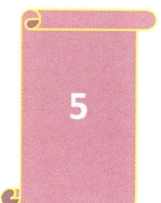

¿Cuál es la función del sistema de salida de agua en la cabeza de la turbina?

A) Facilitar el agarre.
B) Irrigar la fresa y disminuir la generación de calor.
C) Conectar la turbina a la manguera del equipo dental.
D) Regular la velocidad de rotación.

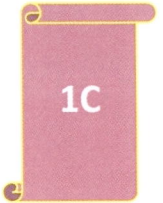

1C

C) 100,000 - 500,000 rpm. La turbina es un instrumento rotatorio de alta velocidad que alcanza entre 100,000 y 500,000 rpm. Esta alta velocidad es útil para eliminar los tejidos duros del diente, como el esmalte, durante el tratamiento de caries. La turbina tiene una forma ligeramente angulada para permitir un fácil acceso al diente y se divide en cabeza y cuerpo.

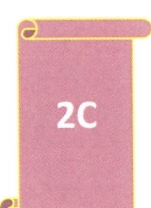

2C

C) Tejidos semiduros como el complejo dentino-pulpar. El micromotor dental es un sistema rotatorio de baja velocidad, por lo que su uso queda reservado para los tejidos semiduros del diente, como es el complejo dentino-pulpar.

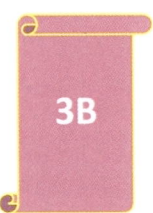

3B

B) Reducir la generación de calor y proteger la pulpa dentaria. El sistema de salida de agua en la cabeza de la turbina sirve para irrigar la fresa y disminuir la generación de calor durante el tratamiento. Esto ayuda a reducir el daño a la pulpa dentaria, protegiendo los tejidos internos del diente mientras se elimina el esmalte.

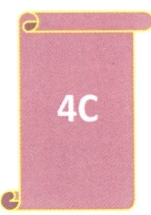

4C

C) 40,000 rpm. El micromotor, también conocido como contraángulo, tiene una velocidad de rotación mucho menor que la de la turbina, alcanzando hasta 40,000 rpm. Se utiliza para retirar dentina y en procedimientos que requieren avanzar con precaución en el interior del diente. Su baja velocidad es adecuada para trabajar en los tejidos semiduros del diente, como el complejo dentino-pulpar.

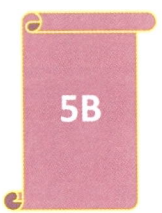

5B

B) Irrigar la fresa y disminuir la generación de calor. El sistema de salida de agua en la cabeza de la turbina sirve para irrigar la fresa y disminuir la generación de calor al realizar el tratamiento, lo que ayuda a reducir el daño a la pulpa dentaria.

¿Qué tipo de tejidos del diente se eliminan con la turbina dental?

A) Tejidos blandos.
B) Tejidos semiduros.
C) Tejidos externos.
D) Tejidos duros como el esmalte.

¿Qué tipo de fresas utiliza el contraángulo?

A) Fresas de diamante.
B) Fresas de acero o de carburo de tungsteno.
C) Fresas largas.
D) Fresas de alta velocidad.

¿Qué tipo de fresas se utilizan con la pieza de mano?

A) Fresas de diamante.
B) Fresas de acero o de carburo de tungsteno.
C) Fresas cortas.
D) Fresas largas.

¿Qué tipo de fresas se utilizan más frecuentemente con turbinas o contraángulos?

A) Fresas largas.
B) Fresas cortas.
C) Fresas de diamante.
D) Fresas de acero.

¿Cuál es la principal diferencia entre las fresas de carburo de tungsteno y lasfresas de diamante?

A) Las fresas de carburo de tungsteno tienen hojas en su extremo activo.
B) Las fresas de diamante tienen hojas en su extremo activo.
C) Las fresas de carburo de tungsteno desgastan superficialmente el tejido dentario.
D) Las fresas de diamante remueven tejido dentario en cantidades apreciables.

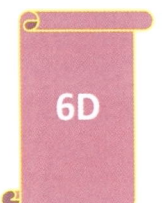

6D

D) Tejidos duros como el esmalte. La turbina dental se utiliza para eliminar los tejidos duros del diente, como el esmalte, en los procesos de tratamiento de caries.

7B

B) Fresas de acero o de carburo de tungsteno. El contraángulo utiliza fresas de acero o de carburo de tungsteno, que son menos abrasivas y tienen menor capacidad de cortar que las de diamante, usadas habitualmente con las turbinas.

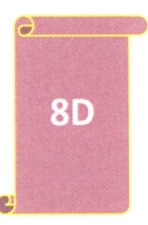

8D

D) Fresas largas. Las fresas utilizadas con la pieza de mano son largas y están hechas de acero o de carburo de tungsteno. Estas fresas son menos abrasivas y tienen menor capacidad de corte en comparación con las fresas de diamante que se usan con las turbinas. La longitud y el material de las fresas permiten un trabajo más preciso y controlado, especialmente en el retoque de prótesis dentales.

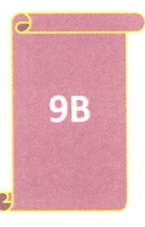

9B

B) Fresas cortas. Las fresas cortas son de uso más frecuente con turbinas o contraángulos debido a su diseño compacto y capacidad de realizar cortes precisos en espacios reducidos. Las fresas largas, por otro lado, se utilizan principalmente con la pieza de mano, que requiere una mayor longitud para alcanzar áreas más profundas o difíciles de acceder en la boca.

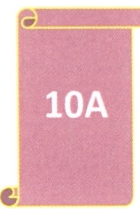

10A

A) Las fresas de carburo de tungsteno tienen hojas en su extremo activo. La principal diferencia entre las fresas de carburo de tungsteno y las fresas de diamante es que las fresas de carburo de tungsteno tienen hojas en su extremo activo que facilitan la acción de "comer tejido". En cambio, las fresas de diamante no cuentan con hojas y desgastan superficialmente el tejido dentario.

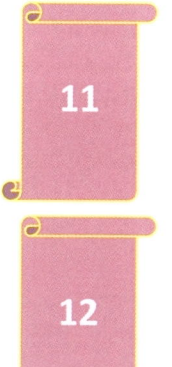

11

¿Qué se conoce como mandril?

A) Adaptador para fresas largas de turbina.
B) Adaptador para fresas largas para pieza de mano.
C) Adaptador para contraángulo para los discospara pulir.
D) Adaptador para fresaspara tallar dientes para coronas.

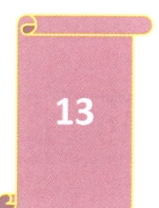

12

¿Qué tipo de fresas tienen muesca?

A) Fresas de pieza de mano.
B) Fresas de turbina.
C) Fresas de contrángulo.
D) Fresas de polvo de diamante.

13

¿Qué instrumento se utiliza para eliminar manualmente el tejido enfermo en unacavidad dental?

A) Escariador o cucharilla de Black.
B) Micromotor.
C) Turbina.
D) Tallador de Frahm.

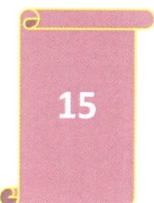

14

¿Qué tipo de matrices se utilizan para reconstruir la estructura dentaria en cavidades sin paredes dentarias?

A) Matrices de plástico.
B) Matrices metálicas tipo Toflemire®, Automatrix® y Palodent®.
C) Matrices de cerámica.
D) Matrices de resina.

15

¿Qué tipo de cuñas se utilizan para amoldar las matrices a la forma de la pieza dentaria?

A) Cuñas de plástico.
B) Cuñas de cerámica.
C) Cuñas de madera de naranjo.
D) Cuñas de resina.

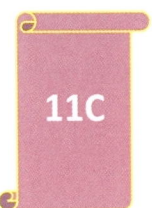

C)Adaptador para contraángulo para los discospara pulir. Sirve para adaptarse al contraángulo y unirse a un disco de plástico para pulir obturaciones de composite.El mandril es un vástago que, por un extremo, se adapta al contraángulo y por el opuesto puede unirse a un disco de plástico con grano adherido que pule las obturaciones de composite. Esta herramienta es esencial para lograr un acabado suave y uniforme en las obturaciones.

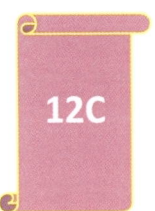

C) Fresas de contrángulo. Las fresas de contrángulo tienen una muesca que permite su sujeción en el instrumento rotatorio. Esta muesca es esencial para asegurar que la fresa permanezca firmemente en su lugar durante el uso, proporcionando estabilidad y precisión en los procedimientos dentales.

A) Escariador o cucharilla de Black. El escariador o cucharilla de Black es un instrumento doble de mano cuyas partes activas se utilizan para eliminar manualmente el tejido enfermo de una cavidad dental mediante un movimiento de rascado. Este instrumento es esencial para asegurar que todo el tejido cariado sea removido antes de proceder con la obturación.

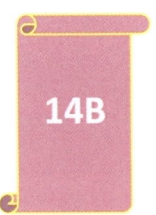

B) Matrices metálicas tipo Toflemire®, Automatrix® y Palodent®. En cavidades donde no se conservan las paredes dentarias, se utilizan matrices metálicas tipo Toflemire®, Automatrix® y Palodent® para reconstruir la estructura dentaria. Estas matrices actúan como un encofrado que permite dar forma a la restauración dental, asegurando que el material de obturación se mantenga en su lugar durante el proceso de curado.

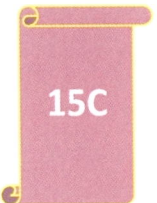

C) Cuñas de madera de naranjo. Las cuñas de madera de naranjo se utilizan para amoldar las matrices a la forma de la pieza dentaria. Estas cuñas vienen codificadas por un código de colores que indica su tamaño, permitiendo una adaptación precisa y segura de las matrices durante el proceso de obturación.

16

¿Qué instrumento se utiliza para llevar la base cavitaria al fondo de la cavidad?

A) Porta amalgamas.
B) Condensador de amalgama.
C) Tallador de Frahm.
D) Instrumento de bola.

17

¿Cuál es la función de la lámpara de polimerización en la colocación de composites?

A) Emitir luz para iluminar la cavidad.
B) Emitir luz para activar la coagulación en una extracción.
C) Emitir luz para activar la sustancia que inicia la reacción de polimerización.
D) Emitir luz para comprobar la oclusión.

18

¿Para qué son las pinzas Miller?

A) Para colocar los clamps.
B) Para poner las fresas en la turbina sin tocarlas
C) Para manipular el papel de articular.
D) Para coger los rollos de algodón e introducirlos en boca.

19

¿Qué tipo de matriz se utilizacuando una caries afecta a una cara interproximal?

A) Matriz metálica tipo Toflemire.
B) Matriz de cerámica.
C) Matriz de plástico.
D) Matriz de resina.

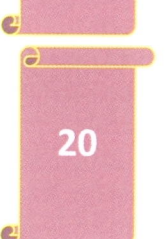

20

¿Qué es el dique de goma y para qué se utiliza en odontología?

A) Un instrumento para tallar surcos en la amalgama
B) Un material para pulir obturaciones
C) Una barrera para aislar el área de trabajo y mantenerla seca
D) Un dispositivo para administrar anestesia

D) Instrumento de bola. El instrumento de bola es un instrumento de mano con una bola pequeña que se utiliza para llevar la base cavitaria, generalmente hidróxido de calcio, al fondo de la cavidad. Además, este instrumento se emplea para el bruñido de la amalgama una vez que se ha llenado la cavidad, asegurando una superficie lisa y uniforme.

C) Emitir luz para activar la sustancia que inicia la reacción de polimerización. La lámpara de polimerización emite una luz que es capaz de activar una sustancia presente en los composites, iniciando así la reacción de polimerización. Este proceso es esencial para endurecer el composite y asegurar su adhesión al diente.

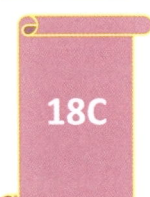

C) Para manipular el papel de articular. Estas pinzas se utilizan para coger, manipular y colocar en boca del paciente el papel de articular y con ellas realizar el registro de los puntos de contacto. El papel de articular se utiliza para realizar comprobaciones de oclusión durante el pulido de obturaciones de composite. Este papel permite verificar que la restauración dental no interfiera con la mordida del paciente, asegurando una oclusión adecuada.

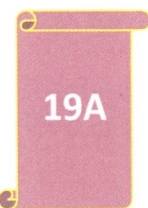

A) Matriz metálica tipo Toflemire. Cuando una caries afecta a una cara interproximal, se utiliza una matriz metálica tipo Toflemire. Esta matriz actúa como una barrera para colocar correctamente el material de obturación y está sujeta por un instrumento denominado portamatrices, que lleva un tornillo para sujetar la matriz y otro para su adaptación al diámetro del diente.

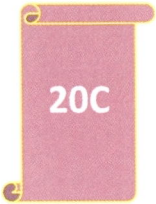

C) Una barrera para aislar el área de trabajo y mantenerla seca. El dique de goma se utiliza en odontología como una barrera para aislar el área de trabajo y mantenerla seca. Esto es esencial para asegurar la fijación de la obturación y evitar la contaminación del área durante el procedimiento.

¿Cuál es la función principal de las fresas Endo Z en endodoncia?

A) Remover dentina.
B) Mejorar el acceso y eliminar los cuernos pulpares.
C) Pre-ensanchamiento del conducto.
D) Ampliar la cavidad de acceso.

¿Qué tipo de fresas se utilizan para lograr un pre-ensanchamiento del conducto radicular?

A) Fresas redondas.
B) Fresas troncocónicas.
C) Fresas Gates.
D) Fresas Endo Z.

¿Qué instrumentos se utilizan principalmente para la remoción de dentina?

A) Fresas redondas.
B) Fresas troncocónicas.
C) Cucharillas o Excavadores.
D) Fresas Gates.

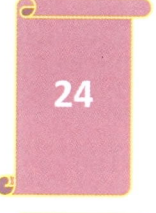

¿Qué tipo de limas se utilizan para ensanchar los canales del diente en endodoncia?

A) Limas tipo L.
B) Limas Hedstroem.
C) Limas Gates.
D) Limas K.

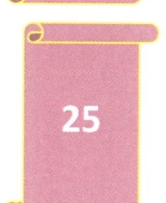

¿Qué tipo de limas tienen hojas con forma de espuelas?

A) Limas K.
B) Limas Hedstroem.
C) Limas cola de ratón.
D) Limas Gates.

21B

B) Mejorar el acceso y eliminar los cuernos pulpares. Las fresas Endo Z se utilizan para mejorar el acceso al conducto radicular y eliminar de manera apropiada los cuernos pulpares. Estas fresas están disponibles en versiones de alta y baja velocidad, y son esenciales para preparar adecuadamente el acceso a los conductos radiculares.

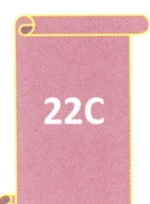

22C

C) Fresas Gates. Las fresas Gates se utilizan para lograr un pre-ensanchamiento del conducto radicular. Estas fresas poseen un extremo cortante corto, en forma de llama, con hojas cortantes laterales espiraladas levemente. La cabeza está conectada al vástago por un fino y largo cuello, lo que permite un acceso preciso y controlado.

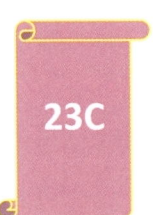

23C

C) Cucharillas o Excavadores. Las cucharillas o excavadores se utilizan principalmente para la remoción de dentina en endodoncia. Estos instrumentos permiten eliminar el tejido dentinario afectado de manera manual y precisa, asegurando una limpieza adecuada del conducto radicular.

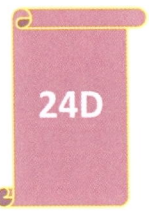

24D

D) Limas K. Las limas K se utilizan para ensanchar los canales del diente en endodoncia. Estas limas se introducen en los canales de 1/2 vuelta en 1/2 vuelta mientras se presiona contra las paredes para que la fricción ensanche el canal. El proceso se repite hasta que el diámetro del canal es suficientemente grande para utilizar una lima de la medida siguiente.

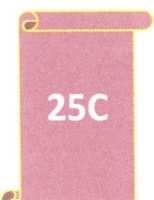

25C

C) Limas cola de ratón. Las limas cola de ratón tienen hojas con forma de espuelas. Estas limas son utilizadas para la preparación de los conductos radiculares, proporcionando una acción de corte eficiente.

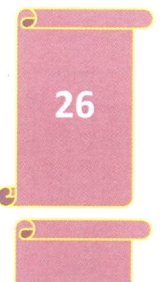

¿Cuál es la función principal de las sondas periodontales en periodoncia?

A) Examinar la estructura del esmalte.
B) Medir la profundidad de los surcos y bolsas periodontales.
C) Limpiar los conductos radiculares.
D) Rellenar los conductos radiculares.

¿Qué tipo de sonda tiene una parte activa cónica y está calibrada por marcas separadas a los 3-6-8-11 mm?

A) Sonda CP 12.
B) Sonda Michigan "O".
C) Sonda de la OMS.
D) Sonda Hedstroem.

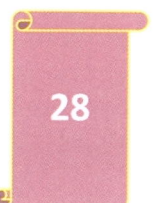

¿Qué tipo de sonda presenta una parte activa cónica, calibrada por marcas y colores, y acaba en una esfera de 0.5 mm de diámetro?

A) Sonda CP 12.
B) Sonda Michigan "O".
C) Sonda de la OMS.
D) Sonda Hedstroem.

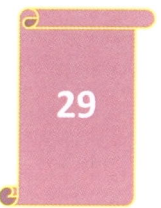

¿Qué tipo de sonda tiene su parte activa cónica y está calibrada con marcas separadas por colores a los 3 mm y 12 mm?

A) Sonda CP 12.
B) Sonda Michigan "O".
C) Sonda de la OMS.
D) Sonda Hedstroem.

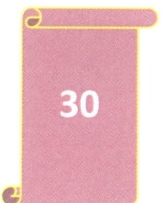

¿Qué instrumento se utiliza mejor para evaluar las furcaciones?

A) Sonda CP 12.
B) Explorador de Nabers.
C) Sonda Michigan "O".
D) Bisturí Kirkland.

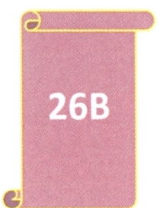

26B

B) Medir la profundidad de los surcos y bolsas periodontales. Las sondas periodontales se utilizan para medir la profundidad de los surcos y bolsas periodontales. Estas sondas permiten cuantificar datos de interés como recesión, anchura de encía insertada, resalte, sobremordida, distancia de tramos desdentados y otra información relevante que se necesita medir en milímetros.

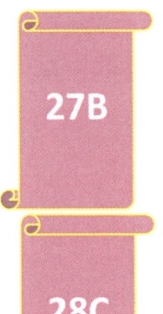

27B

B) Sonda Michigan "O". La sonda Michigan "O" tiene una parte activa cónica y está calibrada por marcas separadas a los 3-6-8-11 mm. Esta sonda fue desarrollada en la Universidad de Michigan y termina en su extremo en forma roma.

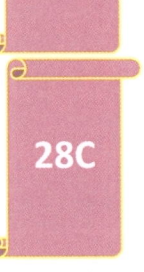

28C

C) Sonda de la OMS. La sonda de la OMS presenta una parte activa cónica, calibrada por marcas y colores (3.5 mm zona metálica, 5.5 mm zona negra, 8.5 mm y 11.5 mm zonas metálicas) y acaba en una esfera de 0.5 mm de diámetro. Esta sonda es utilizada para medir la profundidad de los surcos y bolsas periodontales.

29A

A) Sonda CP 12. La sonda CP 12 tiene una parte activa cónica y está calibrada con marcas separadas por colores: 3 mm (zona metálica) y 12 mm (zona negra). Su extremo es romo, lo que facilita la medición precisa de las estructuras periodontales.

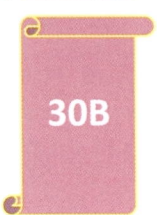

30B

B) Explorador de Nabers. Las furcaciones se evalúan mejor por medio de la sonda o explorador de Nabers, que es curva y roma. Esta forma permite una exploración más precisa de las áreas difíciles de alcanzar.

204

¿Cuál es el uso que tiene el instrumento Prichard PR 3?

A) Para obturaciones en dientes posteriores y difícil acceso.
B) Para exodoncias de dientes temporales.
C) Para realizar una mezcla homogénea de siliconas.
D) Ninguna es correcta.

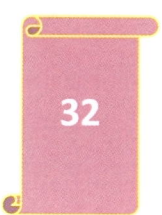

¿Cuál es el bisturí periodontal más utilizado en técnicas de gingivectomía?

A) Bisturí Orban.
B) Bisturí Kirkland.
C) Bisturí de Nabers.
D) Bisturí Michigan "O".

¿Qué forma tiene la parte activa del bisturí interdental Orban?

A) Forma de riñón.
B) Forma cónica.
C) Forma de lanza con bordes cortantes a ambos lados de la hoja.
D) Forma rectangular.

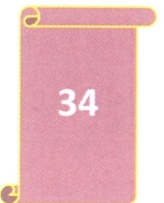

¿Qué característica distintiva tienen las azadas dentales?

A) Dos bordes cortantes.
B) Un único borde cortante, angulado.
C) Una hoja continua con el tallo.
D) Una sección transversal triangular.

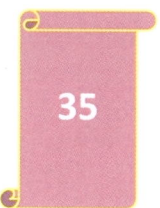

¿Qué característica tiene la hoja de los cinceles dentales?

A) Hoja de corte dentellada.
B) Bisel doble o simple.
C) Hojas de sección rectangular, bisel afilado.
D) La A es falsa.

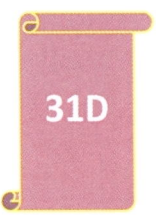

31D

D) Ninguna es correcta. Es un elevador de periostio, que seutiliza para retraer el mucoperiostio tras una incisión del tejido gingival El instrumento Prichard PR 3 presenta dos partes activas: una que es separador metálico y otra que es elevador. Esta versatilidad lo hace útil en diversos procedimientos periodontales.

32B

B) Bisturí Kirkland. El bisturí periodontal más utilizado en técnicas de gingivectomía es el Kirkland, que presenta una parte activa en forma de riñón. Esta forma facilita la realización de incisiones precisas en la encía.

33C

C) Forma de lanza con bordes cortantes a ambos lados de la hoja. El bisturí interdental más representativo es el Orban, con una o dos partes activas en forma de lanza con bordes cortantes a ambos lados de la hoja. Esta forma permite realizar incisiones precisas en las áreas interdentales.

34B

B) Un único borde cortante, angulado. Su corte es agudoy angulado, y perpendicular al mango del instrumento. Su propósito es recortar de forma manual pequeñas porciones de tejido dental, eliminación de cálculo supra y subgingival.

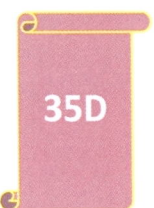

35D

D) La A es falsa. Son láminas prolongadas de sección rectangular, bisel afilado doble o simple, Con forma recta o angulada, Tamaño grande para seccionar tejido óseo, los medianos para depósitos grandes de cálculo y los más pequeños se utilizan en encía.

36

¿Para qué se utilizan principalmente las hoces periodontales?

A) Medir la profundidad de las bolsas periodontales.
B) Realizar incisiones en la encía.
C) Eliminar depósitos supragingivales, especialmente grandes acúmulos y zonas debajo del punto de contacto.
D) Verificar la textura de las superficies radiculares.

37

¿Para qué se utilizan principalmente las curetas periodontales?

A) Realizar incisiones en la encía.
B) Medir la profundidad de las bolsas periodontales.
C) Verificar la textura de las superficies radiculares.
D) Raspado y alisado radicular.

38

¿Qué instrumento se utiliza para la eliminación de depósitos supragingivales, especialmente grandes acúmulos y zonas debajo del punto de contacto?

A) Sonda CP 12.
B) Explorador de Nabers.
C) Hoces.
D) Bisturí Kirkland.

39

¿Qué forma puede tener la base de las limas periodontales?

A) Rectangular, redondeada u ovalada.
B) Triangular, rectangular o redondeada.
C) Ovalada, triangular o rectangular.
D) Redondeada, ovalada o triangular.

40

¿Qué característica distintiva tienen las curetas universales?

A) La hoja forma un ángulo de 90° con el tallo y se utilizan los dos bordes cortantes.
B) La hoja forma un ángulo de 70° con el tallo.
C) La hoja presenta doble curvatura.
D) La hoja tiene un solo borde cortante.

C) Eliminar depósitos supragingivales, especialmente grandes acúmulos y zonas debajo del punto de contacto. Las hoces periodontales se utilizan para la eliminación de depósitos supragingivales, especialmente grandes acúmulos y para las zonas debajo del punto de contacto. Debido a su diseño, no se aconseja su uso subgingival ya que puede producir lesiones en los tejidos.

D) Raspado y alisado radicular. Las curetas periodontales han sido diseñadas exclusivamente para el raspado y alisado radicular. Sus formas curvas se adaptan mejor a las superficies también curvas de los dientes, lo que las hace los instrumentos más comúnmente utilizados en estos procedimientos.

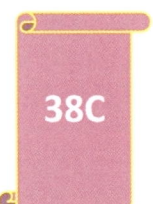

C) Hoces. Las hoces se utilizan para la eliminación de depósitos supragingivales, especialmente grandes acúmulos y para las zonas debajo del punto de contacto. Debido a su diseño, no se aconseja su uso subgingival ya que puede producir lesiones en los tejidos.

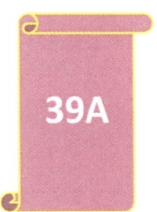

A) Rectangular, redondeada u ovalada. Las limas periodontales tienen una serie de bordes como pequeñas azadas alineadas en una única base, que puede tener forma rectangular, redondeada u ovalada. Este diseño permite fracturar el cálculo más adherido.

A) La hoja forma un ángulo de 90° con el tallo y se utilizan los dos bordes cortantes. Las curetas universales están diseñadas para adaptarse a todas las áreas de la boca. La hoja del instrumento forma un ángulo de 90° con el tallo y se utilizan los dos bordes cortantes, lo que permite una mayor versatilidad en su uso.

¿Qué característica tienen las curetas específicas o Gracey?

A) La hoja forma un ángulo de 90° con el tallo.
B) La hoja es recta y continua con el tallo.
C) La hoja tiene dos bordes cortantes.
D) La hoja presenta doble curvatura y sólo uno de los bordes es el cortante.

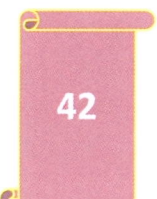

¿Qué ángulo forma la hoja de las curetas Gracey con la última parte del tallo?

A) 45°.
B) entre 20 ° y 60°.
C) Entre 60 ° y 70°.
D) 90°.

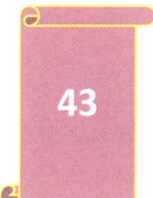

¿Qué curetas Gracey se utilizan para los dientes anteriores?

A) 1-2-3-4.
B) 5-6.
C) 7-8-9-10.
D) 11-12.

Señala la cureta Gracey utilizadapara caras mesiales de premolares y molares.

A) 1-2-3-4.
B) 5-6.
C) 7-8-9-10.
D) 11-12.

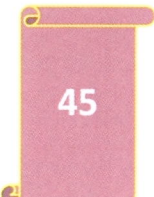

¿Qué característica tienen las curetas Gracey alargadas (After-five, Macro, +3 deep pocket)?

A) La parte final del tallo es más corta que la estándar.
B) La parte final del tallo es más larga que la estándar (3 mm).
C) La hoja es más larga y el tallo más corto.
D) La hoja es más corta y el tallo más largo.

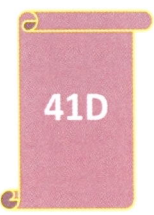

41D

D) La hoja presenta doble curvatura y sólo uno de los bordes es el cortante. Las curetas específicas o Gracey tienen una hoja que presenta doble curvatura y sólo uno de los bordes es el cortante, el más inferior o el más externo. Este diseño permite una mejor adaptación a la superficie radicular y una eliminación eficaz del cálculo.

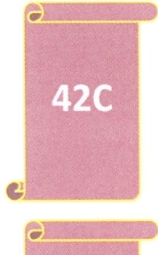

42C

C) Entre 60 ° y 70°. La hoja de las curetas Gracey forma un ángulo de 70° con la última parte del tallo. Este ángulo permite una mejor adaptación a la superficie radicular y facilita la eliminación del cálculo.

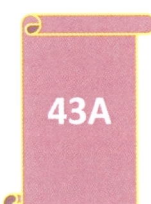

43A

A) 1-2-3-4. Las curetas Gracey 1-2-3-4 están diseñadas específicamente para los dientes anteriores. Su diseño permite una mejor adaptación y manejo en estas áreas de la boca, facilitando la eliminación del cálculo y la preparación adecuada de la superficie radicular.

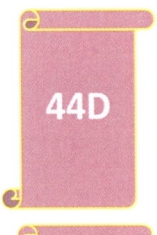

44D

D) 11-12. Las curetas Gracey 11-12 están diseñadas para las caras mesiales de los dientes posteriores (premolares y molares). Este diseño permite una mejor adaptación y manejo en estas áreas de la boca, facilitando la eliminación del cálculo y la preparación adecuada de la superficie radicular.

45B

B) La parte final del tallo es más larga que la estándar (3 mm).
Las curetas Gracey alargadas (After-five, Macro, +3 deep pocket) tienen la parte final del tallo más larga que la estándar (3 mm), lo que facilita el acceso a bolsas mayores de 5 mm. Este diseño permite una mejor adaptación y manejo en áreas difíciles de alcanzar.

¿Qué tipo de aparatos de limpieza el movimiento de su punta es lineal?

A) Raspadores sónicos.
B) Raspadores magnetostrictivos.
C) Raspadores piezoeléctricos.
D) Raspadores manuales.

¿Qué tipo de puntas se comercializan para implantes?

A) Puntas recubiertas de titanio.
B) Puntas de silicona.
C) Puntas de cristal templado.
D) Puntas recubiertas de teflón y de composite de carbono.

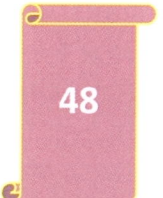

¿Qué ángulo debe formar la dirección del spray de bicarbonato con la superficie del diente para obtener el efecto deseado?

A) 30°.
B) 45°.
C) 60°.
D) 90°.

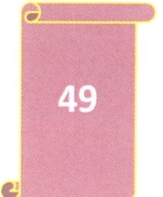

¿Para qué es un buen auxiliar el spray de bicarbonato?

A) Para la eliminación de la placa bacteriana y tinciones extrínsecas del diente.
B) Para la eliminación de cálculos subgingivales.
C) Para la eliminación de obturaciones desbordantes.
D) Para la eliminación de esmalte dental.

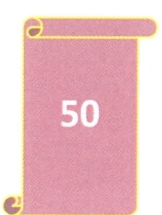

¿Cómo se utiliza la pasta de pulir con las copas de goma?

A) Se coloca en el exterior de la copa y se aplica sobre la zona a pulir.
B) Se coloca en el interior de la copa y se aplica sobre la zona a pulir.
C) Se mezcla con agua y se aplica con un cepillo.
D) Se aplica directamente sobre el diente sin copa.

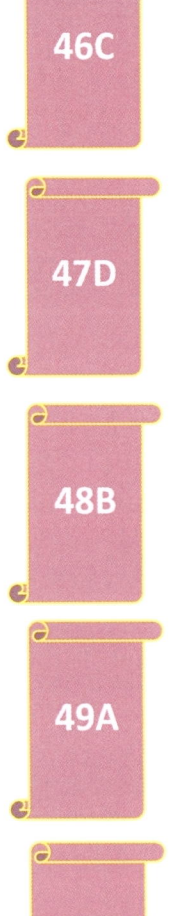

46C

C) Raspadores piezoeléctricos. Los raspadores ultrasónicos piezoeléctricos emplean directamente corriente eléctrica y el movimiento de su punta es lineal. Este diseño permite una mejor adaptación y manejo en diferentes áreas de la boca.

47D

D) Puntas recubiertas de teflón y de composite de carbono. Las puntas recubiertas de teflón y de composite de carbono se comercializan para implantes. Estos materiales son adecuados para trabajar en implantes sin dañar su superficie, facilitando la eliminación del cálculo y la placa.

48B

B) 45°. Para obtener el efecto deseado, la dirección del spray de bicarbonato debe formar con la superficie del diente un ángulo de 45°. Este ángulo permite una eliminación eficaz de la placa bacteriana y tinciones extrínsecas del diente.

49A

A) Para la eliminación de la placa bacteriana y tinciones extrínsecas del diente. El spray de bicarbonato es un buen auxiliar para la eliminación de la placa bacteriana y tinciones extrínsecas del diente, siempre que no sean cálculo teñido. Este sistema permite una limpieza eficaz y segura de la superficie dental.

50B

B) Se coloca en el interior de la copa y se aplica sobre la zona a pulir. La pasta de pulir se coloca en el interior de la copa de goma, y la copa se aplica sobre la zona a pulir. Trabajando a baja velocidad, se presiona contra el diente, y la flexibilidad de la copa permite que penetre parcialmente en el surco, facilitando el pulido.

51

¿Qué se debe evitar en la higiene de implantes debido al peligro de enfisema?

A) Uso de curetas especiales.
B) Uso de jeringas de aire/agua o aparatos con chorro de bicarbonato.
C) Uso de copas de goma.
D) Uso de cepillos de cerdas duras.

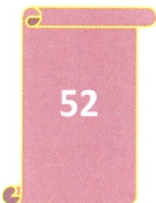

52

¿Cómo se clasifica el instrumental quirúrgico general en odontología?

A) Diéresis, Exéresis, Síntesis y Auxiliar.
B) Limpieza, Pulido, Síntesis y Auxiliar.
C) Exploración, Exéresis, Síntesis y Auxiliar.
D) Diéresis, Limpieza, Pulido y Auxiliar.

53

¿Qué formas pueden tener las tijeras utilizadas en odontología?

A) Rectas, curvas, redondeadas, romas y afiladas.
B) Rectangulares, ovaladas, triangulares y cuadradas.
C) Planas, cóncavas, convexas y espirales.
D) Lisas, rugosas, dentadas y puntiagudas.

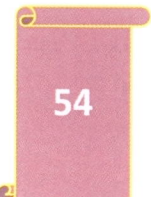

54

¿Qué características tiene la tijera de Newman utilizada en odontología?

A) Tiene hojas rectas y afiladas.
B) Tiene doble angulación para corte de tejido blando en sitios poco accesibles.
C) Tiene hojas curvas y romas.
D) Tiene hojas redondeadas y dentadas.

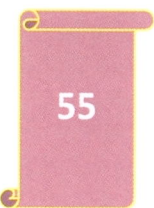

55

¿Qué características tienen las tijeras Castroviejo utilizadas en odontología?

A) Tienen hojas rectas y afiladas.
B) Tienen dimensiones reducidas y permiten alcanzar zonas de difícil acceso.
C) Tienen hojas curvas y romas.
D) Tienen hojas redondeadas y dentadas.

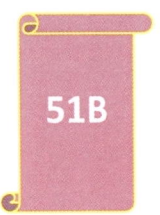

51B

B) Uso de jeringas de aire/agua o aparatos con chorro de bicarbonato. En la higiene de implantes, se debe evitar el uso de jeringas de aire/agua o aparatos con chorro de bicarbonato debido al peligro de enfisema. Estos dispositivos pueden causar daño a los tejidos blandos alrededor del implante.

52A

A) Diéresis, Exéresis, Síntesis y Auxiliar. El instrumental quirúrgico general en odontología se clasifica en cuatro categorías: Diéresis (corte), Exéresis (extracción), Síntesis (suturas) y Auxiliar (instrumentos de apoyo).

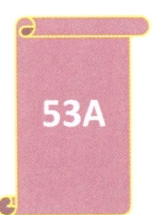

53A

A) Rectas, curvas, redondeadas, romas y afiladas. Las tijeras utilizadas en odontología pueden tener diferentes formas, como hojas rectas, curvas, redondeadas, romas y afiladas. Estas formas permiten adaptarse a diferentes necesidades de corte en procedimientos odontológicos.

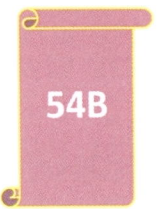

54B

B) Tiene doble angulación para corte de tejido blando en sitios poco accesibles. La tijera de Newman tiene doble angulación, lo que permite el corte de tejido blando en sitios poco accesibles. Esta característica facilita el acceso y manejo en áreas difíciles de alcanzar.

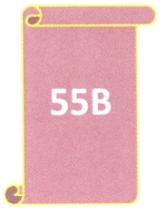

55B

B) Tienen dimensiones reducidas y permiten alcanzar zonas de difícil acceso. Las tijeras Castroviejo tienen dimensiones reducidas, lo que permite alcanzar zonas de difícil acceso. Esta característica facilita el manejo en áreas complicadas durante los procedimientos odontológicos.

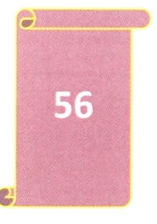

56

¿Cuál es la función principal del sindesmotomo ?

A) Limpiar las superficies dentales.
B) Separar el tejido de adherencia epitelial de la pieza dentaria.
C) Aplicar tratamientos periodontales.
D) Examinar la estructura interna del diente.

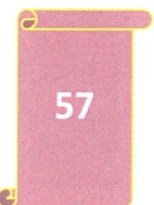

57

¿Cómo se llama la cureta quirúrgica que se utiliza para la eliminación de tejido de granulación y depósitos de cálculo subgingivales resistentes?

A) Prichard.
B) Cureta convencional universal.
C) Gracey.
D) Goldman-Fox.

58

Señala la correcta sobre los fórceps:

A) Los fórceps para maxilar superior son curvos sobre su borde.
B) Los fórceps para maxilar inferior son rectos.
C) Los fórceps para maxilar superior son curvos sobre su plano y en forma de bayoneta.
D) Los fórceps para maxilar inferior tienen bocados en forma de doble gotera.

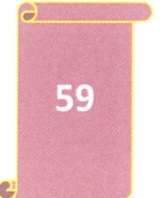

59

Características de los fórceps utilizados para el tercer molar en el maxilar inferior

A) Son rectos y curvos sobre su borde.
B) Son curvos sobre su plano.
C) Tienen bocados en forma de muescas semicirculares biseladas.
D) Presentan extremos angulados.

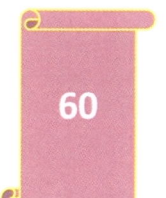

60

¿Qué características tienen los fórceps para incisivos y laterales en la arcada superior?

A) Curvos, con estrías en la parte activa.
B) Rectos, con estrías en la parte activa.
C) Angulados, con hojas dentarias cóncavas.
D) Curvos, con hojas dentarias lisas.

56B

B) Separar el tejido de adherencia epitelial de la pieza dentaria. El sindesmotomo es un instrumento utilizado para la separación del tejido de adherencia epitelial de la pieza dentaria antes de usar el instrumental de exéresis. Este proceso es crucial para preparar la pieza dentaria para la exodoncia, asegurando que el tejido de adherencia epitelial se separe adecuadamente sin causar daño adicional. La separación precisa del tejido permite una extracción más eficiente y menos traumática de la pieza dentaria.

57A

A) Prichard. Con su parte activa ancha, se utiliza para la eliminación de tejido de granulación y depósitos de cálculo subgingivales resistentes. Esta cureta es especialmente eficaz en la eliminación de tejido blando patológico y depósitos duros que se encuentran debajo de la línea de las encías, proporcionando una limpieza profunda y efectiva.

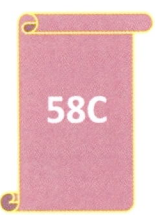

58C

C) Los fórceps para maxilar superior son rectos y curvos sobre su plano, y en forma de bayoneta. Esta característica les permite adaptarse mejor a la anatomía del maxilar superior. En cambio, los fórceps para maxilar inferior son curvos sobre su borde, a excepción de los utilizados para el tercer molar, que son curvos sobre su plano.

59B

B) Los fórceps utilizados para el tercer molar en el maxilar inferior son curvos sobre su plano. Esta curvatura específica permite un mejor acceso y manipulación del tercer molar, facilitando su extracción de manera segura y efectiva.

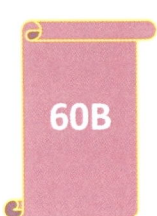

60B

B) Rectos, con estrías en la parte activa. Los fórceps para incisivos y laterales en la arcada superior son rectos y tienen estrías en la parte activa. Estas estrías ayudan a evitar el deslizamiento durante la extracción del diente.

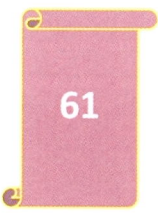

¿Cómo sellaman los fórceps para raíces superiores?

A) Cuerno de vaca.
B) Pico de loro.
C) Bayoneta.
D) Ataque frontal.

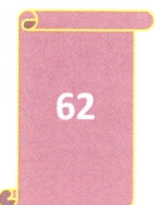

¿Qué tipo de fórceps se utiliza para los premolares en la arcada superior?

A) Rectos, con estrías en la parte activa.
B) Angulados, con hojas dentarias cóncavas y estrías longitudinales.
C) Curvos, con saliente punzante.
D) Rectos, con hojas dentarias lisas.

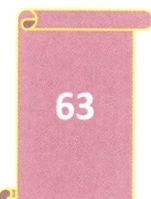

¿Qué ángulo forma la parte activa del fórceps para la extracción de incisivos inferiores con el mango?

A) 45°.
B) 60°.
C) 90°.
D) 110°.

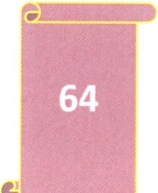

¿Qué tipo de fórceps se utiliza para la extracción de los cordales inferioresy qué características tienen?

A) Fórceps de cuerno de vaca, con hojas activas en forma de grafito terminado en punta fina.
B) Fórceps de pico de loro, con hojas activas en forma de grafito terminado en punta fina.
C) Fórceps rectos, con hojas activas en forma de cuerno de vaca.
D) Fórceps curvos, con hojas activas en forma de pico de loro.

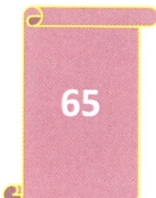

¿Para qué se usan los fórceps de cuerno de vaca?

A) Exodoncia dentaria, específicamente para maxilar inferior y molares derecha e izquierda.
B) Exodoncia dentaria, específicamente para incisivos maxilar superior.
C) Exodoncia dentaria, específicamente para cordales superiores.
D) Exodoncia dentaria, específicamente para raíces maxilar inferior.

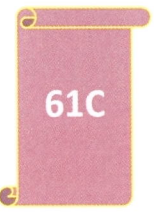

C) Bayoneta. Los fórceps llamados de bayoneta utilizados para raíces superiores tienen hojas que forman un ángulo marcado y son finas. Este diseño permite un mejor acceso y manipulación de las raíces superiores durante la extracción.

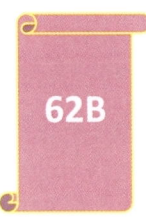

B) Angulados, con hojas dentarias cóncavas y estrías longitudinales. Los fórceps para premolares en la arcada superior presentan angulación, las hojas dentarias son cóncavas y tienen estrías longitudinales. Esta angulación y diseño permiten un mejor agarre y extracción de los premolares.

C) 90°. La parte activa del fórceps para la extracción de incisivos inferiores forma un ángulo de 90° con el mango. Este diseño permite colocar fácilmente los bocados o mordientes en el cuello dentario, facilitando la extracción.

B) Fórceps de pico de loro, con hojas activas en forma de grafito terminado en punta fina. Para la extracción de los cordales se utilizan fórceps de pico de loro, que pueden ser de uso lateral o frontal. Estos fórceps complementan el uso de cuerno de vaca y presentan en sus hojas un saliente para facilitar la sujeción del diente. Fórceps pico de loro de Bader es un instrumental dental indicado para la extracción para la **exodoncia dentaria**, específicamente para maxilar inferior y molares derecha e izquierda. Se caracteriza por su forma de pico de loro y por su mango con estrías para garantizar un agarre seguro.

A) Exodoncia dentaria, específicamente para maxilar inferior y molares derecha e izquierda. Los fórceps de cuerno de vaca presentan diferentes grados de angulación, pero la diferencia está en las hojas activas con forma de grafito terminado en punta fina. Estos fórceps son utilizados principalmente para la extracción de los cordales.

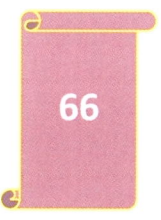

¿Cómo se clasifican los botadores según la forma de sus componentes?

A) Botadores rectos, botadores curvos y botadores angulados.
B) Botadores rectos, botadores en S y botadores en T.
C) Botadores rectos, botadores en L y botadores en T.
D) Botadores curvos, botadores en S y botadores en T.

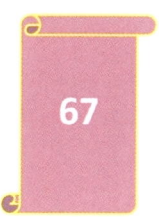

¿Para qué están diseñados los botadores en S?

A) Para llegar a los segmentos anteriores.
B) Para llegar a los segmentos posteriores.
C) Para llegar a los segmentos laterales.
D) Para llegar a los segmentos superiores.

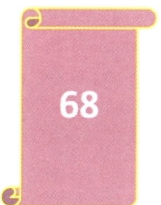

¿Cuál es la función principal de las limas para hueso o escofinas?

A) Cortar tejido blando.
B) Separar el tejido de adherencia epitelial.
C) Pulir y limar bordes óseos que han sufrido un trauma.
D) Remodelar el hueso.

¿Qué características tiene el porta-agujas de Castroviejo y cuándo es imprescindible utilizarlo?

A) Porta-agujas de muelle para suturas delicadas, imprescindible cuando se requiere un cuidado extremo de los tejidos y suturas finas de aguja corta.
B) Porta-agujas de muelle para suturas gruesas, imprescindible cuando se requiere un cuidado extremo de los tejidos y suturas finas de aguja larga.
C) Porta-agujas de muelle para suturas delicadas, imprescindible cuando se requiere un cuidado mínimo de los tejidos y suturas finas de aguja corta.
D) Porta-agujas de muelle para suturas gruesas, imprescindible cuando se requiere un cuidado mínimo de los tejidos y suturas finas de aguja larga.

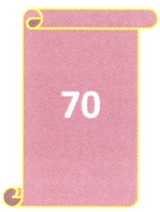

¿Qué características generales presentan los porta-agujas?

A) Parte activa lisa y sin excavación.
B) Parte activa curva y sin excavación.
C) Parte activa estriada y una excavación para mejorar el agarre de la aguja.
D) Parte activa recta y sin excavación.

66B

B) Botadores rectos, botadores en S y botadores en T. Los botadores se clasifican en botadores rectos, botadores en S y botadores en T según la forma de sus componentes. Cada tipo de botador tiene un diseño específico para adaptarse a diferentes necesidades de extracción dental.

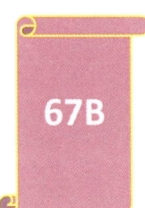

67B

B) Para llegar a los segmentos posteriores. Los botadores en S están diseñados para llegar a los segmentos posteriores. El tallo hace una curva de forma que la hoja forma respecto al mango un ángulo grande de más de 90°, permitiendo un mejor acceso a las áreas posteriores de la boca.

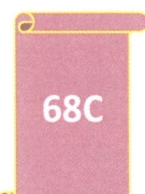

68C

C) Pulir y limar bordes óseos que han sufrido un trauma. La función principal de las limas para hueso o escofinas es pulir y limar bordes óseos que han sufrido un trauma en la técnica operatoria, para que posteriormente se pueda rehabilitar con una prótesis. Estas limas son de mango doble y presentan estrías o relieves característicos con una inclinación u orientación específica.

69A

A) Porta-agujas de muelle para suturas delicadas, imprescindible cuando se requiere un cuidado extremo de los tejidos y suturas finas de aguja corta. El porta-agujas de Castroviejo es un porta-agujas de muelle para suturas delicadas. Es imprescindible utilizarlo cuando se requiere un cuidado extremo de los tejidos y cuando se trabaja con suturas finas de aguja corta.

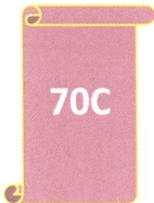

70C

C) Parte activa estriada y una excavación para mejorar el agarre de la aguja. Los porta-agujas presentan una parte activa estriada y una excavación para mejorar el agarre de la aguja. Estas características permiten un manejo seguro y preciso durante la sutura.

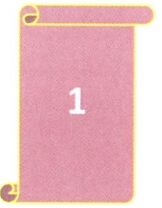

¿Cuándo comenzó a nombrarse el concepto de remineralización del esmalte y la dentina?

A) En la década de los años 60.
B) En la década de los años 70.
C) En la década de los años 80.
D) En la década de los años 90.

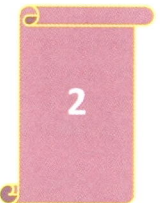

¿Cuáles son las medidas preventivas anti caries?

A) Uso de fluoruros y estimulación de calcio en la saliva.
B) Uso de antibióticos y enjuagues bucales.
C) Uso de cepillos eléctricos y pastas dentales blanqueadoras.
D) Uso de enjuagues bucales e hilo dental .

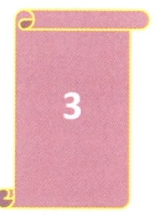

¿Cuál es una definición de Odontología mínimamente invasiva?

A) "Buscar la óptima salud oral mediante la extracción de dientes dañados".
B) "Buscar la óptima salud oral protegiendo de la destrucción la mayor cantidad posible de las diferentes estructuras que componen la cavidad oral".
C) "Buscar la óptima salud oral mediante tratamientos invasivos".
D) "Buscar la óptima salud oral sin respetar el tejido sano original".

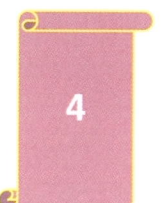

¿Qué componentes tiene el gel de fosfato acidulado al 1.23%?

A) Fluoruro de sodio, ácido fluorhídrico y ácido fosfórico.
B) Fluoruro de calcio, ácido clorhídrico y ácido sulfúrico.
C) Fluoruro de sodio, ácido clorhídrico y ácido fosfórico.
D) Fluoruro de calcio, ácido fluorhídrico y ácido sulfúrico.

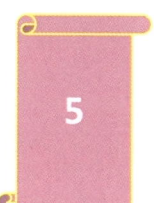

¿Cuál es una desventaja del NaF (fluoruro de sodio)?

A) No se puede poner en pacientes que no controlen la deglución.
B) No es efectivo en ambientes ácidos.
C) Tiene baja viscosidad en condiciones de almacenamiento.
D) Escurre fácilmente de la cubeta.

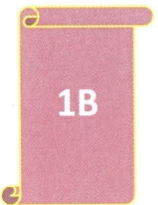

B) En la década de los años 70. El concepto de remineralización del esmalte y la dentina comenzó a nombrarse en la década de los años 70. Durante este período, se demostró que el tejido mineral del diente puede detener las lesiones cariosas si se encuentra en un ambiente sin ataque ácido y con sobresaturación de calcio en la saliva. Este descubrimiento fue fundamental para el desarrollo de nuevas estrategias preventivas contra la caries dental, enfocadas en la reparación natural del esmalte y la dentina.

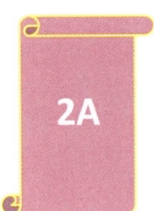

A) Uso de fluoruros y estimulación de calcio en la saliva. Las medidas preventivas anti caries mencionadas en el texto incluyen el uso de fluoruros y la estimulación de calcio en la saliva. Estas medidas se agregan al cepillado dental para impedir la desmineralización del esmalte y la dentina, inhibir la adherencia bacteriana y facilitar la remineralización. El uso de fluoruros ayuda a fortalecer el esmalte dental, mientras que la estimulación de calcio en la saliva contribuye a la reparación natural de las lesiones cariosas.

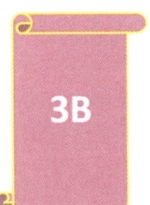

B) "Buscar la óptima salud oral protegiendo de la destrucción la mayor cantidad posible de las diferentes estructuras que componen la cavidad oral". La Odontología mínimamente invasiva se define como la búsqueda de la óptima salud oral protegiendo de la destrucción la mayor cantidad posible de las diferentes estructuras que componen la cavidad oral (dientes, hueso, encías, etc.), respetando sistemáticamente el tejido sano original. Este enfoque se centra en preservar las estructuras naturales y minimizar la intervención invasiva.

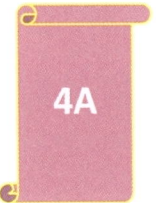

A) Fluoruro de sodio, ácido fluorhídrico y ácido fosfórico.
El gel de fosfato acidulado al 1.23% se compone de fluoruro de sodio, ácido fluorhídrico y ácido fosfórico. Este gel es actualmente el más utilizado en consultas dentales y se aplica con cubetas. Una de las ventajas del fluoruro de sodio (NaF) es que a pH más bajo, la captación de flúor por el esmalte es mayor, lo que mejora la efectividad del tratamiento. Además, el gel tiene una elevada viscosidad en condiciones de almacenamiento, pero se convierte en líquido bajo presión o fuerza de deslizamiento, lo que facilita su aplicación.

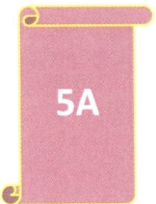

A) No se puede poner en pacientes que no controlen la deglución. Una desventaja del NaF (fluoruro de sodio) mencionada en el texto es que no se puede poner en pacientes que no controlen la deglución. Esto se debe a que el gel podría ser ingerido accidentalmente, lo que podría causar efectos adversos. Por lo tanto, su uso está limitado a pacientes que tienen la capacidad de controlar la deglución durante el tratamiento.

6

¿Cuál es la forma natural de reparación de las lesiones producidas por la caries dental?

A) Desmineralización.
B) Remineralización.
C) Adherencia bacteriana.
D) Fluorización.

7

¿Qué ventajas tiene el NaF (fluoruro de sodio) en comparación con los geles convencionales de metilcelulosa?

A) Menor viscosidad y mayor escurrimiento.
B) Mayor viscosidad y menor escurrimiento.
C) Menor estabilidad a pH bajo.
D) Mayor estabilidad a pH alto.

8

¿Cuál es el pH óptimo para la captación de flúor por el esmalte?

A) pH alto.
B) pH neutro.
C) pH bajo.
D) pH ácido.

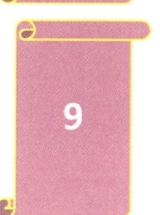

9

¿Por qué no se recomienda el uso de NaF en pacientes que no controlen la deglución?

A) Porque puede causar efectos adversos si se ingiere.
B) Porque no es efectivo en estos pacientes.
C) Porque tiene baja viscosidad.
D) Porque escurren fácilmente de la cubeta.

10

¿Cuál es el uso original del fosfosilicato sódico de calcio (Novamin®)?

A) Tratamiento de la caries dental.
B) Tratamiento de la hipersensibilidad dentinaria.
C) Tratamiento de la gingivitis.
D) Tratamiento de la periodontitis.

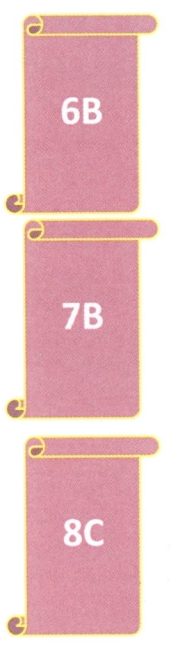

6B

B) Remineralización. La remineralización es la forma natural de reparación de las lesiones producidas por la caries dental. Este proceso implica la restauración del tejido mineral del diente mediante la incorporación de minerales como el calcio y el fosfato, que ayudan a fortalecer el esmalte y la dentina, deteniendo así el avance de las caries.

7B

B) Mayor viscosidad y menor escurrimiento. El NaF (fluoruro de sodio) tiene una elevada viscosidad en condiciones de almacenamiento, pero se convierte en líquido bajo presión o fuerza de deslizamiento. Además, es más estable a pH más bajo y no escurren de la cubeta tan fácilmente como los geles convencionales de metilcelulosa, lo que facilita su aplicación en tratamientos dentales.

8C

C) pH bajo. El pH óptimo para la captación de flúor por el esmalte es un pH bajo. A pH más bajo, la captación de flúor por el esmalte es mayor, lo que mejora la efectividad del tratamiento con fluoruro de sodio (NaF) y ayuda a fortalecer el esmalte dental.

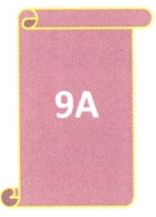

9A

A) Porque puede causar efectos adversos si se ingiere. No se recomienda el uso de NaF (fluoruro de sodio) en pacientes que no controlen la deglución porque el gel podría ser ingerido accidentalmente, lo que podría causar efectos adversos. Por lo tanto, su uso está limitado a pacientes que tienen la capacidad de controlar la deglución durante el tratamiento.

10B

B) Tratamiento de la hipersensibilidad dentinaria. El fosfosilicato sódico de calcio (Novamin®) se utilizó originalmente en el tratamiento de la hipersensibilidad dentinaria. Este compuesto logra la obturación química de los túbulos dentinarios, lo que ayuda a reducir la sensibilidad dental al bloquear los túbulos que transmiten las sensaciones al nervio del diente.

11

¿Qué elementos forman el fosfosilicato sódico de calcio (Novamin®)?

A) Calcio, sodio, fósforo y silicato.
B) Calcio, sodio, potasio y silicato.
C) Calcio, magnesio, fósforo y silicato.
D) Calcio, sodio, cloro y silicato.

12

¿Qué capa se forma cuando el fosfosilicato sódico de calcio (Novamin®) interactúa con los fluidos bucales?

A) Capa de fluoruro de calcio.
B) Capa de apatita hidroxicarbonatada.
C) Capa de fosfato de sodio.
D) Capa de silicato de calcio.

13

¿Cuáles son los componentes del Riva Star?

A) Fluoruro de sodio y yoduro de potasio.
B) Fluoruro de plata y yoduro de sodio.
C) Fluoruro de calcio y yoduro de sodio.
D) Fluoruro diamino de plata y yoduro de potasio.

14

¿Cuál es una desventaja del uso de fluoruro diamino de plata en el tratamiento de caries?

A) Puede causar reacciones alérgicas.
B) No es efectivo en dientes de leche.
C) No bloquea los túbulos dentinarios.
D) No tiene propiedades antibacterianas.

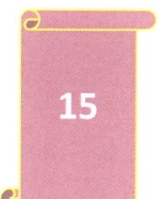

15

¿Cuál es una ventaja del fluoruro diamino de plata (FDP) en el tratamiento de caries?

A) No mancha los dientes.
B) Proporciona alivio instantáneo de la sensibilidad.
C) No tiene sabor metálico.
D) Es estéticamente agradable.

A) Calcio, sodio, fósforo y silicato. El fosfosilicato sódico de calcio (Novamin®) está compuesto por calcio, sodio, fósforo y silicato. Estos elementos interactúan con los fluidos bucales para formar una capa de apatita hidroxicarbonatada, que es estructural y químicamente similar al mineral natural del diente, ayudando así en la remineralización y prevención de la desmineralización.

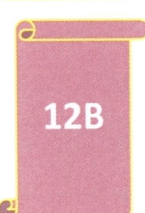

B) Capa de apatita hidroxicarbonatada. Cuando el fosfosilicato sódico de calcio (Novamin®) interactúa con los fluidos bucales, se forma una capa de apatita hidroxicarbonatada. Esta capa es estructural y químicamente similar al mineral natural del diente, lo que ayuda a reparar y fortalecer el esmalte y la dentina, contribuyendo a la remineralización.

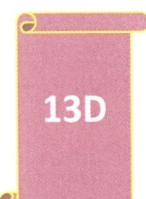

D) Fluoruro diamino de plata y yoduro de potasio. El Riva Star es una sustancia remineralizante que contiene fluoruro diamino de plata y yoduro de potasio. La acción combinada de estos componentes proporciona un control instantáneo en la progresión de la caries y bloquea los túbulos dentinarios, ofreciendo alivio instantáneo de la sensibilidad dental.

A) Puede causar reacciones alérgicas. Una desventaja del uso de fluoruro diamino de plata en el tratamiento de caries es que podría ocasionar reacciones alérgicas en algunos pacientes. Además, cuando se aplica sobre la superficie dental cariada, tiñe de negro el área tratada, lo que puede afectar la estética dental. También puede manchar los tejidos bucales y otras superficies de forma permanente.

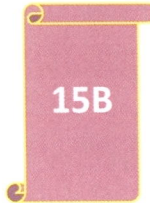

B) Proporciona alivio instantáneo de la sensibilidad. Una ventaja del fluoruro diamino de plata (FDP) es que proporciona alivio instantáneo de la sensibilidad dental. Al bloquear los túbulos dentinarios, el FDP ayuda a reducir la sensibilidad, lo que es especialmente útil en pacientes con hipersensibilidad dentinaria.

¿Qué sucede cuando el fluoruro diamino de plata se aplica sobre los elementos dentarios con caries?

A) Se ablanda la estructura del diente.
B) Se endurece la estructura ablandada del diente.
C) Se forma una capa de silicato .
D) B y C son correctas.

¿En qué tipo de pacientes es especialmente útil el uso de Riva Star?

A) Pacientes adultos.
B) Pacientes con llagas o aftas activas.
C) Bebés, niños pequeños y niños con necesidades especiales.
D) Pacientes con caries profundas.

¿Cuál es una desventaja estética del uso de fluoruro diamino de plata?

A) Hace grietas en dientes temporales.
B) Puede manchar los tejidos bucales.
C) No bloquea los túbulos dentinarios.
D) No tiene propiedades antibacterianas.

¿Por qué no se debe utilizar fluoruro diamino de plata en pacientes con caries muy profundas?

A) Porque no es efectivo en estos casos.
B) Porque puede causar reacciones alérgicas.
C) Porque puede manchar los dientes.
D) Porque las caries han llegado a la pulpa dental.

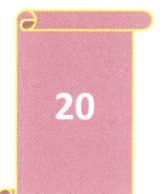

¿Cuál es la ventaja del barniz de flúor, fluoruro de sodio, al estar mezclado con resinas?

A) Es menos pegajoso.
B) Se disuelve rápidamente en la saliva.
C) Tiene un sabor agradable.
D) Se mantiene adherido al esmalte dental por varias horas.

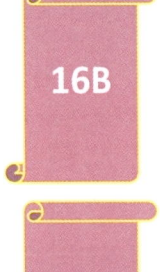

B) Se endurece la estructura ablandada del diente. Cuando el fluoruro diamino de plata se aplica sobre los elementos dentarios con caries, se endurece la estructura ablandada del diente. Esto ayuda a detener o retrasar el avance del deterioro dental, proporcionando una protección adicional contra la proliferación de nuevas bacterias y remineralizando el diente.

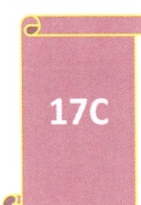

C) Bebés, niños pequeños y niños con necesidades especiales. El uso de Riva Star es especialmente útil en bebés, niños pequeños y niños con necesidades especiales. Esto se debe a que el tratamiento consiste en pincelar el material sobre la lesión de la caries, lo que desencadena la muerte de las bacterias productoras de caries de manera rápida y efectiva, sin necesidad de procedimientos invasivos.

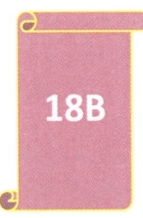

B) Puede manchar los tejidos bucales. Una desventaja estética del uso de fluoruro diamino de plata es que puede manchar los tejidos bucales. Además, cuando se aplica sobre la superficie dental cariada, tiñe de negro el área tratada, lo que puede afectar la apariencia estética del diente. También puede manchar otras superficies de forma permanente, como ropa o juguetes.

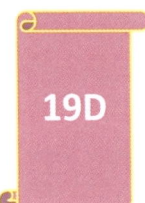

D) Porque las caries han llegado a la pulpa dental. No se debe utilizar fluoruro diamino de plata en pacientes con caries muy profundas porque estas caries han llegado a la pulpa dental. En estos casos, el tratamiento con FDP no sería adecuado, ya que se requiere un tratamiento más invasivo para abordar la infección y el daño en la pulpa dental.

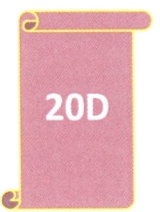

D) Se mantiene adherido al esmalte dental por varias horas. El barniz de flúor, fluoruro de sodio, al estar mezclado con resinas, tiene una consistencia pegajosa que le permite mantenerse adherido al esmalte dental por varias horas. Esto asegura una exposición prolongada del esmalte al flúor, aumentando su efectividad en la prevención de caries.

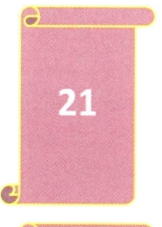

¿Cuál es una ventaja del barniz de flúor en términos de seguridad?

A) Tiene un sabor agradable.
B) Se disuelve rápidamente en la saliva.
C) Hay un mínimo riesgo de ingestión y toxicidad.
D) No afecta el pH de la boca.

¿Qué es el xilitol y de dónde se extrae?

A) Un polialcohol extraído de frutas y verduras.
B) Un polialcohol extraído de plantas y vegetales como el xilano o la corteza de abedul.
C) Un polialcohol extraído de algas marinas.
D) Un polialcohol extraído de raíces y tubérculos.

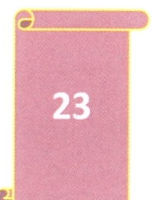

¿Por qué es recomendado el xilitol para personas que padecen diabetes?

A) Porque no afecta los niveles de insulina y lo hace de forma leve a los niveles de azúcar en sangre.
B) Porque aumenta los niveles de insulina.
C) Porque tiene un alto índice glucémico.
D) Porque reduce la producción de insulina.

¿Cómo contribuye el xilitol a la prevención de la desmineralización del esmalte?

A) Aumenta la producción de ácido por parte de las bacterias.
B) Reduce la producción de ácido por parte de las bacterias.
C) Aumenta la adhesión de bacterias.
D) Disminuye la segregación de saliva.

¿Cómo ayuda el xilitol a regular el pH de la boca?

A) Aumenta la producción de ácido.
B) Disminuye la segregación de saliva.
C) Contribuye a segregar saliva.
D) Aumenta la adhesión de bacterias.

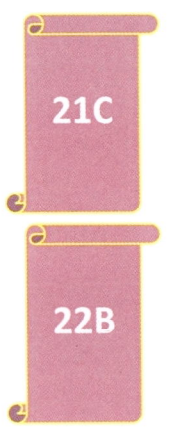

C) Hay un mínimo riesgo de ingestión y toxicidad. Una ventaja del barniz de flúor es que, al ser tan pegajoso, hay un mínimo riesgo de ingestión y toxicidad. Esto lo hace seguro para su uso en pacientes, ya que reduce la posibilidad de que el flúor sea ingerido accidentalmente durante su aplicación.

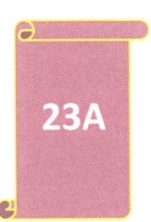

B) Un polialcohol extraído de plantas y vegetales como el xilano o la corteza de abedul. El xilitol es un polialcohol que se extrae de plantas y vegetales como el xilano o la corteza de abedul. Este compuesto tiene propiedades bacteriostáticas frente al S.Mutans en placa y saliva, ayudando a prevenir la caries y otras complicaciones bucales.

A) Porque no afecta los niveles de insulina y lo hace de forma leve a los niveles de azúcar en sangre. El xilitol es recomendado para personas que padecen diabetes porque no afecta los niveles de insulina y lo hace de forma leve a los niveles de azúcar en sangre. Su índice glucémico es de 7, lo que lo convierte en una opción segura para el control de la glucosa en personas diabéticas.

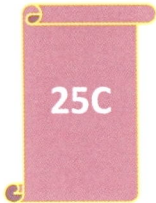

B) Reduce la producción de ácido por parte de las bacterias. El xilitol contribuye a la prevención de la desmineralización del esmalte al reducir la producción de ácido por parte de las bacterias implicadas en la caries dental. Al frenar la producción de ácido, el xilitol ayuda a mantener el esmalte dental más resistente y menos susceptible a la desmineralización.

C) Contribuye a segregar saliva. El xilitol ayuda a regular el pH de la boca al contribuir a segregar saliva. La saliva es encargada de controlar los ácidos en la boca, evitando la desmineralización del esmalte y manteniendo un ambiente oral saludable.

¿Qué son los selladores de fosas y fisuras?

A) Medida de prevención de caries en adultos.
B) Medida de prevención de caries en niños.
C) Tratamiento de la hipersensibilidad dentinaria.
D) Tratamiento de la gingivitis.

¿En qué edades se aplica el sellador de fosas y fisuras en niños?

A) Entre los 3 y 6 años.
B) Entre los 6 y 12 años.
C) Entre los 12 y 18 años.
D) Entre los 18 y 24 años.

¿Cuál es una contraindicación para el uso de selladores de fosas y fisuras?

A) Dientes con caries incipiente de fisura limitada a esmalte.
B) Dientes sanos.
C) Dientes con surcos profundos.
D) Dientes con caries interproximal.

¿Cuál es el primer paso en el modo de aplicación de los selladores de fosas y fisuras?

A) Aplicar el sellador.
B) Polimerizar durante 60 segundos.
C) Limpiar con cepillo de profilaxis sin pasta.
D) Grabar durante 30 segundos con ácido.

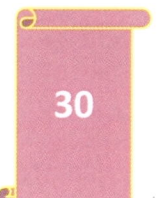

¿Cuál es una indicación para aplicar selladores de fosas y fisuras a nivel individual?

A) Dientes con caries clínica detectable con sonda.
B) Dientes con una morfología oclusal susceptible a la caries.
C) Dientes con caries interproximal.
D) Dientes sin surcos profundos.

B) Medida de prevención de caries en niño. Los selladores de fosas y fisuras son una medida de prevención de caries en niños. Consisten en "allanar" las fositas o depresiones de la cara oclusal de los molares para evitar que se acumulen restos de comida en esos huecos. Estas áreas son especialmente susceptibles a la adhesión bacteriana y, por lo tanto, a la formación de caries. Al aplicar selladores, se crea una barrera protectora que impide que los restos de comida y las bacterias se alojen en estas zonas, reduciendo significativamente el riesgo de caries.

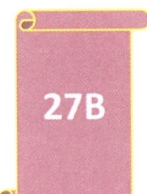

B) Entre los 6 y 12 años. El sellador de fosas y fisuras se aplica en primeros y segundos molares en niños con edades comprendidas entre los 6 y 12 años. Esta es la etapa en la que los molares permanentes están erupcionando y son más susceptibles a la acumulación de restos de comida y la adhesión bacteriana. Aplicar selladores durante este período crítico ayuda a proteger los dientes mientras se desarrollan y maduran, proporcionando una defensa efectiva contra la caries dental.

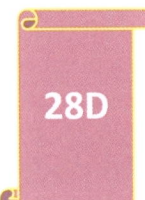

D) Dientes con caries interproximal. Una contraindicación para el uso de selladores de fosas y fisuras es que los dientes tengan caries interproximal. En estos casos, el sellador no sería efectivo, ya que la caries interproximal requiere un tratamiento diferente y más específico. Además, los selladores están diseñados para prevenir caries en las superficies oclusales, no para tratar caries ya existentes en las áreas interproximales.

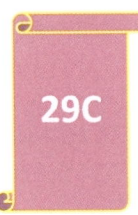

C) Limpiar con cepillo de profilaxis sin pasta. El primer paso en el modo de aplicación de los selladores de fosas y fisuras es limpiar con cepillo de profilaxis sin pasta, especialmente si contiene flúor. Este paso es crucial para asegurar que la superficie dental esté libre de residuos antes de proceder con los siguientes pasos del tratamiento. Una limpieza adecuada garantiza que el sellador se adhiera correctamente al esmalte dental, proporcionando una protección efectiva contra la caries.

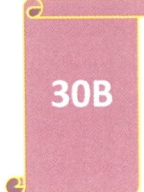

B) Dientes con una morfología oclusal susceptible a la caries. Una indicación para aplicar selladores de fosas y fisuras a nivel individual es que los dientes tengan una morfología oclusal susceptible a la caries, es decir, aquellos molares con surcos profundos. Estos dientes son más propensos a la acumulación de placa y restos de comida, lo que aumenta el riesgo de caries. Aplicar selladores en estos dientes ayuda a protegerlos y prevenir la formación de caries.

31

¿Cuál es una indicación para aplicar selladores de fosas y fisuras a nivel comunitario?

A) Primeros molares permanentes en niños de 6 a 10 años.
B) Dientes con caries clínica detectable con sonda.
C) Dientes con caries interproximal.
D) Dientes sin surcos profundos.

32

¿Por qué es importante aplicar selladores en molares hasta los 4 años tras su erupción?

A) Porque los molares son más resistentes en esta etapa.
B) Porque los molares no tienen surcos profundos en esta etapa.
C) Porque coincide con la fase de maduración posteruptiva del esmalte.
D) Porque los molares no están expuestos a caries en esta etapa.

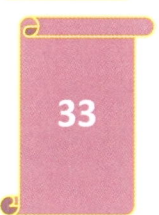

33

¿Cuál es una indicación para aplicar selladores en pacientes con hipoplasias o fracturas de esmalte?

A) Para tratar caries interproximal.
B) Para prevenir la acumulación de placa en las áreas afectadas.
C) Para aumentar la sensibilidad dental.
D) Para eliminar las caries existentes.

34

¿Cuál es el propósito de grabar los dientes con ácido durante la aplicación de selladores?

A) Para limpiar los dientes.
B) Para eliminar las caries.
C) Para reducir la sensibilidad dental.
D) Para aumentar la adhesión del sellador al esmalte.

35

¿Por qué es importante evaluar el sellador después de su aplicación?

A) Para asegurarse de que el sellador esté correctamente aplicado.
B) Para eliminar cualquier exceso de sellador.
C) Para verificar que no haya burbujas de aire.
D) Todas las anteriores.

233

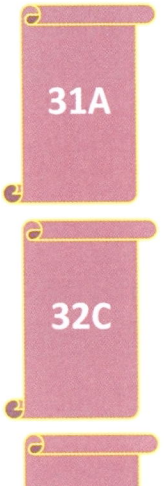

A) Primeros molares permanentes en niños de 6 a 10 años. Una indicación para aplicar selladores de fosas y fisuras a nivel comunitario es en primeros molares permanentes en niños de 6 a 10 años. Esta medida preventiva se aplica en una población más amplia para proteger los dientes de los niños durante una etapa crítica de desarrollo dental, ayudando a reducir la incidencia de caries en la comunidad.

C) Porque coincide con la fase de maduración posteruptiva del esmalte. importante aplicar selladores en molares hasta los 4 años tras su erupción porque coincide con la fase de maduración posteruptiva del esmalte. Durante esta fase, el esmalte es más susceptible a la desmineralización y a la formación de caries. Aplicar selladores en esta etapa ayuda a proteger los dientes mientras el esmalte se fortalece y madura.

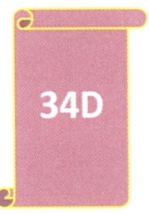

B) Para prevenir la acumulación de placa en las áreas afectadas. Aplicar selladores en pacientes con hipoplasias o fracturas de esmalte es indicado para prevenir la acumulación de placa en las áreas afectadas. Las hipoplasias y fracturas pueden crear superficies irregulares que son más propensas a la acumulación de placa y restos de comida, aumentando el riesgo de caries. Los selladores ayudan a suavizar estas superficies y a protegerlas contra la caries.

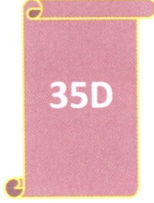

D) Para aumentar la adhesión del sellador al esmalte. El propósito de grabar los dientes con ácido durante la aplicación de selladores es aumentar la adhesión del sellador al esmalte. El grabado crea una superficie rugosa en el esmalte, lo que mejora la retención del sellador y asegura que se adhiera correctamente, proporcionando una protección efectiva contra la caries.

D) Todas las anteriores. Es importante evaluar el sellador después de su aplicación para asegurarse de que esté correctamente aplicado, eliminar cualquier exceso de sellador y verificar que no haya burbujas de aire. Esta evaluación final garantiza que el sellador proporcionará una protección efectiva contra la caries y que el tratamiento ha sido realizado correctamente.

36

¿Cuál es el primer estadio de la Odontología mínimamente invasiva?

A) Diagnóstico precoz de la enfermedad
B) Tratamiento de la enfermedad
C) Prevención de la enfermedad
D) Investigación de mecanismos fisiopatológicos

37

¿Qué se busca en el tercer estadio de la Odontología mínimamente invasiva cuando la patología ya se ha instaurado?

A) Tratar la enfermedad de manera invasiva.
B) Tratar la enfermedad afectando la menor cantidad de tejido posible.
C) Eliminar todas las estructuras naturales.
D) Aumentar la destrucción del tejido sano.

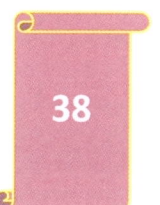

38

¿Qué se busca lograr en el primer estadio de la Odontología mínimamente invasiva?

A) Diagnosticar la enfermedad lo antes posible.
B) Tratar la enfermedad de manera invasiva.
C) Evitar que se presente la enfermedad mediante la prevención.
D) Investigar los mecanismos fisiopatológicos de las enfermedades.

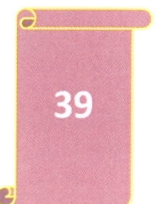

39

¿Qué papel juegan las campañas de información y sensibilización en la prevención de enfermedades bucales?

A) Aumentan la incidencia de enfermedades bucales.
B) Eliminan la necesidad de tratamientos preventivos.
C) Ayudan a prevenir enfermedades bucales mediante la educación y la eliminación de hábitos nocivos.
D) No tienen ningún impacto en la salud bucal.

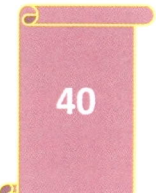

40

¿Cuál es el objetivo del diagnóstico precoz en la Odontología mínimamente invasiva?

A) Tratar la enfermedad de manera invasiva.
B) Identificar la enfermedad lo antes posible para conseguir una situación reversible.
C) Adelantarse haciendo una intervención invasiva antes que la situación pueda ir a más.
D) Identificar la enfermedad lo antes posible para conseguir una situación reversible.

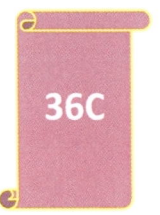

C) Prevención de la enfermedad. El primer estadio de la Odontología mínimamente invasiva se centra en la prevención de la enfermedad. Este estadio busca evitar que se presente la enfermedad mediante técnicas de fluorización, control de la dieta alimentaria, educación bucodental del paciente, y eliminación de hábitos nocivos. La prevención es la forma menos invasiva de tratamiento, ya que se logra que no se manifieste ninguna patología.

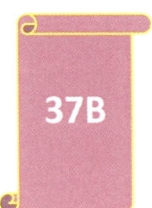

B) Tratar la enfermedad afectando la menor cantidad de tejido posible. En el tercer estadio de la Odontología mínimamente invasiva, cuando la patología ya se ha instaurado, se busca tratar la enfermedad afectando la menor cantidad de tejido posible. Este enfoque preserva las estructuras naturales y utiliza tratamientos que minimizan la invasión, proporcionando una solución terapéutica que respeta el tejido sano original.

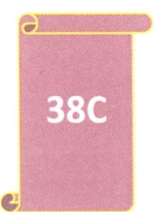

C) Evitar que se presente la enfermedad mediante la prevención. En el primer estadio de la Odontología mínimamente invasiva se busca evitar que se presente la enfermedad mediante la prevención. Esto incluye técnicas de fluorización, control de la dieta alimentaria, educación bucodental del paciente y eliminación de hábitos nocivos. La prevención es la forma menos invasiva de tratamiento, ya que se logra que no se manifieste ninguna patología.

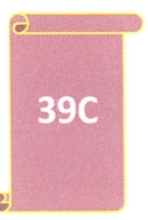

C) Ayudan a prevenir enfermedades bucales mediante la educación y la eliminación de hábitos nocivos. Las campañas de información y sensibilización juegan un papel importante en la prevención de enfermedades bucales al educar a la población sobre la importancia de la salud bucal y la eliminación de hábitos nocivos como el consumo de alcohol y tabaco. Estas campañas ayudan a reducir la incidencia de enfermedades bucales y promueven prácticas saludables.

B) Identificar la enfermedad lo antes posible para conseguir una situación reversible. El objetivo del diagnóstico precoz en la Odontología mínimamente invasiva es identificar la enfermedad lo antes posible para conseguir una situación reversible. Cuanto antes se diagnostique una enfermedad, más fácil y rápido será tratarla, lo que permite intervenir de manera menos invasiva y preservar el tejido sano.

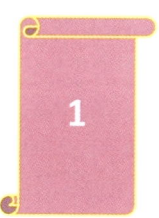

¿Qué es una infección?

A) La invasión y multiplicación de microorganismos en el cuerpo.
B) La respuesta del cuerpo a una herida.
C) La producción de anticuerpos.
D) La eliminación de toxinas.

¿Qué es la asepsia?

A) La presencia de microorganismos en un ambiente.
B) La ausencia de microorganismos o materia séptica.
C) La eliminación de todos los microorganismos de un objeto.
D) La desinfección de superficies con productos químicos.

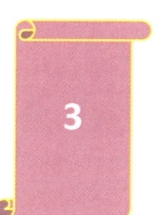

¿Cuál es el objetivo principal de la asepsia sanitaria?

A) Destruir todos los microorganismos presentes en un ambiente.
B) Prevenir la propagación de infecciones.
C) Esterilizar equipos médicos.
D) Utilizar antisépticos en el cuerpo.

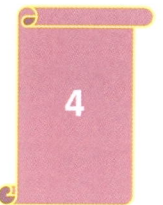

¿Cuál de los siguientes productos NO es un antiséptico?

A) Alcohol etílico.
B) Clorhexidina.
C) Povidona.
D) Agua destilada.

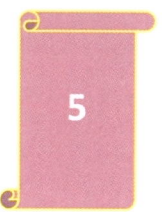

¿Cuál es la diferencia principal entre asepsia y antisepsia?

A) La asepsia se centra en la desinfección y la antisepsia en la prevención.
B) La asepsia se centra en la prevención y la antisepsia en la desinfección.
C) La asepsia utiliza productos químicos y la antisepsia no.
D) La antisepsia se aplica solo en quirófanos.

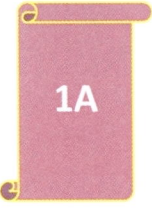

A) La invasión y multiplicación de microorganismos en el cuerpo. Una infección se refiere a la invasión y multiplicación de microorganismos como bacterias, virus u hongos en el cuerpo. Estos microorganismos, conocidos como agentes patógenos, pueden provocar una respuesta local o general en el organismo. La infección no siempre resulta en una enfermedad infecciosa, ya que el cuerpo tiene mecanismos de defensa para combatir estos agentes. Sin embargo, si los patógenos superan estas defensas, pueden causar síntomas y signos clínicos, resultando en una enfermedad infecciosa.

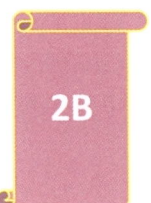

B) La ausencia de microorganismos o materia séptica. La asepsia se define como la ausencia de microorganismos patógenos o materia séptica. Este concepto está asociado a un conjunto de procedimientos que evitan la introducción de gérmenes en otros organismos, ambientes u objetos. La asepsia se basa en la prevención y su finalidad es evitar la propagación de infecciones. Técnicas que garantizan la ausencia de gérmenes o microorganismos infecciosos incluidas sus formas de resistencia o Esporas, tanto en superficie como en profundidad, de los materiales expuestos o de los seres vivos. Asepsia se consigue mediante métodos de Esterilización.

B) Prevenir la propagación de infecciones. La asepsia médica incluye prácticas diseñadas para prevenir la propagación de infecciones. Su objetivo es evitar que los microorganismos que provocan enfermedades se transmitan a otros pacientes o al personal sanitario, mediante medidas de limpieza, desinfección y uso de equipos de protección personal.

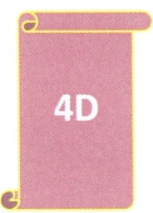

D) Agua destilada. El agua destilada no es un antiséptico. Los antisépticos son productos químicos como el alcohol etílico, la clorhexidina y la povidona, que se utilizan para destruir o inhibir microorganismos en la piel y otros tejidos.

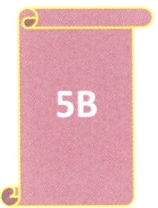

B) La asepsia se centra en la prevención y la antisepsia en la desinfección. La asepsia se enfoca en la prevención de contaminación por microorganismos en objetos y superficie inanimados (instrumental, quirófanos...) mediante el uso de elementos de protección, limpieza preventiva, esterilización, mientras que la antisepsia se centra en la desinfección de un lugar con el objetivo de destruir o reducir microorganismos en tejidos vivos (piel y mucosas)utilizando antisépticos y enfocándose en la desinfección de personas. Ambos conceptos son complementarios para garantizar un ambiente seguro.

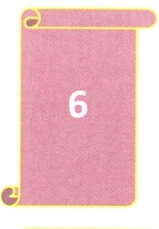

6

¿Qué medida se popularizó después de la pandemia como ejemplo de producto antiséptico?

A) Clorhexidina.
B) Gel hidro-alcohólico.
C) Povidona.
D) Tintura de yodo.

7

¿Qué técnica elimina por completo los gérmenes patógenos?

A) Limpieza exhaustiva y profunda.
B) Desinfección.
C) Esterilización.
D) Asepsia.

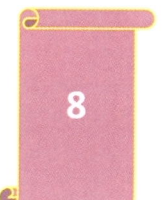

8

¿Qué es la desinfección?

A) Proceso que elimina todos los microorganismos, incluidas las esporas.
B) Técnica de saneamiento que destruye los gérmenes patógenos, impidiendo su propagación.
C) Aplicación de antisépticos en la piel.
D) Limpieza de superficies con agua y jabón.

9

¿Qué característica NO es deseable en un desinfectante?

A) Ser biodegradable.
B) Ser tóxico e irritante.
C) Tener bajo coste.
D) Tener un tiempo de actuación corto.

10

¿Qué es una endemia?

A) La presencia constante de una enfermedad transmisible en una zona geográfica.
B) Un aumento inesperado en el número de casos de una enfermedad.
C) Una epidemia que traspasa las fronteras de un país.
D) La eliminación completa de microorganismos en un ambiente.

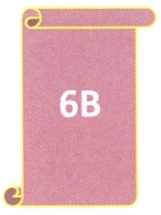

B) Gel hidro-alcohólico. Después de la pandemia, el uso del gel hidro-alcohólico se popularizó como una medida antiséptica efectiva para la desinfección de manos, ayudando a prevenir la propagación de infecciones.

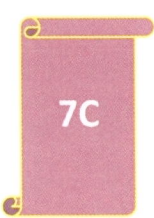

C) Esterilización. La esterilización es la técnica que elimina por completo los gérmenes patógenos. A diferencia de la desinfección y la limpieza, que solo reducen la cantidad de microorganismos, la esterilización asegura la eliminación total de todos los gérmenes presentes.

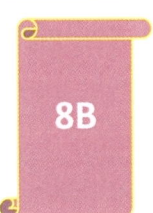

B) Técnica de saneamiento que destruye los gérmenes patógenos, impidiendo su propagación. La desinfección es una técnica de saneamiento que tiene como objetivo destruir los gérmenes patógenos y evitar su propagación. Aunque elimina la mayoría de los microorganismos, no es efectiva contra las esporas. Es una técnica común en el medio hospitalario y se aplica a personas, animales, superficies y objetos.

B) Ser tóxico e irritante. Un desinfectante no debe ser tóxico ni irritante para el usuario, ni corrosivo para el material y los tejidos. Debe ser seguro y eficaz, con un alto poder desinfectante, tiempo de actuación corto, estabilidad, alta solubilidad, ser biodegradable, de bajo coste y fácil conservación.

A) La presencia constante de una enfermedad transmisible en una zona geográfica. Una endemia es la presencia constante de una enfermedad transmisible en una zona geográfica específica. Esto significa que la enfermedad está siempre presente en esa área, aunque no necesariamente en grandes cantidades.

11

¿Qué desinfectante es conocido por su alta potencia pero no destruye todas las esporas?

A) Alcohol etílico 70° (etanol).
B) Fenol.
C) Peróxido de hidrógeno.
D) Hipoclorito de sodio.

12

¿Qué agente químico se utiliza para la esterilización sumergiendo los instrumentos durante 12 horas?

A) Ácido peracético.
B) Glutaraldehido al 2%.
C) Formaldehido al 8%.
D) Clorhexidina al 2%.

13

¿Qué es una infestación?

A) La presencia de parásitos en el huésped.
B) La invasión de bacterias en el cuerpo.
C) La infección por hongos.
D) La infección por virus.

14

¿Qué diferencia hay entre infección e infestación?

A) La infección es causada por parásitos y la infestación por bacterias.
B) La infección es causada por microorganismos y la infestación por parásitos.
C) La infección no causa síntomas y la infestación sí.
D) No hay diferencia, son términos sinónimos.

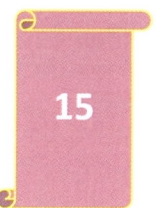

15

¿Por qué es importante el secado del material sanitario después de la limpieza?

A) Para evitar la corrosión y el deterioro del material.
B) Para eliminar todos los microorganismos.
C) Para reducir el tiempo de limpieza.
D) Para mejorar la apariencia del material.

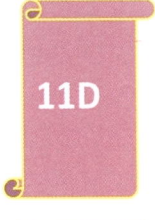

D) Hipoclorito de sodio. El hipoclorito de sodio es conocido por su alta potencia como desinfectante, pero no es capaz de destruir todas las esporas. Es de bajo coste y tiene una acción rápida, pero es corrosivo para metales y puede deteriorar algunos plásticos y caucho.

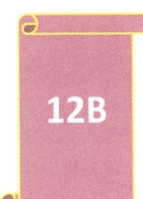

B) Glutaraldehído al 2%. El glutaraldehido al 2% se utiliza para la esterilización sumergiendo los instrumentos durante 12 horas. Es un agente químico eficaz para eliminar microorganismos y garantizar la seguridad de los instrumentos médicos.

A) La presencia de parásitos en el huésped. La infestación se refiere a la penetración y presencia de parásitos en el huésped. Los parásitos son organismos más complejos que bacterias, virus y hongos, e incluyen protozoos y metazoos. Ejemplos de infestaciones incluyen la malaria (causada por el protozoo Plasmodium) y las infecciones por lombrices.

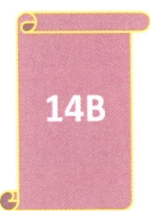

B) La infección es causada por microorganismos y la infestación por parásitos. La infección se refiere a la invasión de microorganismos como bacterias, virus y hongos, mientras que la infestación se refiere a la presencia de parásitos como protozoos y metazoos en el huésped. Ambos pueden ser asintomáticos o causar enfermedades.

A) Para evitar la corrosión y el deterioro del material. El secado del material sanitario es crucial para evitar la corrosión y el deterioro del material. La humedad puede favorecer la proliferación de microorganismos y comprometer las condiciones de almacenamiento o tratamiento posterior del instrumental. El secado debe realizarse inmediatamente después del aclarado, utilizando estufas de calor, pistolas de aire a presión o paños apropiados.

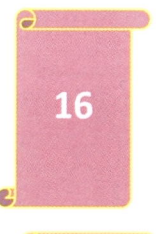

16

¿Cuál es la diferencia principal entre desinfección y esterilización?

A) La desinfección elimina todos los microorganismos, incluidas las esporas.
B) La desinfección solo se aplica a superficies inertes.
C) La esterilización elimina todos los microorganismos, incluidas las esporas.
D) La esterilización solo se aplica a tejidos vivos.

17

¿Qué son los antisépticos bacteriostáticos?

A) Sustancias que destruyen los microorganismos.
B) Sustancias que frenan el crecimiento de los microorganismos.
C) Sustancias que eliminan toda la suciedad visible.
D) Sustancias que solo se utilizan en superficies inertes.

18

¿Qué son los antisépticos bactericidas?

A) Sustancias que frenan el crecimiento de los microorganismos.
B) Sustancias que solo se utilizan en superficies inertes.
C) Sustancias que eliminan toda la suciedad visible.
D) Sustancias que destruyen los microorganismos de manera irreversible.

19

¿Qué es un desinfectante fungicida?

A) Una sustancia que inhibe el crecimiento de los hongos.
B) Una sustancia que destruye o mata los hongos.
C) Una sustancia que solo se utiliza en tejidos vivos.
D) Una sustancia que elimina toda la suciedad visible.

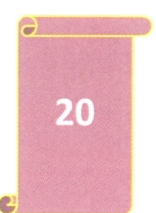

20

¿Qué es la povidona yodada?

A) Un desinfectante de bajo nivel.
B) Un desinfectante de alto nivel.
C) Un desinfectante de nivel intermedio.
D) Un desinfectante que solo se utiliza en superficies inertes.

C) La esterilización elimina todos los microorganismos, incluidas las esporas. La esterilización es un proceso que elimina todos los microorganismos, incluidas las esporas, logrando un estado de asepsia total. Se utiliza en materiales e instrumentos que deben estar completamente libres de patógenos, como el instrumental quirúrgico. La desinfección, por otro lado, reduce la carga microbiana a niveles seguros pero no necesariamente elimina todas las esporas.

B) Sustancias que frenan el crecimiento de los microorganismos. Los antisépticos bacteriostáticos son sustancias que frenan el crecimiento de los microorganismos. Este procedimiento es reversible, lo que significa que cuando la sustancia bacteriostática deja de estar presente, los microorganismos pueden volver a reproducirse.

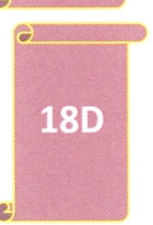

D) Sustancias que destruyen los microorganismos de manera irreversible. Los antisépticos bactericidas son sustancias que provocan la destrucción de los microorganismos de manera irreversible. Esto significa que los microorganismos no pueden volver a reproducirse después de la aplicación del bactericida.

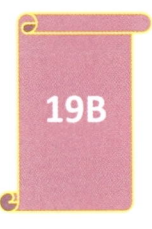

B) Una sustancia que destruye o mata los hongos. Un desinfectante fungicida es una sustancia que destruye o mata los hongos, incluidas las levaduras y sus esporas. Los fungicidas son utilizados para eliminar hongos de superficies u objetos, previniendo infecciones fúngicas.

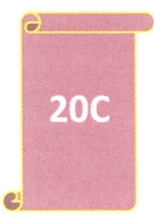

C) Un desinfectante de nivel intermedio. La povidona yodada es un desinfectante de nivel intermedio que destruye las formas vegetativas de las bacterias, la mayoría de virus y hongos, y el bacilo de la tuberculosis. No destruye esporas bacterianas resistentes. Se utiliza comúnmente en la desinfección de material semicrítico y no crítico.

21

¿Qué es el glutaraldehido?

A) Un desinfectante de bajo nivel.
B) Un desinfectante de nivel intermedio.
C) Un desinfectante de alto nivel.
D) Un aceite específico para los equipos rotatorios.

22

¿Qué es la clorhexidina?

A) Un desinfectante de bajo nivel.
B) Un desinfectante de nivel intermedio.
C) Un desinfectante de alto nivel.
D) Un desinfectante que solo se utiliza en superficies inertes.

23

¿Cómo actúan los alcoholes como desinfectantes?

A) Oxidando las proteínas bacterianas.
B) Desnaturalizando o destruyendo las proteínas celulares.
C) Alterando la permeabilidad de la membrana.
D) Inhibiendo el crecimiento de los microorganismos.

24

¿El hipoclorito sódico es comúnmente conocido como?

A) Alcohol isopropílico.
B) Lejía.
C) Glutaraldehído.
D) Fenol.

25

¿Qué es la esterilización?

A) Una técnica que elimina solo los gérmenes patógenos.
B) Una técnica que destruye todos los microorganismos vivos y sus formas de resistencia.
C) Una técnica que solo se aplica a tejidos vivos.
D) Una técnica que limpia superficialmente los objetos.

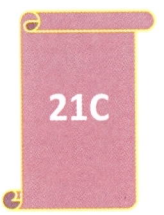

C) Un desinfectante de alto nivel. El glutaraldehido es un desinfectante de alto nivel que destruye todas las formas vegetativas de los microorganismos, incluido el bacilo de la tuberculosis y algunas esporas bacterianas. Puede ser utilizado como esterilizante si se deja actuar sobre el material durante un tiempo prolongado (8-10 horas).

A) Un desinfectante de bajo nivel. La clorhexidina es un desinfectante de bajo nivel que destruye la mayoría de las formas vegetativas de las bacterias, algunos hongos y virus, pero no destruye microorganismos resistentes como el bacilo de la tuberculosis o las esporas bacterianas. Se utiliza comúnmente en la desinfección de material no crítico.

B) Desnaturalizando o destruyendo las proteínas celulares. Los alcoholes, como el etanol y el isopropanol, actúan desnaturalizando o destruyendo las proteínas celulares de los microorganismos. Esto los hace efectivos para la desinfección de manos, instrumentos de filo, termómetros y piel. Sin embargo, no son esporicidas ni viricidas y pueden irritar la piel si se dejan por mucho tiempo.

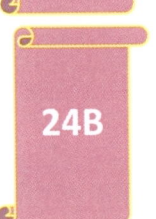

B) Lejía. El hipoclorito sódico es comúnmente conocido como lejía. Es una solución acuosa utilizada ampliamente como desinfectante debido a su capacidad para liberar cloro, que tiene propiedades desinfectantes, desodorantes y decolorantes.

B) Una técnica que destruye todos los microorganismos vivos y sus formas de resistencia. La esterilización es una técnica que destruye todas las formas vegetativas de los gérmenes patógenos, los gérmenes saprófitos y sus formas de resistencia o esporas. Esto asegura que cualquier microorganismo vivo o agente biológico presente en un objeto sea eliminado.

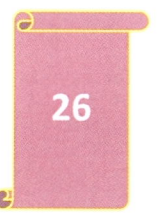

26

¿Qué es un horno de calor seco y cómo funciona?

A) Un dispositivo que utiliza aire caliente para destruir microorganismos por oxidación.
B) Un dispositivo que utiliza vapores y gases desinfectantes.
C) Un dispositivo que proyecta finas gotas de desinfectante.
D) Un dispositivo que utiliza agua hirviendo para desinfectar.

27

¿Cuáles son las ventajas del horno de calor seco?

A) Proceso rápido y económico.
B) Puede utilizarse para materiales líquidos o inflamables.
C) No requiere controles frecuentes de funcionamiento.
D) Eficacia, equipo sencillo, fácil manejo y nula toxicidad residual.

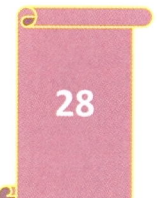

28

¿Qué método se utiliza para esterilizar objetos por la acción del vapor de agua a presión?

A) Poupinel.
B) Autoclave.
C) Radiación.
D) Filtración.

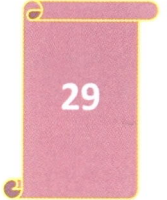

29

¿Cuál es la fase inicial del ciclo de esterilización en un autoclave?

A) Calentamiento.
B) Esterilización.
C) Pre-vacío.
D) Secado por vacío.

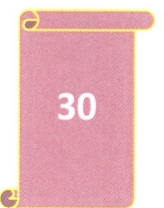

30

¿Qué prueba se utiliza para confirmar la ausencia de aire residual en el autoclave?

A) Prueba de Poupinel.
B) Prueba de Bowie-Dick.
C) Prueba de Coagulación.
D) Prueba de Hidratación.

A) Un dispositivo que utiliza aire caliente para destruir microorganismos por oxidación. Un horno de calor seco utiliza aire caliente para destruir microorganismos por oxidación de las proteínas microbianas. Este método requiere altas temperaturas y tiempos prolongados para ser efectivo.

D) Eficacia, equipo sencillo, fácil manejo y nula toxicidad residual. Las ventajas del horno de calor seco incluyen su eficacia, equipo sencillo y de fácil instalación, fácil manejo, nula toxicidad residual, posibilidad de esterilizar objetos en cajas metálicas herméticas, mayor poder de penetración que el calor húmedo y ser económico.

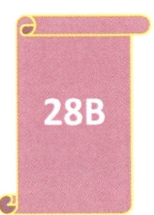

B) Autoclave. Dispositivo que esteriliza objetos mediante el uso de vapor de agua a alta presión. Método altamente eficaz porque el vapor saturado penetra en los materiales, provocando la hidratación, coagulación e hidrólisis de las proteínas microbianas, lo que destruye los microorganismos. La hidratación es el proceso por el cual las moléculas de agua se incorporan a las proteínas, la coagulación es la transformación de las proteínas en una masa sólida o semisólida, y la hidrólisis es la descomposición de las proteínas en sus componentes más simples. El autoclave es ampliamente utilizado en el ámbito sanitario debido a su capacidad para esterilizar una variedad de materiales sin dejar residuos tóxicos, lo que lo hace seguro y eficiente.

C) Pre-vacío. La fase de pre-vacío es crucial porque elimina el aire del interior del autoclave, lo que permite una mejor penetración del vapor en los materiales a esterilizar. Sin esta fase, el aire residual podría actuar como una barrera, impidiendo que el vapor alcance todas las superficies del material y comprometiendo la eficacia de la esterilización. El pre-vacío se logra mediante la creación de un vacío parcial en la cámara del autoclave antes de la inyección de vapor, asegurando que el vapor pueda entrar y distribuirse uniformemente.

B) Prueba de Bowie-Dick. La prueba de Bowie-Dick es un test específico que se utiliza para verificar que no queda aire residual en el autoclave. Esta prueba asegura que el vapor de agua puede penetrar rápidamente y de manera uniforme en el paquete de prueba, lo que es crucial para una esterilización efectiva. La presencia de aire residual podría impedir la correcta esterilización.

31

¿Con qué frecuencia se recomienda realizar la prueba de Bowie-Dick?

A) Semanalmente,
B) Mensualmente.
C) Anualmente.
D) Diariamente.

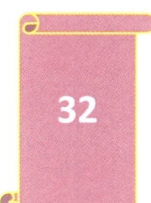

32

¿Qué tipo de materiales pueden ser esterilizados con calor húmedo?

A) Materiales termosensibles.
B) Materiales no miscibles con agua.
C) Gomas y plásticos termorresistentes.
D) Sustancias inflamables.

33

¿Cuál es el objetivo de la limpieza en el proceso de esterilización?

A) Esterilizar el material
B) Secar el material.
C) Reducir la contaminación microbiana y retirar material orgánico.
D) Empaquetar el material.

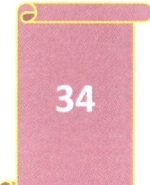

34

¿Qué tipo de bolsas se utilizan para el empaquetado del material a esterilizar?

A) Bolsas de plástico.
B) Bolsas de papel de grado médico y bolsas de papel mixto.
C) Bolsas de tela.
D) Ninguna de las anteriores.

35

Señala la respuesta verdadera.

A) Desinfectantes: productos químicos que se usan para la desinfección objetos inanimados.
B) El desinfectante ideal sería aquel que tiene un corto espectro.
C) Los desinfectantes son bacteriostáticos.
D) Todas son verdaderas.

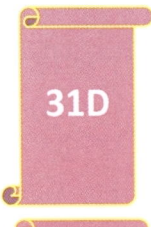

D) Diariamente. Se recomienda realizar la prueba de Bowie-Dick diariamente antes de que el autoclave empiece a funcionar. Esta frecuencia asegura que el autoclave esté funcionando correctamente y que el vapor pueda penetrar adecuadamente en todos los materiales a esterilizar, garantizando así la eficacia del proceso de esterilización. Los organismos internacionales de salud recomiendan esta práctica para mantener altos estándares de seguridad y eficacia en la esterilización.

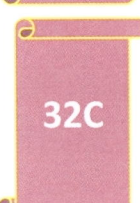

C) Gomas y plásticos termorresistentes. Los materiales que no se deterioran con el calor húmedo, como las gomas y plásticos termorresistentes, pueden ser esterilizados en un autoclave. Estos materiales pueden soportar las altas temperaturas y la humedad sin sufrir daños, lo que los hace adecuados para este método de esterilización. Además, el autoclave es eficaz para esterilizar materiales como textiles naturales, instrumental metálico, vidrio y líquidos hidrosolubles, siempre que no sean termosensibles.

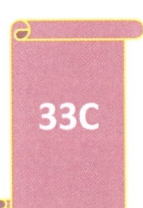

C) Reducir la contaminación microbiana y retirar material orgánico. La limpieza es un requisito esencial para la esterilización. Su objetivo es reducir en más de un 90% la contaminación microbiana y retirar el material orgánico que haya podido quedar de la fase anterior. Esto facilita la llegada del agente esterilizante a toda la superficie del instrumental.

B) Bolsas de papel de grado médico y bolsas de papel mixto. Para el empaquetado del material a esterilizar se utilizan bolsas de papel de grado médico y bolsas de papel mixto. La bolsa de papel de grado médico se usa para esterilizar material individual, como gasas, y ofrece menor resistencia que el papel mixto. La bolsa de papel mixto está formada por dos capas de distinto material: una capa de celulosa blanqueada con barrera antimicrobiana y resistencia mecánica, y una capa de film plástico compuesto por poliéster-polipropileno. Estas bolsas llevan un doble indicador químico externo para el control del proceso de esterilización, asegurando que el material se mantenga estéril hasta su uso.

A) Desinfectantes: productos químicos que se usan para la desinfección objetos inanimados. Más usados: lejía (hipoclorito sódico), jabón, fenol y derivados, formol, etc. Desinfectante ideal: Amplio espectro, no tóxico, no corrosivo, no cuesta muy caro, biodegradable, huele bien y además debe poderse mezclar con agua y otros líquidos. Según forma de actuar tres grupos: Aquellos que desarrollan su acción sobre la pared y las membranas celulares, aquellos que desarrollan su acción sobre las proteínas (fenol, alcohol...) y las enzimas (cloro, yodo...), aquellos que desarrollan su acción sobre el núcleo celular (aldehídos). Los desinfectantes son bactericidas, es decir, capaces de matar los microorganismos

36

¿Cómo se deben disponer las bolsas mixtas en el autoclave para evitar condensaciones de agua?

A) Tumbadas y apiladas.
B) En sentido vertical.
C) En la parte superior del autoclave.
D) En la parte inferior del autoclave.

37

¿Qué tipo de líquidos se utilizan para el remojo en solución desinfectante?

A) Agua destilada. sales cuaternarias, aldehídos.
B) Ácido peracético, enzimáticos, sales cuaternarias, aldehídos.
C) Alcohol.
D) Solución salina.

38

¿Qué porcentaje de la capacidad del esterilizador no se debe sobrepasar al cargarlo?

A) 50%.
B) 60%.
C) 75%.
D) 90%.

39

Señala la respuesta falsa sobre los antisépticos.

A) Pueden ser Bactericidas o Bacteriostáticos.
B) Un material desinfectado está además esterilizado.
C) Antisépticos aquellos productos químicos que se usan para la desinfección materia viva.
D) La desinfección no elimina todos los microorganismos y sus formas de resistencia (esporas).

40

¿Qué se debe hacer con los paquetes recién esterilizados para evitar que se humedezcan?

A) Colocarlos sobre una superficie fría.
B) No descargarlos inmediatamente.
C) Lavar el material nuevamente.
D) Secar el material.

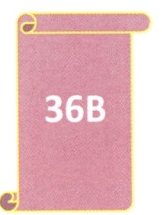

B) En sentido vertical. Las bolsas mixtas se deben disponer en bandejas de carga, haciendo coincidir el film plástico de una bolsa con el de la otra. Si es posible, deben colocarse en sentido vertical (en estructuras adecuadas) y no tumbadas ni apiladas, para evitar las condensaciones de agua y mejorar la circulación del vapor.

B) Ácido peracético, enzimáticos, sales cuaternarias, aldehídos. Para el remojo en solución desinfectante se utilizan líquidos específicos como ácido peracético, enzimáticos, sales cuaternarias y aldehídos. Estos líquidos son elegidos por su capacidad para eliminar una parte significativa de los agentes patógenos presentes en los instrumentos. El ácido peracético, por ejemplo, es un potente desinfectante que actúa rápidamente contra una amplia gama de microorganismos. Los desinfectantes enzimáticos ayudan a descomponer los restos orgánicos, mientras que las sales cuaternarias y los aldehídos son efectivos contra bacterias, virus y hongos. El uso de estos líquidos asegura que los instrumentos estén lo más libres posible de patógenos antes de la esterilización.

C) 75%. No se debe sobrecargar el esterilizador por encima del 75% de su capacidad. Esto es importante para asegurar una circulación adecuada del vapor y una esterilización efectiva de todos los materiales dentro del autoclave. Sobrecargar el esterilizador puede impedir que el vapor llegue a todas las superficies del material, comprometiendo la eficacia del proceso de esterilización.

B) Un material desinfectado está además esterilizado. Los ANTISÉPTICOS son aquellos productos químicos que se usan para la desinfección de piel, heridas, cavidades del organismo es decir, materia viva. Uso frecuente: compuesto de yodo (betadine), agua oxigenada, alcohol yodado, clorhexidina al 5%, mercurocromo.... Impiden o retardan el crecimiento de los microorganismos. Tipos: Bactericidas , matan o Bacteriostáticos, inhiben el crecimiento de las bacterias. Material desinfectado no está esterilizado. Desinfección no elimina a todos los microorganismos y sus formas de resistencia , esporas. Material que ha sido sometido a esterilización está desinfectado, se ha eliminado cualquier forma de vida o resistencia, esporas de las bacterias, virus...

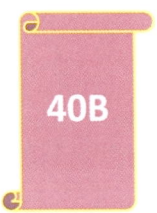

B) No descargarlos inmediatamente. Para evitar que los paquetes recién esterilizados se humedezcan, no se deben descargar inmediatamente del autoclave. Esto permite que el material se enfríe gradualmente y evita la formación de condensaciones que podrían mojar el material.

41

¿Qué tipo de material son las superficies de trabajo, asas de lámparas y controles de sillón?

A) Material no crítico.
B) Material semicrítico.
C) Material crítico.
D) Material estéril.

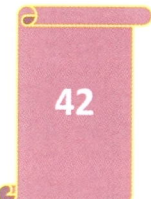

42

Relación temperatura/tiempo, en programas de esterilización por calor húmedo a presión, señala la correcta.

A) Ciclo de alta presión; 134°C/30 minutos.
B) Ciclo de baja presión; 121°C/ 1 minuto.
C) Ciclo de baja presión; 121°C/ 7 minutos.
D) Ciclo de alta presión; 134°C/3-7 minutos.

43

¿Qué se debe hacer con las mangueras de succión después de cada paciente?

A) Esterilizarlas.
B) Limpiarlas con alcohol.
C) Limpiarlas con agua y jabón.
D) Hacer pasar una cantidad de agua por ellas.

44

Procedimientos higiénicos necesarios, previos a la esterilización , señala el orden correcto:

A) Enjabonado, desinfección, aclarado y secado.
B) Aclarado, limpieza y secado.
C) Limpieza, secado, aclarado.
D) Limpieza, aclarado y secado.

45

Caducidad de un material esterilizado, señala la correcta:

A) Bolsa o papel mixto, envase simple: tres meses.
B) Bolsa o papel mixto, envase simple: seis meses.
C) Envase doble: doce meses.
D) A y B son correctas.

A) Material no crítico. El material no crítico incluye superficies de trabajo, asas de lámparas, controles de sillón y otros objetos que no están en contacto con la mucosa pero están expuestos a salpicaduras de saliva, sangre, aerosoles, etc. Estos objetos solo necesitan limpieza de superficies entre paciente y paciente.

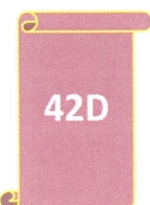

D) Ciclo de alta presión: 134°C/3-7 minutos. Autoclave técnica de esterilización más usada en los hospitales y más efectiva, no hay nada que esterilice más que vapor de agua a alta presión. Es un método muy utilizado en los hospitales por su eficacia, destruye esporas y formas vegetativas de bacterias, hongos y virus. La temperatura debe mantenerse por encima de los 120°C que se consigue la esterilización de material.

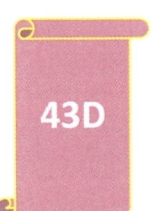

D) Hacer pasar una cantidad de agua por ellas. Se debe hacer pasar una cantidad de agua por las mangueras de succión después de cada paciente y al finalizar tratamientos con detritus (sarro, coágulos, restos de materiales de obturación). Esto ayuda a eliminar residuos y mantener las mangueras limpias y funcionales.

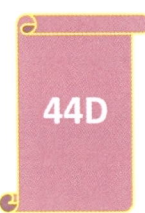

D) Limpieza, aclarado y secado. Limpieza: desde un punto de vista sanitario abarca la higiene de instrumentos, lograr romper los mecanismos de transmisión de los microorganismos, haciendo que los mismos se transformen en menos contaminantes. Aclarado: procedimiento que consiste en el uso de agua para arrastrar los elementos disueltos que aún pueden permanecer en el instrumental, los elementos de desinfectante y detergente empleados en procesos previos. Secado: técnica cuya finalidad es la eliminación de la humedad residual existente tras el aclarado del instrumental dental, debe realizarse a fondo para evitar la corrosión del material, tiene que efectuarse lo más rápidamente posible, si es de forma manual se emplearán lienzos o paños que no dejen pelusas.

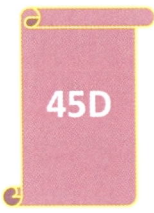

D) A y B son correctas. Caducidad de un material esterilizado estrechamente relacionada con las condiciones del envasado y almacenamiento. La caducidad garantiza la viabilidad de la esterilización. Condiciones normales de conservación: Triple barrera: máximo tres meses. Bolsa o papel mixto, envase simple: seis meses. envase doble: doce meses. TYVEK (hoja opaca fabricada con fibra de polietileno) 12meses. Contenedores: 6 meses (con protección del filtro).

46

Objetivos que se pretenden alcanzar con la cadena de higiene del instrumental dental señala la falsa:

A) Proteger al equipo odontológico de enfermedades infecciosas.
B) Prevenir al paciente de enfermedades transmisibles.
C) Realizar una labor apropiada de saneamiento.
D) Todas son falsas.

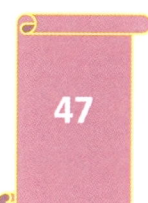

47

¿Qué se debe hacer si el indicador colorímetro no cambia de color después de la esterilización?

A) Cambiar el indicador por uno nuevo.
B) Utilizar el paquete inmediatamente.
C) Volver a empaquetar y esterilizar de nuevo.
D) Informar a Sanidad de un fallo en el proceso.

48

¿Qué tipo de controles se utilizan para verificar el correcto funcionamiento de un esterilizador?

A) Controles físicos, químicos y biológicos.
B) Controles visuales y táctiles.
C) Controles electrónicos y magnéticos.
D) Controles manuales y automáticos.

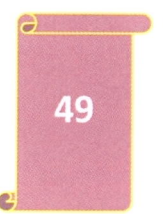

49

¿Qué indica un resultado positivo en un control microbiológico con Bacillus stearothermophilus?

A) Que el ciclo de esterilización fue demasiado corto.
B) Que los bacilos han muerto y el proceso de esterilización ha sido exitoso.
C) Que el autoclave necesita mantenimiento.
D) Que los bacilos se han reproducido y el proceso de esterilización ha fallado.

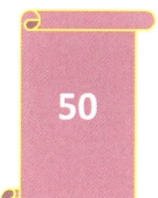

50

¿Qué función tiene la bomba de vacío en algunos autoclaves?

A) Ayuda a que salga todo el aire y se cierre la válvula de drenaje.
B) Aumenta la temperatura dentro de la cámara.
C) Reduce el tiempo del ciclo de esterilización.
D) Controla la cantidad de vapor inyectado.

D) Todas son falsas. Objetivos que se pretenden alcanzar con la cadena de higiene del instrumental dental : Proteger al equipo de odontología de enfermedades infecciosas cuando maneje instrumental potencialmente contaminado, por la transmisión de gérmenes contenidos en el mismo, prevenir al paciente de enfermedades transmisibles mediante un instrumental potencialmente contaminado, realizar una labor apropiada de saneamiento, donde se beneficie toda la Comunidad o población en general. Función del higienista: limpieza del equipo, se hará con guantes, efectuando las tareas de mantenimiento regularmente.

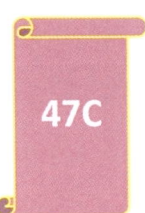

C) Volver a empaquetar y esterilizar de nuevo. Indicadores colorimétricos son sustancias químicas que cambian de color cuando entran en contacto con el agente esterilizador, como vapor o gas. Si el indicador no cambia de color, significa que el paquete no ha sido expuesto adecuadamente al proceso de esterilización. Puede deberse a una carga incorrecta del autoclave, un fallo en el ciclo de esterilización o un problema con el propio indicador. Fundamental volver a empaquetar los instrumentos y someterlos a un nuevo ciclo de esterilización para garantizar que se alcanza la esterilidad necesaria. Este paso es crucial para asegurar la seguridad y la eficacia del instrumental médico.

A) Controles físicos, químicos y biológicos. Controles físicos, químicos y biológicos son esenciales para asegurar que el proceso de esterilización se ha llevado a cabo correctamente. Controles físicos monitorean parámetros como la presión y la temperatura, controles químicos utilizan sustancias que cambian de color para indicar la exposición a agentes esterilizantes, y controles biológicos utilizan microorganismos para verificar la eficacia del proceso.

D) Que los bacilos se han reproducido y el proceso de esterilización ha fallado. Un control microbiológico utiliza esporas de Bacillus stearothermophilus, bacteria altamente resistente al calor húmedo, para verificar la eficacia del proceso de esterilización. Estas esporas se colocan en el autoclave durante el ciclo de esterilización y luego se incuban para observar si se reproducen. Resultado positivo significa que las esporas han sobrevivido y se han reproducido, indicando que el proceso de esterilización no fue efectivo. Puede deberse a varios factores: temperatura insuficiente, tiempo de exposición inadecuado o problemas con el equipo. Resultado positivo requiere una revisión del proceso y del equipo para identificar y corregir cualquier fallo, asegurando que se alcance la esterilidad necesaria en futuros ciclos.

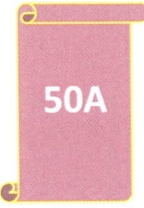

A) Ayuda a que salga todo el aire y se cierre la válvula de drenaje. Bomba de vacío en autoclaves esencial para asegurar que todo el aire sea eliminado de la cámara antes de que se inyecte el vapor. Proceso crucial porque cualquier bolsa de aire residual puede impedir que el vapor alcance todas las superficies del instrumental, comprometiendo la esterilización. Bomba de vacío crea un vacío parcial en la cámara, facilita la salida del aire y permite que el vapor penetre de manera uniforme y efectiva. Una vez que todo el aire ha sido evacuado, la válvula de drenaje se cierra, asegurando que el vapor pueda circular libremente y alcanzar todas las áreas del instrumental.

51

¿Qué se debe hacer con el material después de la desinfección de alto nivel?

A) Guardarlo inmediatamente.
B) Aclararlo con abundante agua corriente.
C) Dejarlo secar al aire.
D) Ninguno de los anteriores.

52

¿Qué procedimiento elimina microorganismos pero no esporas?

A) Limpieza.
B) Desinfección.
C) Esterilización.
D) Ninguno de los anteriores.

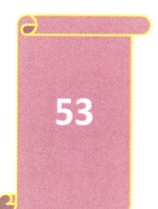

53

¿Qué tipo de control de esterilización utiliza esporas?

A) Físicos.
B) Gráficas.
C) Biológicos.
D) Químicos.

54

El hipoclorito sódico se utiliza a varias concentraciones, señala la correcta:

A) Dilución 1:20 (0,5 litros de lejía en 5 litros de agua).
B) Dilución 1:10 (0,5 litros de lejía en 4,5 litros de agua).
C) Dilución 1:10 (1 litro de lejía en 6 litros de agua).
D) Ninguna es correcta.

55

¿Qué puede ocurrir si se selecciona una temperatura de esterilización demasiado alta para los instrumentos?

A) Los instrumentos se esterilizan más rápido.
B) Los instrumentos pueden dañarse.
C) La esterilización no será efectiva.
D) Los instrumentos se enfrían más rápido.

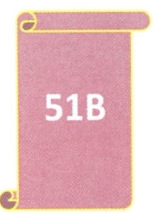

B) Aclararlo con abundante agua corriente. Después de la desinfección de alto nivel, el material debe ser aclarado con abundante agua corriente. Esto es necesario para eliminar cualquier residuo tóxico del desinfectante, como el glutaraldehído al 2%, que puede ser irritante y sensibilizante para la piel y las mucosas. Aclarar el material asegura que esté seguro para su uso posterior y previene posibles reacciones adversas en los pacientes.

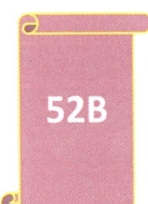

B) Desinfección. La desinfección utiliza procedimientos físicos o químicos para destruir microorganismos, pero no es eficaz contra las esporas, que requieren esterilización para ser eliminadas.

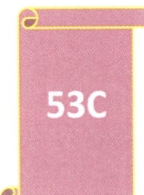

C) Biológicos. Los controles biológicos utilizan esporas para verificar la efectividad del proceso de esterilización. Las esporas son formas resistentes de bacterias que pueden sobrevivir a condiciones extremas. Si el proceso de esterilización es efectivo, las esporas serán destruidas. Este tipo de control es considerado el estándar de oro para asegurar que el proceso de esterilización ha sido exitoso, ya que la presencia de esporas viables después del ciclo indicaría una falla en el proceso.

B) Dilución 1:10 (0,5 litros de lejía en 4,5 litros de agua). Hipoclorito sódico se utiliza a varias concentraciones, siendo la más habitual aquella que contiene de 40-50 g de cloro activo por litro consiguiendo un nivel de desinfección intermedio-alto. Dilución 1:10 (0,5 litros de lejía en 4,5 litros de agua), uso para desinfección de superficies (suelos, paredes...) de áreas críticas. Dilución 1:20 (0,5 litros de lejía en 9,5 litros de agua), uso para desinfección de superficies (suelos, paredes...) de aseos, suelos y superficies de áreas asistenciales no críticas. Dilución 1:40 (0,250 litros de lejía en 9,750 litros de agua), uso para desinfección de mobiliario en general no metálico y superficies de áreas administrativas.

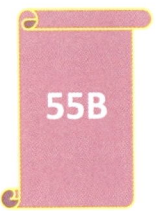

B) Los instrumentos pueden dañarse. Es esencial asegurarse de que la temperatura seleccionada sea adecuada para los materiales que se esterilizan, ya que el calor excesivo puede dañar los instrumentos sensibles. Aunque las temperaturas más altas pueden reducir el tiempo necesario para la esterilización, también pueden causar deformaciones o daños en los instrumentos si no se manejan correctamente.

56

¿Qué se utiliza para verificar la efectividad del proceso de esterilización en autoclave?

A) Indicadores químicos.
B) Indicadores biológicos.
C) Indicadores mecánicos.
D) Todas las anteriores.

57

¿Cuál es la temperatura de funcionamiento común de los autoclaves dentales?

A) 100-110°C.
B) 121-134°C.
C) 150-160°C.
D) 200-210°C.

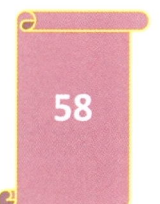

58

¿Qué principio básico de la esterilización en autoclave garantiza que el calor se distribuya de manera uniforme?

A) Calor seco.
B) Humedad.
C) Presión elevada.
D) Ninguno de los anteriores.

59

¿Qué se debe hacer antes de esterilizar los instrumentos dentales en un autoclave?

A) Secarlos completamente.
B) Limpiarlos a fondo.
C) Enfriarlos.
D) Desinfectarlos con alcohol.

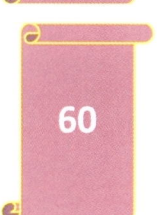

60

Normas generales antes de la esterilización, señala la falsa:

A) El instrumental nuevo no es necesario esterilizarlo antes de su primer uso.
B) Abrir el instrumental articulado antes de su lavado.
C) No utilizar material metálico para limpieza.
D) Limpieza, lavado, secado minucioso.

D) Todas las anteriores. Verificar la efectividad del proceso de esterilización, se utilizan indicadores químicos, biológicos y mecánicos. Los indicadores químicos cambian de color cuando se alcanzan las condiciones adecuadas de esterilización. Los indicadores biológicos utilizan esporas bacterianas que son destruidas durante el proceso de esterilización. Los indicadores mecánicos monitorean parámetros como el tiempo, la temperatura y la presión.

B) 121-134°C. La mayoría de los autoclaves dentales funcionan a temperaturas entre 121°C (250°F) y 134°C (273°F). Estas temperaturas son adecuadas para lograr una esterilización efectiva, ya que permiten la destrucción de todas las formas de vida microbiana sin dañar los instrumentos. La elección de la temperatura depende del tipo de carga y del tiempo de esterilización deseado.

C) Presión elevada. La presión elevada en un autoclave garantiza que el calor se distribuya de manera uniforme. Al aumentar la presión, se eleva la temperatura de ebullición del agua, lo que permite que el vapor de agua caliente penetre en todas las áreas del material a esterilizar, asegurando una destrucción uniforme de los microorganismos.

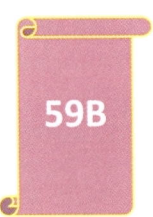

B) Limpiarlos a fondo. Antes de esterilizar en autoclave, los instrumentos deben limpiarse a fondo para eliminar cualquier residuo o material orgánico. Esto se puede hacer manualmente o con limpiadores ultrasónicos. La limpieza previa es esencial para asegurar que el proceso de esterilización sea efectivo, ya que los residuos pueden proteger a los microorganismos del vapor.

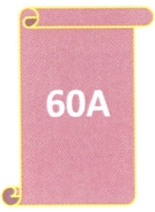

A) El instrumental nuevo no es necesario esterilizarlo antes de su primer uso. Normas generales antes de la esterilización Respetar las instrucciones de uso de los aparatos y productos de esterilización Lavar el instrumental nuevo antes de su primera esterilización Respetar dosificaciones y concentraciones en esterilizantes químicos Abrir el instrumental articulado antes de su lavado No utilizar material metálico para limpieza. Secuencia: Limpieza, lavado, secado minucioso.

TOMO III: INDICE TERCER MÓDULO

FARMACOLOGÍA

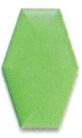

1

¿Cómo define la IASP (Asociación Internacional para el Estudio del Dolor) el dolor?

A) Una experiencia sensorial y emocional agradable.
B) Una experiencia sensorial y emocional desagradable, asociada o no a daño real o potencial de los tejidos.
C) Una experiencia puramente física sin componente emocional.
D) Una experiencia emocional sin componente físico.

2

¿Cómo se clasifica el dolor según su intensidad?

A) Leve, moderado, severo.
B) Agudo, crónico.
C) Epicrítico, protopático.
D) Traumático, infeccioso.

3

¿Cómo se clasifica el dolor según sus características somatosensoriales?

A) Leve, moderado, severo.
B) Agudo, crónico.
C) Epicrítico, protopático.
D) Traumático, infeccioso.

4

¿Qué tipo de dolor no tiene una etiología identificable?

A) Traumático.
B) Físico.
C) Físico.
D) Idiopático.

5

¿Qué tipo de dolor es causado por el daño estructural y la disfunción de las neuronas del sistema nervioso?

A) Dolor nociceptivo.
B) Dolor visceral.
C) Dolor neuropático.
D) Dolor somático.

263

1B

B) Una experiencia sensorial y emocional desagradable, asociada o no a daño real o potencial de los tejidos. La International Association for the Study of Pain (IASP) define el dolor como una experiencia sensorial y emocional desagradable. Esta definición es amplia y abarca tanto el dolor físico como el emocional, reconociendo que el dolor puede estar asociado a un daño real o potencial de los tejidos, o ser descrito en términos de dicho daño. Esto significa que el dolor no siempre tiene que estar vinculado a una lesión visible; puede ser una experiencia subjetiva que varía de una persona a otra.

2A

A) Leve, moderado, severo. Según su intensidad, el dolor se clasifica en leve, moderado y severo. Esta clasificación se basa en diferentes escalas de medición, como la Escala Visual Analógica (EVA), la escala de expresión facial y la escala numérica. El dolor leve tiene una EVA menor a 4, el moderado tiene una EVA de 4 a 6, y el severo tiene una EVA mayor a 6. Estas escalas ayudan a los profesionales de la salud a evaluar la necesidad de tratamiento y la efectividad de las intervenciones.

3C

C) Epicrítico, protopático. Según sus características somatosensoriales, el dolor se clasifica en epicrítico y protopático. El dolor epicrítico es superficial, bien localizado y tiene una sensación punzante, opresiva o lacerante. Por otro lado, el dolor protopático es difuso, mal localizado y generalmente referido, con una sensación sorda. Esta clasificación ayuda a los profesionales de la salud a entender mejor la naturaleza del dolor y a planificar el tratamiento adecuado.

4D

D) Idiopático. El dolor idiopático no tiene una etiología identificable. Esto significa que no se puede determinar una causa específica para el dolor. Ejemplos comunes de dolor idiopático incluyen la mayoría de las cefaleas y el dolor abdominal recurrente. Este tipo de dolor puede ser particularmente desafiante de tratar debido a la falta de una causa clara.

5C

C) Dolor neuropático. El dolor neuropático es causado por el daño estructural y la disfunción de las neuronas del sistema nervioso central o periférico. Este tipo de dolor puede ser resultado de diversas condiciones, como afecciones metabólicas, traumáticas, infecciosas, isquémicas, tóxicas o inmunitarias. El dolor neuropático puede ser difícil de tratar y a menudo requiere un enfoque multidisciplinario que puede incluir medicamentos, terapia física y apoyo psicológico.

6

¿Qué factores influyen en la percepción del dolor?

A) Factores biológicos.
B) Factores psicológicos.
C) Factores sociales, culturales y espirituales.
D) Todos los anteriores.

7

¿Qué estructuras periféricas son responsables de generar los estímulos del dolor?

A) Fibras aferentes primarias.
B) Nociceptores.
C) Médula espinal.
D) Corteza somato sensitiva.

8

¿Qué significa la sigla ALICIA en la valoración del dolor?

A) Aparición, Localización, Intensidad, Concomitancia, Irradiación, Aspecto.
B) Aparición, Localización, Intensidad, Calidad, Irradiación, Aspecto.
C) Aparición, Localización, Intensidad, Concomitancia, Irradiación, Análisis.
D) Aparición, Localización, Intensidad, Concomitancia, Irradiación, Acción.

9

¿Cuál es la edad recomendada para usar la Escala Revisada de Caras de Dolor (FPS-R)?

A) 3-12 años.
B) 4-12 años.
C) Más de 8 años.
D) Adultos.

10

¿Qué características deben tener las escalas de dolor y los instrumentos de medición del dolor?

A) Apropiadas para la edad, nivel de desarrollo y contexto sociocultural.
B) Fáciles de explicar y entender.
C) Proceso de puntuación fácil, breve y rápido.
D) Todas las anteriores.

265

6D

D) Todos los anteriores. La percepción del dolor es el resultado de una combinación de factores biológicos, psicológicos, sociales, culturales y espirituales. Por lo tanto, su evaluación requiere un enfoque integral que tenga en cuenta todos estos aspectos para proporcionar un tratamiento óptimo y personalizado.

7B

B) Nociceptores. Los nociceptores son las estructuras periféricas responsables de generar los estímulos del dolor. Estos receptores específicos del dolor responden a estímulos nocivos como el calor, el frío, la vibración o el estiramiento, así como a sustancias químicas liberadas por los tejidos en respuesta a la falta de oxígeno, la destrucción de los tejidos o la inflamación.

8A

A) Aparición, Localización, Intensidad, Concomitancia, Irradiación, Aspecto. ALICIA es una sigla que se utiliza en la valoración del dolor y significa Aparición, Localización, Intensidad, Concomitancia, Irradiación y Aspecto. Estos son los factores clave que se deben evaluar para comprender mejor la naturaleza del dolor que experimenta el paciente.

9B

B) 4-12 años. La Escala Revisada de Caras de Dolor (FPS-R) está recomendada para niños de 4 a 12 años. Esta escala permite a los niños evaluar su propio dolor utilizando caras con diferentes expresiones, lo que facilita la comunicación del dolor en pacientes pediátricos.

10 D

D) Todas las anteriores. Las escalas de dolor y los instrumentos de medición del dolor deben ser apropiadas para la edad, nivel de desarrollo y contexto sociocultural del paciente. Además, deben ser fáciles de explicar y entender, tener un proceso de puntuación fácil, breve y rápido, y los datos obtenidos deben ser fáciles de registrar e interpretar.

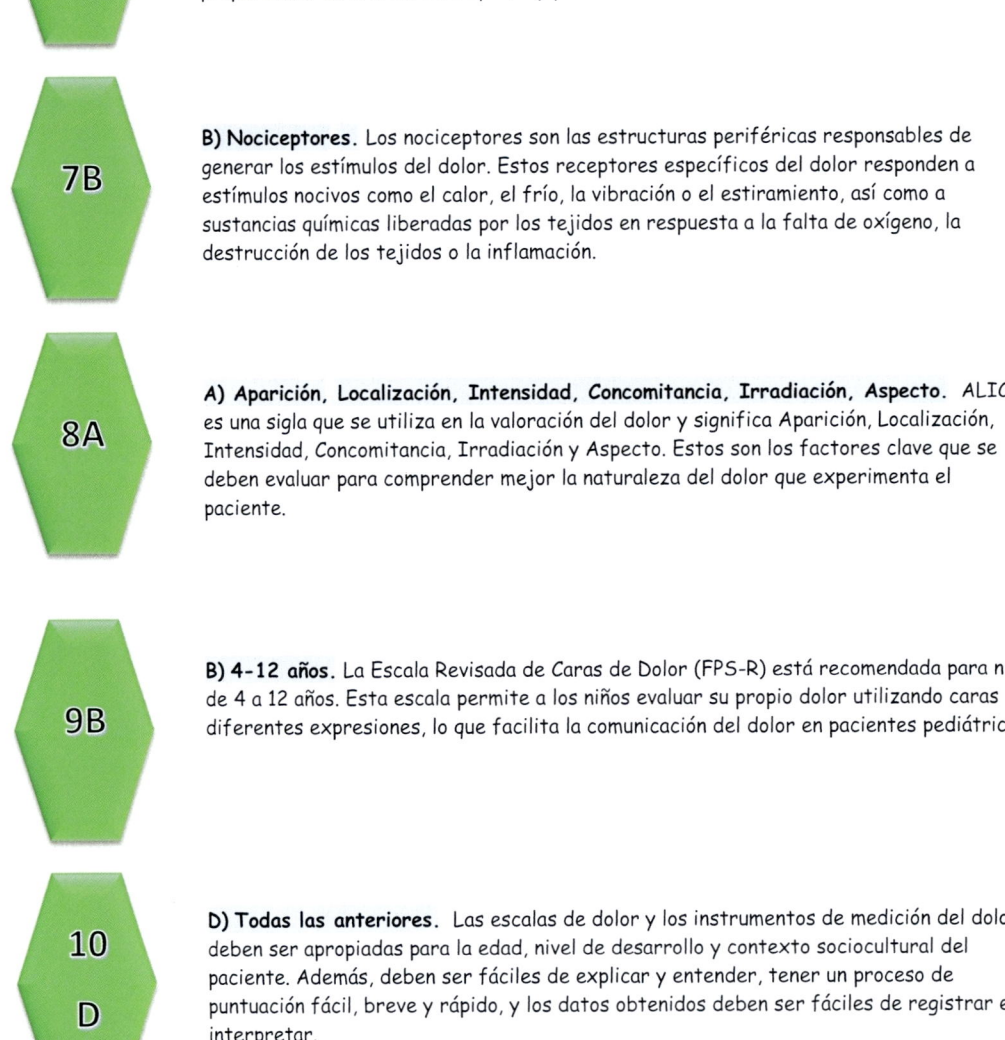

11

¿Qué estrategia se utiliza actualmente en niños en lugar de la "escalera analgésica de tres peldaños"?

A) Estrategia trifásica.
B) Estrategia monofásica.
C) Estrategia bifásica.
D) Estrategia cuatrifásica.

12

¿Qué región del cuerpo posee la más elevada inervación sensitiva del organismo?

A) Cavidad torácica.
B) Cavidad abdominal.
C) Región bucofacial.
D) Extremidades.

13

¿Qué instrumento de valoración del dolor requiere que el niño sepa ordenar tamaños y utiliza fichas?

A) Escala Revisada de Caras de Dolor (FPS-R).
B) Fichas de dolor/Fichas de póker.
C) Escala Visual Analógica (EVA).
D) Escala Numérica Verbal (ENV).

14

¿Qué escala de valoración del dolor es sensible al cambio y tiene una buena correlación con el dolor?

A) Escala Revisada de Caras de Dolor (FPS-R).
B) Fichas de dolor/Fichas de póker.
C) Escala Visual Analógica (EVA).
D) Escala Numérica Verbal (ENV).

15

¿Qué tipo de analgésicos actúan directamente sobre el sistema nervioso central (SNC)?

A) No narcóticos o no opiáceos.
B) Narcóticos u opiáceos.
C) Anestésicos locales.
D) Antiinflamatorios no esteroideos (AINES).

267

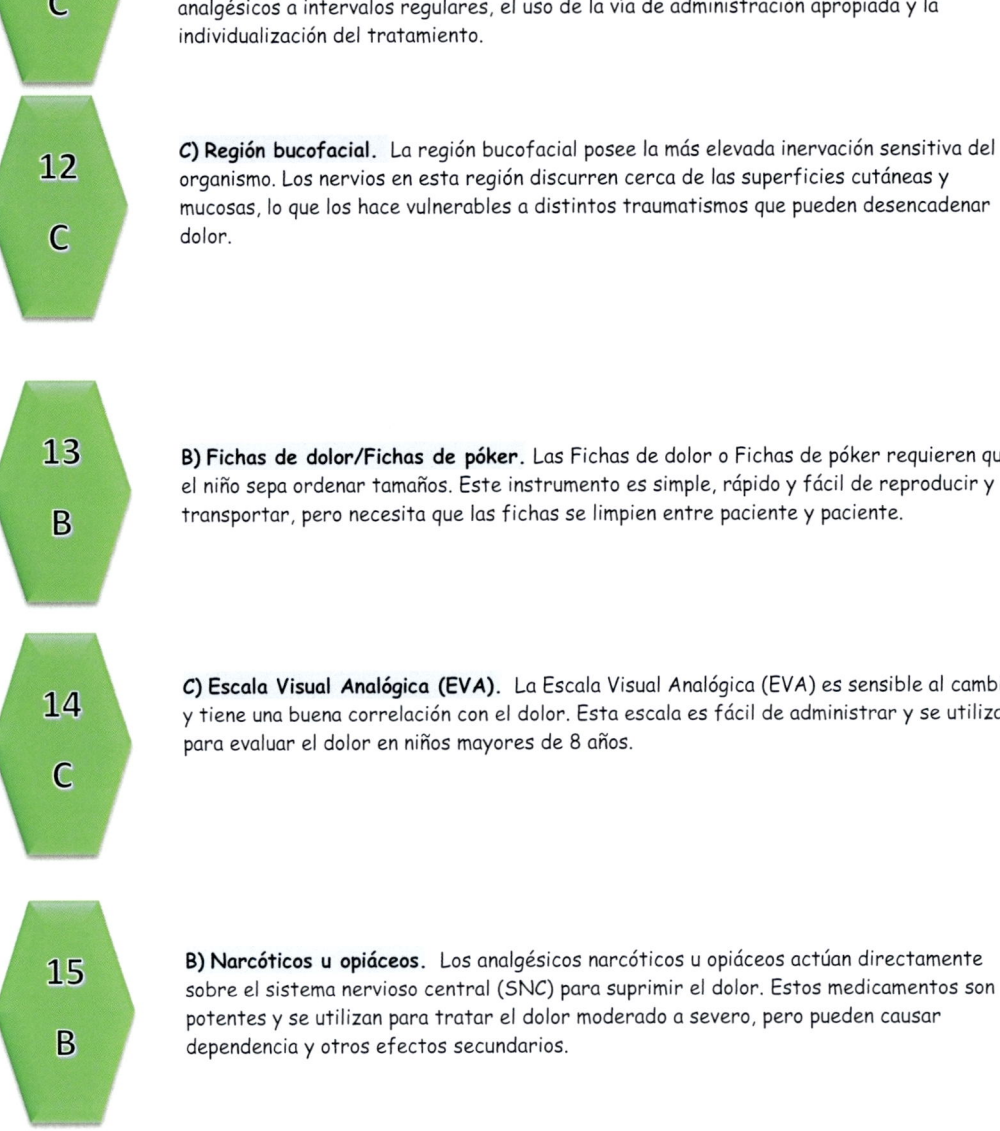

11 **C**

C) Estrategia bifásica. En niños, la "escalera analgésica de tres peldaños" ha sido sustituida por la estrategia bifásica. Esta estrategia se basa en la administración de analgésicos a intervalos regulares, el uso de la vía de administración apropiada y la individualización del tratamiento.

12 **C**

C) Región bucofacial. La región bucofacial posee la más elevada inervación sensitiva del organismo. Los nervios en esta región discurren cerca de las superficies cutáneas y mucosas, lo que los hace vulnerables a distintos traumatismos que pueden desencadenar dolor.

13 **B**

B) Fichas de dolor/Fichas de póker. Las Fichas de dolor o Fichas de póker requieren que el niño sepa ordenar tamaños. Este instrumento es simple, rápido y fácil de reproducir y transportar, pero necesita que las fichas se limpien entre paciente y paciente.

14 **C**

C) Escala Visual Analógica (EVA). La Escala Visual Analógica (EVA) es sensible al cambio y tiene una buena correlación con el dolor. Esta escala es fácil de administrar y se utiliza para evaluar el dolor en niños mayores de 8 años.

15 **B**

B) Narcóticos u opiáceos. Los analgésicos narcóticos u opiáceos actúan directamente sobre el sistema nervioso central (SNC) para suprimir el dolor. Estos medicamentos son potentes y se utilizan para tratar el dolor moderado a severo, pero pueden causar dependencia y otros efectos secundarios.

16

¿Qué tipo de analgésicos se utilizan para suprimir la conducción del impulso nervioso a través de los nervios?

A) No narcóticos o no opiáceos.
B) Narcóticos u opiáceos.
C) Anestésicos locales.
D) Antiinflamatorios no esteroideos (AINES).

17

¿Qué tipo de analgésicos se utilizan para reducir la inflamación y otras causas del dolor?

A) No narcóticos o no opiáceos.
B) Narcóticos u opiáceos.
C) Anestésicos locales.
D) Antiinflamatorios no esteroideos (AINES).

18

¿Qué tipo de analgésicos constituyen la base de la farmacoterapia odontológica del dolor bucodental?

A) No narcóticos o no opiáceos.
B) Narcóticos u opiáceos.
C) Anestésicos locales.
D) Antiinflamatorios no esteroideos (AINES).

19

¿Qué medicamento es un analgésico no opioide sin propiedades antiinflamatorias clínicamente significativas?

A) Ibuprofeno.
B) Paracetamol.
C) Aspirina.
D) Diclofenaco.

20

¿Qué medicamento es considerado de elección en odontología por su rápido efecto analgésico y eficacia antiinflamatoria?

A) Paracetamol.
B) Metamizol o dipirona.
C) Ibuprofeno.
D) A y C son correctas.

16

C

C) Anestésicos locales. Los anestésicos locales se utilizan para suprimir la conducción del impulso nervioso a través de los nervios. Estos medicamentos bloquean temporalmente la transmisión de señales de dolor en una área específica del cuerpo.

17

D

D) Antiinflamatorios no esteroideos (AINES). Los antiinflamatorios no esteroideos (AINES) se utilizan para reducir la inflamación y otras causas del dolor. Estos medicamentos inhiben la síntesis de prostaglandinas, que son responsables de la inflamación y la sensibilización de los nociceptores.

18

A

A) No narcóticos o no opiáceos. Los analgésicos no opioides, como el paracetamol y los antiinflamatorios no esteroideos (AINES), constituyen la base de la farmacoterapia odontológica del dolor bucodental. Estos medicamentos son de primera línea en el alivio del dolor bucodental de intensidad leve a moderada.

19

B

B) Paracetamol. El paracetamol es un analgésico no opioide sin propiedades antiinflamatorias clínicamente significativas. Actúa inhibiendo la síntesis de prostaglandinas y tiene efectos antipiréticos, pero no afecta la mucosa gástrica ni la coagulación sanguínea.

20

C

C) Ibuprofeno. El ibuprofeno es considerado de elección en odontología por su rápido efecto analgésico y eficacia antiinflamatoria. Es eficaz en el tratamiento del dolor agudo y crónico, y se utiliza para aliviar el dolor y tratar la inflamación en diversas condiciones odontológicas.

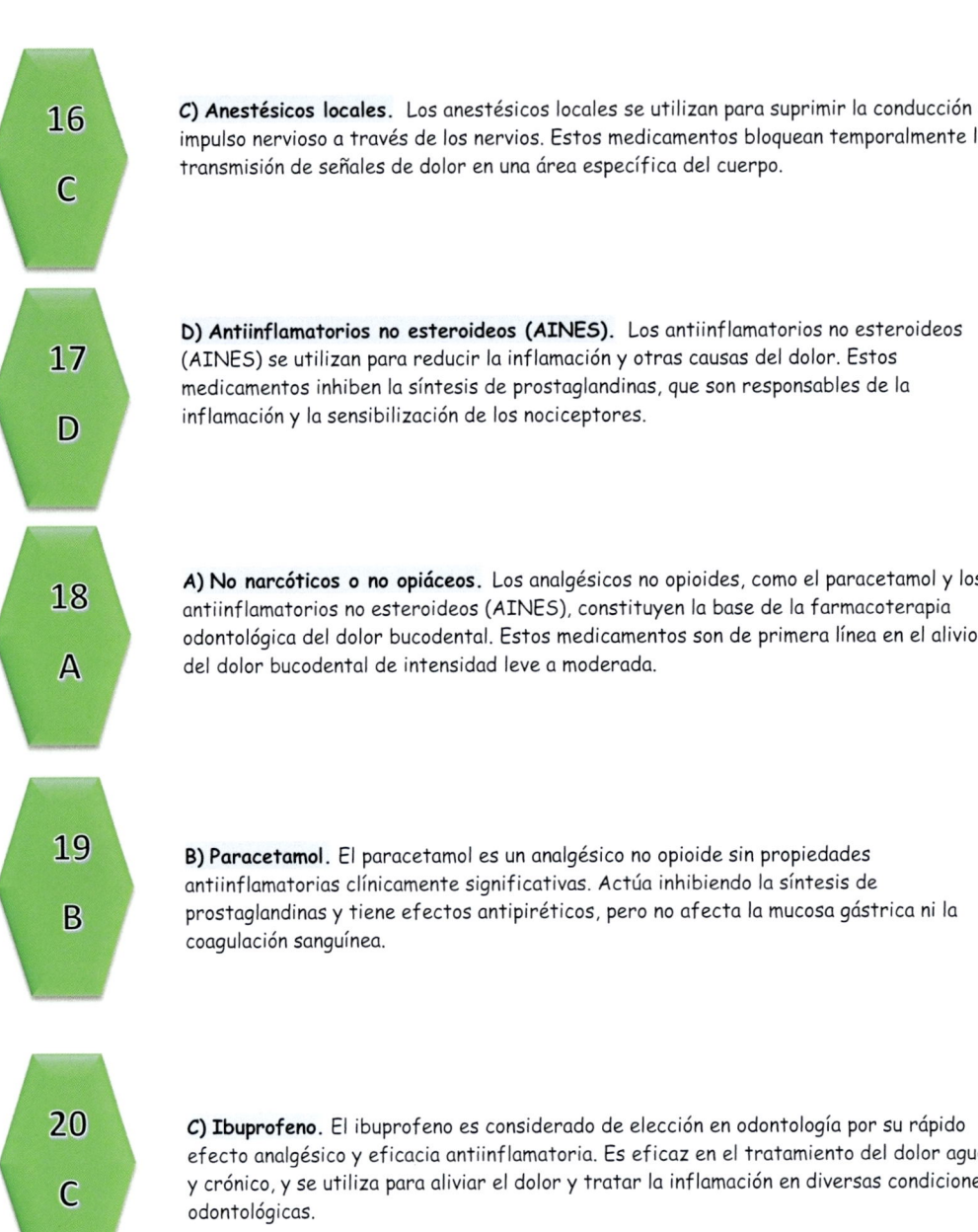

21

¿Qué medicamento es un AINE con propiedades analgésicas y antipiréticas, y se utiliza en el alivio del dolor leve a moderado en cirugía bucal?

A) Paracetamol.
B) Metamizol o dipirona.
C) Ketoprofeno.
D) Celecoxib.

22

¿Qué medicamento es considerado el analgésico leve de elección para niños menores de 12 años?

A) Paracetamol.
B) Metamizol o dipirona.
C) Ibuprofeno.
D) Celecoxib.

23

¿Qué tipo de analgésicos son sustancias naturales derivadas del opio?

A) No narcóticos o no opiáceos.
B) Narcóticos u opiáceos.
C) Anestésicos locales.
D) Antiinflamatorios no esteroideos (AINES).

24

¿Qué proceso obliga a utilizar dosis progresivamente mayores de opioides para conseguir el mismo efecto analgésico?

A) Dependencia.
B) Tolerancia opioide.
C) Adicción.
D) Abstinencia.

25

¿Qué riesgos pueden presentar los analgésicos opiáceos para el embarazo?

A) Síndrome de abstinencia neonatal (NOWS).
B) Defectos del tubo neural.
C) Defectos congénitos del corazón.
D) Todos los anteriores.

21

C

C) Ketoprofeno. El ketoprofeno es un AINE con propiedades analgésicas y antipiréticas, y se utiliza en el alivio del dolor leve a moderado en cirugía bucal. Inhibe preferencialmente a la COX-1 y es efectivo en dosis de 25 a 150 mg por vía oral.

22

A

A) Paracetamol. El paracetamol es considerado el analgésico leve de elección para niños menores de 12 años. Es eficaz en lactantes, niños, adolescentes y adultos, y se utiliza para aliviar el dolor y bajar la fiebre en pacientes con gingivoestomatitis herpética aguda (GEHA).

23

B

B) Narcóticos u opiáceos. Los analgésicos narcóticos u opiáceos son sustancias naturales derivadas del opio. Estos medicamentos incluyen la morfina y la codeína, que son utilizados para tratar el dolor severo.

24

B

B) Tolerancia opioide. La tolerancia opioide es el proceso que obliga a utilizar dosis progresivamente mayores de opioides para conseguir el mismo efecto analgésico. Esto ocurre cuando el cuerpo se adapta a la presencia del medicamento y requiere dosis más altas para lograr el mismo alivio del dolor.

25

D

D) Todos los anteriores. Los analgésicos opiáceos pueden presentar varios riesgos para el embarazo, incluyendo el síndrome de abstinencia neonatal (NOWS), defectos del tubo neural, defectos congénitos del corazón, gastrosquisis, muerte fetal y parto prematuro. Por estos motivos, deben evitarse en mujeres embarazadas.

26

¿Qué efectos orales puede causar el consumo de heroína?

A) Incremento del riesgo de caries.
B) Periodontitis.
C) Bruxismo.
D) Todas las anteriores.

27

¿Qué efecto adverso de la metadona puede contribuir a una mayor tasa de caries entre sus usuarios?

A) Xerostomía.
B) Hipertensión.
C) Náuseas.
D) Sedación.

28

¿Qué propiedades debe tener el anestésico ideal?

A) Potente y reversible.
B) Comienzo rápido y duración satisfactoria.
C) Adecuada penetración tisular y bajo costo.
D) Todas las anteriores.

29

¿Qué tres objetivos principales tiene la anestesia general?

A) Analgesia, sedación y relajación muscular.
B) Abolición del estado de consciencia, analgesia y relajación muscular.
C) Sedación, analgesia y amnesia.
D) Relajación muscular, sedación y amnesia.

30

¿Qué clasificación se utiliza para evaluar el riesgo quirúrgico del paciente según la Sociedad Americana de Anestesiología?

A) Clasificación ASA.
B) Clasificación NYHA.
C) Clasificación APACHE.
D) Clasificación SOFA.

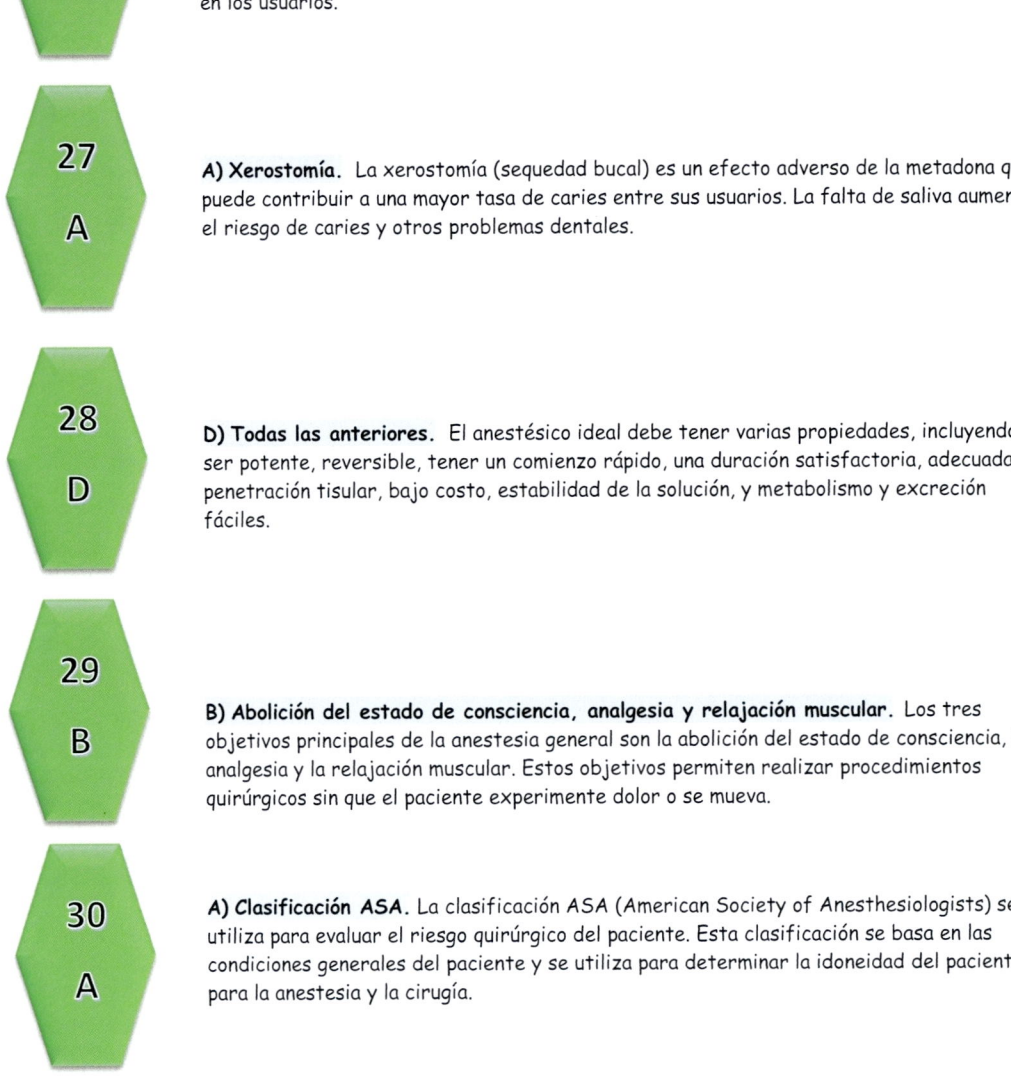

26
D

D) Todas las anteriores. El consumo de heroína puede causar varios efectos orales, incluyendo un incremento del riesgo de caries, periodontitis y bruxismo. Estos efectos se deben a la combinación de la acción de la droga y los hábitos de higiene bucal deficientes en los usuarios.

27
A

A) Xerostomía. La xerostomía (sequedad bucal) es un efecto adverso de la metadona que puede contribuir a una mayor tasa de caries entre sus usuarios. La falta de saliva aumenta el riesgo de caries y otros problemas dentales.

28
D

D) Todas las anteriores. El anestésico ideal debe tener varias propiedades, incluyendo ser potente, reversible, tener un comienzo rápido, una duración satisfactoria, adecuada penetración tisular, bajo costo, estabilidad de la solución, y metabolismo y excreción fáciles.

29
B

B) Abolición del estado de consciencia, analgesia y relajación muscular. Los tres objetivos principales de la anestesia general son la abolición del estado de consciencia, la analgesia y la relajación muscular. Estos objetivos permiten realizar procedimientos quirúrgicos sin que el paciente experimente dolor o se mueva.

30
A

A) Clasificación ASA. La clasificación ASA (American Society of Anesthesiologists) se utiliza para evaluar el riesgo quirúrgico del paciente. Esta clasificación se basa en las condiciones generales del paciente y se utiliza para determinar la idoneidad del paciente para la anestesia y la cirugía.

31

¿Qué agente anestésico inhalatorio es el más antiguo y aún se utiliza hoy en día?

A) Cloruro de etilo.
B) Éter dietílico.
C) Halotano.
D) Óxido nitroso.

32

¿Qué efecto tienen los anestésicos locales (AL) en el campo de la odontología?

A) Bloquean la función motora de todos los músculos.
B) Producen una pérdida de la sensibilidad dolorosa sin alterar la consciencia.
C) Aumentan la sensibilidad dolorosa en la zona tratada.
D) Solo afectan a los músculos lisos.

33

¿Qué mecanismo de acción tienen los anestésicos locales?

A) Bloquean los receptores de dopamina en el cerebro.
B) Inhiben la síntesis de prostaglandinas.
C) Bloquean los canales de sodio en las membranas de los nervios.
D) Estimulan la liberación de endorfinas.

34

¿Qué tipo de anestesia se administra en la proximidad de un nervio o de varios troncos nerviosos?

A) Anestesia tópica.
B) Anestesia de infiltración.
C) Anestesia troncular.
D) Anestesia epidural.

35

¿Qué tipo de anestésico local no tiene propiedad vasoconstrictora y debe ser administrado junto con un vasoconstrictor como la adrenalina?

A) Lidocaína.
B) Mepivacaína.
C) Prilocaína.
D) Procaína.

275

31

D

D) Óxido nitroso. Agente de inhalación inorgánico incoloro e inodoro, apenas visible con un sabor dulce. Conocido por su eficacia y seguridad en la inducción y mantenimiento de la anestesia. La sedación por inhalación con óxido nitroso/oxígeno es un procedimiento para el manejo seguro y efectivo de la atención odontopediátrica. Aplicación muy rápida y efectos clínicos evidentes en pocos minutos. Administración en forma creciente, pequeñas dosis de óxido nitroso hasta la concentración ideal para cada paciente, observando los efectos clínicos inmediatos. El profesional puede ajustar la concentración de la droga para cada paciente, tornándose un método seguro.

32

B

B) Producen una pérdida de la sensibilidad dolorosa sin alterar la consciencia. Producen pérdida de sensibilidad dolorosa sin alterar la consciencia. Los anestésicos locales (AL) en odontología producen pérdida de sensibilidad dolorosa en zona determinada del organismo sin alterar la consciencia. Permite realizar tratamientos intraorales sin que el paciente experimente dolor.

33

C

C) Bloquean los canales de sodio en las membranas de los nervios. Los anestésicos locales bloquean los canales de sodio en las membranas de los nervios, lo que impide la propagación del impulso nervioso y produce un bloqueo reversible en la conducción del estímulo nervioso.

34

C

C) Anestesia troncular. Se administra en la proximidad de un nervio o de varios troncos nerviosos. Se utiliza cuando la anestesia por infiltración no es eficaz y abarca un campo más amplio con menos inyecciones. Se utiliza para adormecer una parte más extensa del cuerpo en lugar de un solo nervio o pequeña área. Se aplica directamente en los nervios principales que controlan una región específica, bloqueando así la sensación de dolor de toda la zona.

35

A

A) Lidocaína. No tiene propiedad vasoconstrictora y debe ser administrada junto con un vasoconstrictor, generalmente adrenalina, para garantizar un adecuado periodo de acción y prolongar la duración de la anestesia. Anestésicos más comunes y ampliamente utilizados en odontología. Bloquean los impulsos nerviosos y se presenta en diferentes concentraciones, dependiendo del tipo de procedimiento a realizar. Bloquea las señales de dolor en los nervios cercanos al lugar de aplicación, reduce o elimina la sensación de dolor durante el procedimiento dental.

36

¿Qué anestésico local se administra generalmente sin vasoconstrictor debido a su acción vasoconstrictora propia?

A) Lidocaína.
B) Mepivacaína.
C) Prilocaína.
D) Procaína.

37

¿Qué anestésico local tiene actividad vasoconstrictora débil pero importante y se suele añadir felipresina como vasoconstrictor?

A) Lidocaína.
B) Mepivacaína.
C) Prilocaína.
D) Procaína.

38

¿Qué propósito tiene añadir un vasoconstrictor a los anestésicos locales?

A) Aumentar la toxicidad del anestésico.
B) Reducir la circulación local en el sitio de inyección.
C) Disminuir la duración de la anestesia.
D) Aumentar la dispersión del anestésico.

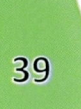

39

¿Qué vasoconstrictor es eficaz y puede producir palpitaciones pasajeras en concentraciones de 1:80.000?

A) Adrenalina (epinefrina).
B) Noradrenalina (norepinefrina).
C) Levonordefrina.
D) Felipresina (octapresín).

40

¿Qué tipo de anestesia se utiliza generalmente como paso previo a la administración de anestesia por inyección para evitar el dolor de la punción?

A) Anestesia tópica.
B) Anestesia de infiltración.
C) Anestesia troncular.
D) Anestesia epidural.

36

B

B) Mepivacaína. La mepivacaína se administra generalmente sin vasoconstrictor debido a su acción vasoconstrictora propia. Esto evita infecciones e inflamaciones y no produce necrosis isquémica, aunque puede aumentar la posibilidad de sangrado. Bloquea los impulsos nerviosos que envían señales de dolor al cerebro. Se utiliza para bloqueos epidurales o espinales, así como para tratamientos en odontología

37

C

C) Prilocaína. La prilocaína tiene actividad vasoconstrictora débil . Se suele añadir felipresina como vasoconstrictor para mejorar su eficacia. La prilocaína puede ser una alternativa para procedimientos anestésicos de corta duración. Su duración es media, su potencia media-baja y su latencia corta. Puede producir metahemoglobinemia, por lo que no debe emplearse en embarazadas, ya que la hemoglobina fetal es más sensible a este fenómeno.

38

B

B) Reducir la circulación local en el sitio de inyección. El propósito de añadir un vasoconstrictor a los anestésicos locales es reducir la circulación local en el sitio de inyección para evitar que el anestésico se disperse rápidamente. Esto también proporciona un campo operatorio relativamente libre de sangre.

39

A

A) Adrenalina (epinefrina). La adrenalina (epinefrina) es un eficaz vasoconstrictor que en concentraciones de 1:80.000 puede producir palpitaciones pasajeras en el paciente sano. Sin embargo, sus efectos sobre la excitabilidad del miocardio pueden llegar a provocar arritmias y fibrilación ventricular.

40

A

A) Anestesia tópica. La anestesia tópica se utiliza generalmente como paso previo a la administración de anestesia por inyección para evitar el dolor de la punción. Se aplica en forma de pomadas grasas o geles sobre la piel o mucosas.

1

¿Qué es un antibiótico?

A) Una sustancia química producida por un ser vivo o derivado sintético que mata o impide el crecimiento de microorganismos sensibles.
B) Una sustancia química que aumenta la resistencia de las bacterias.
C) Un medicamento que solo se utiliza para tratar infecciones virales.
D) Un compuesto que mejora la flora bacteriana normal del organismo.

2

¿Qué tipo de antibiótico impide el crecimiento de los gérmenes?

A) Bactericida.
B) Bacteriostático.
C) Antiviral.
D) Antifúngico.

3

¿Qué mecanismo de acción tienen los antibióticos betalactámicos?

A) Inhibición de la síntesis de mureína.
B) Inducción de alteraciones de la funcionalidad de la membrana plasmática.
C) Inhibición de la síntesis proteica.
D) Inhibición del metabolismo de los ácidos nucleicos.

4

¿Qué interacción farmacológica importante debe tenerse en cuenta al administrar metronidazol?

A) Disminuye el efecto de los antiinflamatorios no esteroideos (AINEs).
B) Potencia el efecto de los anticoagulantes cumarínicos como el acenocumarol.
C) Inhibe la acción de los antibióticos macrólidos.
D) Reduce la eficacia de los anticonceptivos orales.

5

¿Qué antibiótico es bactericida y actúa en las fases iniciales de la síntesis de mureína?

A) Fosfomicina.
B) Vancomicina.
C) Bacitracina.
D) Polimixina.

1A

A) Una sustancia química producida por un ser vivo o derivado sintético que mata o impide el crecimiento de ciertas clases de microorganismos sensibles. Los antibióticos son medicamentos que combaten las bacterias, impidiendo su crecimiento o causando su muerte, siendo indicados para el tratamiento de diversos tipos de infecciones, como infecciones bucodentales, neumonía, otitis, sinusitis, infección urinaria, conjuntivitis, meningitis, gonorrea, sífilis, forúnculos o erisipela. El tipo de antibiótico que puede ser usado depende de la infección a tratar, por lo que el médico puede indicar   uso de penicilinas, macrólidos, fluoroquinolonas, cefalosporinas o tetraciclinas, por ejemplo.

2B

B) Bacteriostático. Un antibiótico bacteriostático impide el crecimiento de los gérmenes. A diferencia de los bactericidas, que destruyen los microorganismos, los bacteriostáticos inhiben su crecimiento y reproducción. El término bacteriostático se refiere a una sustancia o agente que tiene la capacidad de inhibir el crecimiento y la reproducción de bacterias sin eliminarlas directamente. Su principal acción es detener la multiplicación bacteriana, permitiendo que el sistema inmunológico del organismo controle y elimine la infección de manera efectiva. Los bacteriostáticos son ampliamente utilizados en el ámbito médico, farmacológico e industrial, y su eficacia depende del tipo de bacteria y las condiciones en las que se utilicen.

3A

A) Inhibición de la síntesis de mureína. Los antibióticos betalactámicos inhiben la síntesis de mureína, un componente esencial de la pared celular bacteriana. Esto impide la formación de la pared celular y provoca la muerte de la bacteria.

4B

B) Potencia el efecto de los anticoagulantes cumarínicos como el acenocumarol. El metronidazol potencia el efecto de los cumarínicos, como el acenocumarol (Sintrom), lo que puede aumentar el riesgo de hemorragias. Por ello, es necesario monitorizar el INR en pacientes que estén tomando estos anticoagulantes. Esta interacción es clínicamente relevante y debe tenerse muy en cuenta en la práctica odontológica.

5A

A) Fosfomicina. La fosfomicina es un antibiótico bactericida de amplio espectro que actúa en las fases iniciales de la síntesis de mureína. Es eficaz contra una variedad de bacterias grampositivas y gramnegativas.

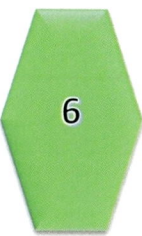

¿Qué antibióticos son de amplio espectro y tienen un efecto bacteriostático al unirse de forma reversible a los ribosomas?

A) Aminoglucósidos.
B) Tetraciclinas.
C) Macrólidos.
D) Lincosamidas.

¿Qué antibióticos son de medio espectro, primariamente bacteriostáticos y activos sobre cocos grampositivos y gramnegativos?

A) Aminoglucósidos.
B) Tetraciclinas.
C) Macrólidos.
D) Lincosamidas.

¿Qué factores deben considerarse al adaptar el uso de antimicrobianos en odontología?

A) Gravedad de la infección.
B) Lugar afectado.
C) Agente etiológico.
D) Todas las anteriores.

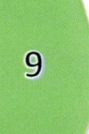

¿Cómo se denominan los antibióticos utilizados para prevenir la infección?

A) Profilácticos.
B) Empíricos.
C) Tratamiento dirigido.
D) Antivirales.

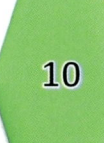

¿Qué tipo de antibiótico se utiliza frente al organismo que probablemente sea el causante de la infección?

A) Profilaxis.
B) Empírico.
C) Tratamiento dirigido.
D) Antiviral.

6B

B) Tetraciclinas. Las tetraciclinas son antibióticos de amplio espectro con efecto bacteriostático. Su modo de acción es la unión reversible a los ribosomas, interfiriendo en la síntesis proteica.

7C

C) Macrólidos. Los macrólidos son antibióticos de medio espectro, primariamente bacteriostáticos y activos sobre cocos grampositivos y gramnegativos. También son efectivos contra espiroquetas, algunas especies de Mycoplasma y ciertos protozoos.

8D

D) Todas las anteriores. El uso de antimicrobianos en odontología debe adaptarse individualmente para cada paciente, considerando la gravedad de la infección, el lugar afectado y el agente etiológico. Estos factores ayudan a seleccionar el tratamiento más adecuado.

9A

A) Profilácticos. Los antibióticos utilizados como profilaxis se emplean para prevenir la infección. Este enfoque es común en procedimientos quirúrgicos y en pacientes con alto riesgo de infecciones.

10 B

B) Empírico. Los antibióticos empíricos se utilizan frente al organismo que probablemente sea el causante de la infección. Este enfoque se basa en la experiencia clínica y el conocimiento de los patógenos más comunes.

11

¿Qué prueba se utiliza para conocer la susceptibilidad de los microorganismos a los antibióticos?

A) Hemograma.
B) Cultivo de sangre.
C) Antibiograma.
D) Prueba de sensibilidad viral.

12

¿Qué vía de administración de antibióticos es preferida en odontología debido a sus menores reacciones adversas?

A) Vía oral.
B) Vía parenteral.
C) Vía tópica.
D) Vía intramuscular.

13

¿Qué antibiótico semisintético derivado de la penicilina se utiliza a menudo como primer fármaco en infecciones de diferente gravedad?

A) Penicilina G.
B) Amoxicilina.
C) Eritromicina.
D) Clindamicina.

14

¿Qué antibiótico se asocia con ácido clavulánico para inhibir las betalactamasas y aumentar su estabilidad y espectro?

A) Penicilina G.
B) Amoxicilina.
C) Eritromicina.
D) Clindamicina.

15

¿Qué antibiótico de tercera elección está totalmente contraindicado en la gestación, lactancia y en menores de 8 años debido a su acción decolorante sobre el diente y por retardar el crecimiento óseo?

A) Cefalosporinas.
B) Vancomicina.
C) Tetraciclinas.
D) Quinolonas.

11

C

C) Antibiograma. Un antibiograma es una prueba que determina la susceptibilidad de los microorganismos a los antibióticos. Esta prueba ayuda a seleccionar el tratamiento antibiótico más adecuado para una infección específica. Examen que tiene como objetivo determinar el perfil de sensibilidad y resistencia de las bacterias u hongos a los antibióticos o antifúngicos respectivamente. A través del resultado se indica el antimicrobiano más adecuado para tratar la infección del paciente. Esto evita el uso de este tipo de medicamentos de forma innecesaria y previene que las bacterias u hongos se hagan resistentes a los mismos.

12

A

A) Vía oral. La vía de administración preferida en odontología es la vía oral, ya que proporciona menores reacciones adversas. En pacientes con patología gastrointestinal, se deben prescribir junto a protectores gástricos.

13

B

B) Amoxicilina. La amoxicilina es un antibiótico semisintético derivado de la penicilina que se utiliza a menudo como primer fármaco en infecciones de diferente gravedad. Actúa contra un amplio espectro de bacterias, tanto Grampositivos como Gramnegativos.

14

B

B) Amoxicilina. La amoxicilina se asocia con ácido clavulánico para inhibir las betalactamasas, enzimas que rompen los anillos betalactámicos de los antibióticos de la familia de las penicilinas. Esta combinación aumenta la estabilidad y el espectro de acción del antibiótico.

15

C

C) Tetraciclinas. Las tetraciclinas están totalmente contraindicadas en la gestación, lactancia y en menores de 8 años debido a su acción decolorante sobre el diente y por retardar el crecimiento óseo. Se suelen usar en algunos tratamientos periodontales.

1

¿Qué es la hemostasia?

A) Proceso de formación de plaquetas.
B) Conjunto de mecanismos fisiológicos que contribuyen a detener una hemorragia,
C) Formación de coágulos en los vasos sanguíneos.
D) Proceso de disolución de coágulos.

2

¿Cuál es el primer paso en la hemostasia primaria?

A) Formación de fibrina.
B) Formación del tapón plaquetario.
C) Espasmo vascular.
D) Activación de la protrombina.

3

¿Qué ocurre durante la formación del tapón plaquetario?

A) Las plaquetas se disuelven.
B) Se activa la protrombina.
C) Se forma fibrina.
D) Las plaquetas se adhieren y agregan en la pared del vaso lesionado.

4

¿Cuál es la vida media de las plaquetas?

A) 3-5 días.
B) 7-9 días.
C) 10-12 días.
D) 14-16 días.

5

¿Qué es la trombocitopenia?

A) Exceso de plaquetas.
B) Disolución de coágulos.
C) Formación de coágulos.
D) Defecto de plaquetas.

1B

B) Conjunto de mecanismos fisiológicos que contribuyen a detener una hemorragia. Hemostasia, proceso mediante el cual el cuerpo detiene una hemorragia a través de una serie de mecanismos fisiológicos. Mecanismos que incluyen la vasoconstricción, que reduce el calibre del vaso sanguíneo para disminuir la pérdida de sangre; la formación de un tapón plaquetario, donde las plaquetas se adhieren y agregan en el sitio de la lesión; y la coagulación, que transforma el fibrinógeno en fibrina para formar un coágulo estable. La hemostasia es esencial para prevenir la pérdida excesiva de sangre y permitir la reparación del tejido dañado.

2C

C) Espasmo vascular. Es la primera respuesta del cuerpo a la rotura de un vaso sanguíneo. Consiste en una contracción inmediata y potente de las fibras musculares del vaso lesionado, lo que resulta en una vasoconstricción. Vasoconstricción disminuye el calibre del vaso, reduciendo así la pérdida de sangre. En vasos de menor calibre, esta contracción puede ser suficiente para sellar el vaso y detener la hemorragia. En vasos de mayor calibre, se requieren mecanismos adicionales, como la formación del tapón plaquetario y la coagulación.

3D

D) Las plaquetas se adhieren y agregan en la pared del vaso lesionado. La formación del tapón plaquetario es un proceso crucial en la hemostasia primaria. Cuando un vaso sanguíneo se lesiona, las plaquetas se adhieren a las fibras de colágeno expuestas en la pared del vaso. Esta adhesión es seguida por la agregación plaquetaria, donde las plaquetas se unen entre sí para formar un tapón que cubre la lesión. Este tapón plaquetario es temporal y necesita ser estabilizado por la formación de fibrina durante la hemostasia secundaria para asegurar una detención efectiva de la hemorragia.

4B

B) 7-9 días. Las plaquetas, también conocidas como trombocitos, tienen una vida media de 7 a 9 días en el torrente sanguíneo. Estas células, que en realidad son fragmentos de células más grandes llamadas megacariocitos, juegan un papel crucial en la coagulación sanguínea. Durante su vida útil, las plaquetas circulan en la sangre y se activan en respuesta a una lesión vascular, participando en la formación del tapón plaquetario y la coagulación.

5D

D) Defecto de plaquetas. La trombocitopenia es una condición caracterizada por un recuento bajo de plaquetas en la sangre. Las plaquetas son esenciales para la coagulación y la formación de coágulos. Un recuento bajo de plaquetas puede llevar a problemas de coagulación y aumentar el riesgo de hemorragias. Las causas de la trombocitopenia pueden incluir enfermedades autoinmunes, infecciones, ciertos medicamentos y trastornos de la médula ósea.

6

¿Qué es la trombopoyesis ?

A) Formación de trombina.
B) Formación de fibrina.
C) Producción de plaquetas.
D) Disolución de coágulos.

7

¿Qué es la hemofilia?

A) Trastorno hemorrágico que afecta solo a mujeres.
B) Trastorno hemorrágico que se manifiesta en varones.
C) Exceso de plaquetas.
D) Deficiencia de vitamina K.

8

¿Cuál es el antídoto para la heparina?

A) Vitamina K.
B) Protamina.
C) Ácido tranexámico.
D) Ácido acetil-salicílico.

9

¿Qué tipo de fármaco es el ácido tranexámico?

A) Anticoagulante.
B) Antiagregante plaquetario.
C) Antifibrinolítico.
D) Fibrinolítico.

10

¿Qué fármaco se administra por vía subcutánea para la profilaxis de trombosis?

A) Heparina.
B) Warfarina.
C) Clopidogrel.
D) Ácido tranexámico.

6C

C) Producción de plaquetas. La trombopoyesis es el proceso de producción de plaquetas en la médula ósea. Este proceso comienza con los megacariocitos, grandes células precursoras que se fragmentan para formar plaquetas. Las plaquetas resultantes son esenciales para la coagulación sanguínea y la hemostasia. La trombopoyesis es regulada por la trombopoyetina, una hormona que estimula la producción de plaquetas en respuesta a la demanda del cuerpo.

7B

B) Trastorno hemorrágico que se manifiesta en varones. La hemofilia es un trastorno hemorrágico congénito que se manifiesta principalmente en varones debido a su herencia ligada al cromosoma X. Se caracteriza por la deficiencia de uno de los factores de coagulación, como el factor VIII (hemofilia A) o el factor IX (hemofilia B). Esta deficiencia provoca hemorragias prolongadas y espontáneas, especialmente en las articulaciones y músculos.

8B

B) Protamina. La protamina es el antídoto para la heparina. Se utiliza para neutralizar los efectos anticoagulantes de la heparina en casos de sobredosis o cuando se necesita revertir su acción, como antes de una cirugía.

9C

C) Antifibrinolítico. El ácido tranexámico es un antifibrinolítico que inhibe la activación del plasminógeno a plasmina, reduciendo así la disolución de coágulos. Se utiliza para prevenir y tratar hemorragias en pacientes con riesgo de sangrado excesivo, como aquellos sometidos a procedimientos odontológicos.

10 A

A) Heparina. La heparina se administra por vía subcutánea para la profilaxis de trombosis. Actúa aumentando la velocidad de depósito de la antitrombina III, inhibiendo así la coagulación. La heparina es utilizada en situaciones de alto riesgo de trombosis y como tratamiento inicial en pacientes con trombosis venosa profunda o embolia pulmonar.

11

¿Cuál es el tiempo de hemorragia normal en un paciente odontológico?

A) Menor de 5 minutos.
B) Menor de 10 minutos.
C) Menor de 15 minutos.
D) Menor de 20 minuto.

12

¿Cuál es el rango normal del Tiempo de Protrombina (TP) en un paciente odontológico?

A) 8-10 segundos.
B) 10-12 segundos.
C) 11-14 segundos.
D) 14-16 segundos.

13

¿Qué prueba diagnóstica se utiliza para evaluar la vía extrínseca y la vía común de la coagulación?

A) Tiempo de protrombina (TP).
B) Tiempo de tromboplastina parcial activada (TTPa).
C) Tiempo de trombina (TT).
D) Recuento de plaquetas.

14

¿Cuál de las siguientes opciones corresponde a una alteración adquirida de la coagulación?

A) Hemofilia.
B) Enfermedad de von Willebrand.
C) Trombocitopenia.
D) Defectos congénitos de factores de coagulación.

15

¿Qué medida puede disminuir la absorción de NACOs (Nuevos Anticoagulantes O°rales) si la última toma fue reciente?

A) Administración de protamina.
B) Administración de vitamina K.
C) Administración de carbón activado oral.
D) Administración de ácido tranexámico.

289

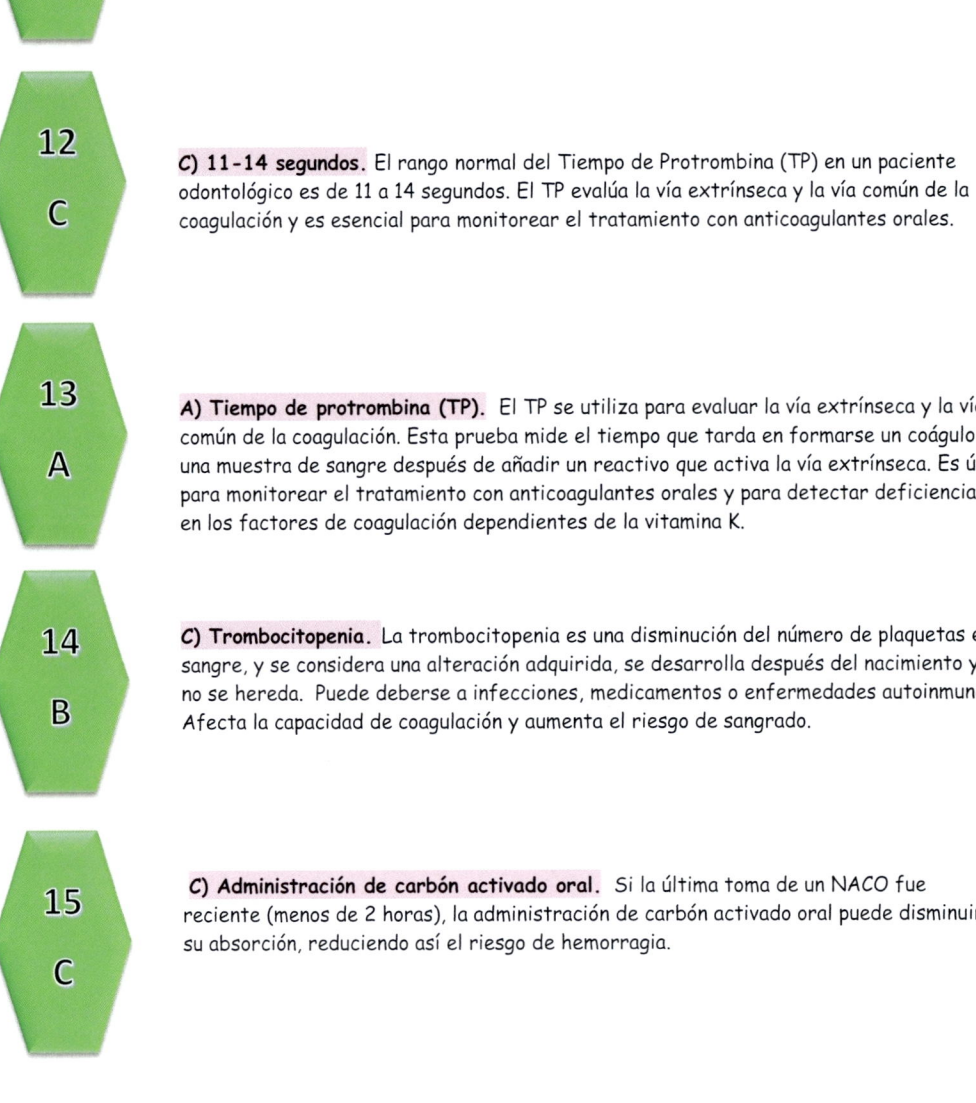

11
B

B) Menor de 10 minutos. El tiempo de hemorragia normal en un paciente odontológico debe ser menor de 10 minutos. Este tiempo evalúa la fase plaquetaria de la hemostasia y es crucial para determinar el riesgo de sangrado durante procedimientos odontológicos.

12
C

C) 11-14 segundos. El rango normal del Tiempo de Protrombina (TP) en un paciente odontológico es de 11 a 14 segundos. El TP evalúa la vía extrínseca y la vía común de la coagulación y es esencial para monitorear el tratamiento con anticoagulantes orales.

13
A

A) Tiempo de protrombina (TP). El TP se utiliza para evaluar la vía extrínseca y la vía común de la coagulación. Esta prueba mide el tiempo que tarda en formarse un coágulo en una muestra de sangre después de añadir un reactivo que activa la vía extrínseca. Es útil para monitorear el tratamiento con anticoagulantes orales y para detectar deficiencias en los factores de coagulación dependientes de la vitamina K.

14
B

C) Trombocitopenia. La trombocitopenia es una disminución del número de plaquetas en sangre, y se considera una alteración adquirida, se desarrolla después del nacimiento y no se hereda. Puede deberse a infecciones, medicamentos o enfermedades autoinmunes. Afecta la capacidad de coagulación y aumenta el riesgo de sangrado.

15
C

C) Administración de carbón activado oral. Si la última toma de un NACO fue reciente (menos de 2 horas), la administración de carbón activado oral puede disminuir su absorción, reduciendo así el riesgo de hemorragia.

16

¿Qué se debe hacer en caso de alto riesgo tromboembólico antes de un tratamiento dental?

A) Suspender todos los anticoagulantes.
B) Consultar con el cardiólogo del paciente.
C) Administrar vitamina K.
D) Realizar hemodiálisis.

17

¿Qué tipo de procedimientos dentales se consideran de bajo riesgo?

A) Exodoncias de varias piezas.
B) Cirugías para la colocación de más de 3 implantes.
C) Profilaxis supragingival (tartrectomía).
D) Anestesias troncales.

18

¿Qué tipo de procedimientos dentales se consideran de alto riesgo?

A) Exodoncias de 1 pieza.
B) Restauraciones sencillas sin preparación subgingival.
C) Técnicas quirúrgicas que incluyan el levantamiento de un colgajo.
D) Anestesias intraligamentosa e intraseptal.

19

¿Qué se recomienda hacer antes de una cirugía dental para evitar una mayor tendencia al sangrado?

A) Administrar anticoagulantes adicionales.
B) Eliminar la inflamación e irritación de los tejidos de la cavidad oral.
C) Suspender todos los medicamentos.
D) Realizar hemodiálisis.

20

¿Qué se debe considerar al planificar la pauta en pacientes odontológicos en tratamiento con NACOs (anticoagulantes orales)?

A) Tipo de tratamiento dental y medida del posible sangrado.
B) Antecedentes médicos del paciente.
C) Disponibilidad de medidas hemostáticas locales y sistémicas.
D) Todas las anteriores.

16

B

B) Consultar con el cardiólogo del paciente. En casos de alto riesgo tromboembólico, es crucial consultar con el cardiólogo del paciente antes de planificar cualquier tratamiento dental. Esto asegura una evaluación adecuada del riesgo y la implementación de medidas preventivas necesarias.

17

C

C) Profilaxis supragingival (tartrectomía). Procedimientos como la profilaxis supragingival (tartrectomía), restauraciones sencillas sin preparación subgingival y tratamientos endodóncicos que no sobrepasen el ápice se consideran de bajo riesgo en pacientes odontológicos.

18

C

C) Técnicas quirúrgicas que incluyan el levantamiento de un colgajo. Procedimientos como técnicas quirúrgicas periodontales e implantológicas que incluyan el levantamiento de un colgajo, la eliminación de hueso alveolar o que sean extensas en superficie se consideran de alto riesgo debido al mayor potencial de sangrado.

19

B

B) Eliminar la inflamación e irritación de los tejidos de la cavidad oral. Antes de una cirugía dental, se recomienda eliminar la inflamación e irritación de los tejidos de la cavidad oral mediante raspado y alisado radicular, técnicas de higiene oral y el uso de colutorios antisépticos. Esto ayuda a reducir la tendencia al sangrado durante el procedimiento.

20

D

D) Todas las anteriores. Al planificar la pauta en pacientes odontológicos en tratamiento con NACOs, se deben considerar el tipo de tratamiento dental y la medida del posible sangrado, los antecedentes médicos del paciente y la disponibilidad de medidas hemostáticas locales y sistémicas.

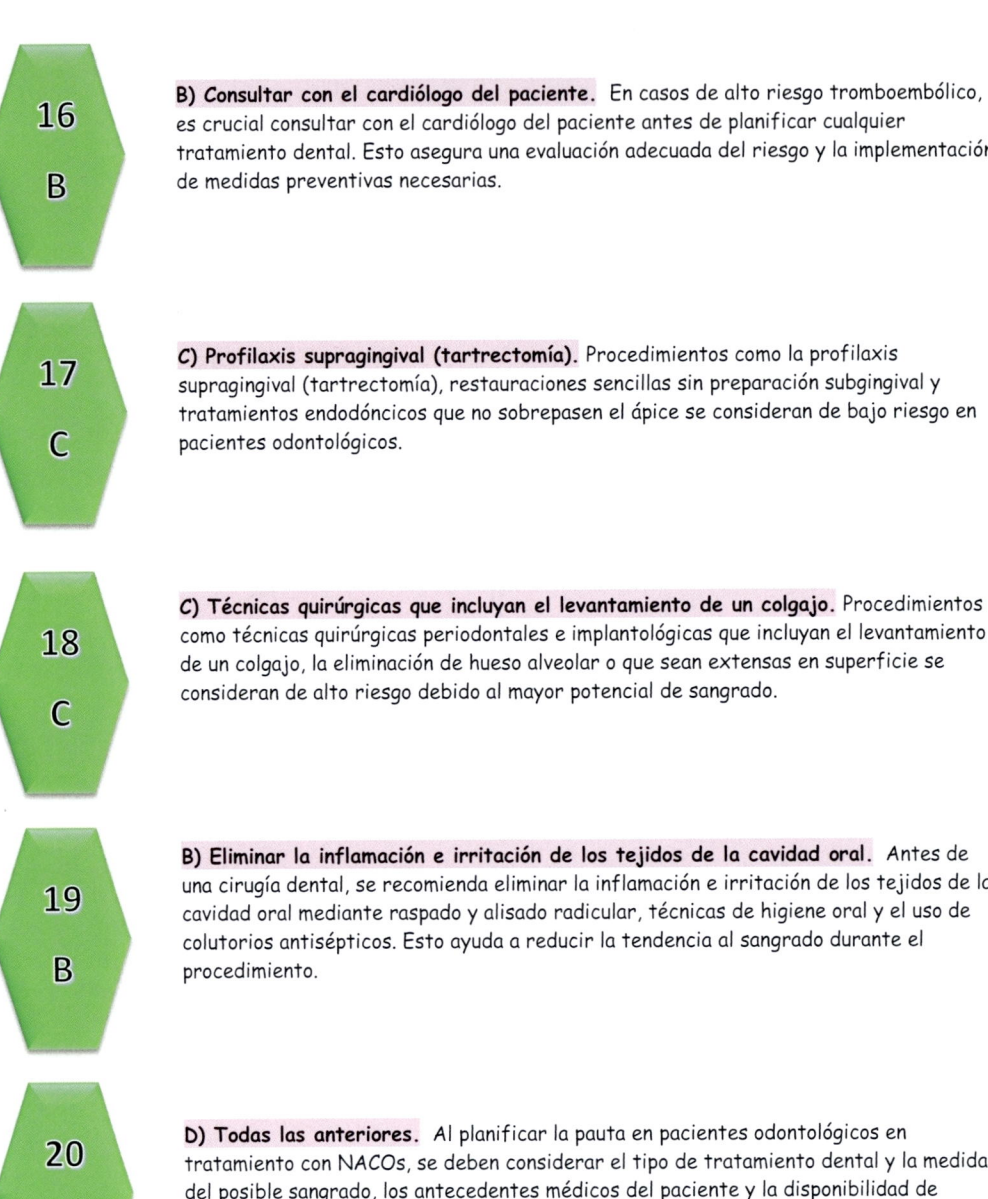

292

21

¿Qué medidas hemostáticas locales se deben disponer para pacientes anticoagulados con NACOs (anticoagulantes orales)?

A) Ácido tranexámico.
B) Esponjas hemostáticas.
C) Celulosa oxidada.
D) Todas las anteriores.

22

¿Qué se recomienda hacer en emergencias odontológicas en pacientes que reciben heparina estándar?

A) Realizar procedimientos quirúrgicos.
B) Tratar de forma conservadora.
C) Administrar anticoagulantes adicionales.
D) Realizar hemodiálisis.

23

¿Qué factores deben evaluarse en la anticoagulación de un paciente antes de un tratamiento odontológico?

A) Razón, duración y estabilidad del tratamiento anticoagulante.
B) Tipo de tratamiento odontológico necesario.
C) Riesgo de tromboembolismo y hemorragia.
D) Todas las anteriores.

24

¿Cuál de estos tratamientos odontológicos que se enumeran a continuación tienen un mayor riesgo de hemorragia?

A) Tartrectomía y raspajes.
B) Restauraciones sencillas.
C) Anestesias locales.
D) Profilaxis supragingival.

25

¿Qué se debe hacer si el sangrado continúa después de un tratamiento cruento bucodental?

A) Comprimir la zona con gasa empapada en ácido tranexámico.
B) Aplicar una bolsa de hielo en la zona.
C) Enjuagues orales después de 12 horas.
D) Todas las anteriores.

21
D

D) Todas las anteriores. En pacientes anticoagulados con NACOs, se deben disponer medidas hemostáticas locales como ácido tranexámico, esponjas hemostáticas, celulosa oxidada y colutorios antifibrinolíticos para aplicarlas cuando sea necesario.

22
B

B) Tratar de forma conservadora. En emergencias odontológicas en pacientes que reciben heparina estándar, se recomienda tratar de forma conservadora y evitar los procedimientos quirúrgicos. Es importante realizar una interconsulta con el médico del paciente.

23
D

D) Todas las anteriores. Es crucial evaluar la razón, duración y estabilidad del tratamiento anticoagulante (TP, INR), el tipo de tratamiento odontológico necesario y el riesgo de tromboembolismo y hemorragia. Esto ayuda a planificar adecuadamente el tratamiento y minimizar los riesgos.

24
A

A) Tartrectomía y raspajes. Los tratamientos odontológicos como la tartrectomía y los raspajes tienen mayor riesgo de hemorragia, especialmente en pacientes con gingivitis. Estos procedimientos pueden causar un área sangrante extensa y deben realizarse con precaución. El sangrado de encías es un efecto secundario común en el raspado, puede ser leve o moderado. Puede persistir durante varios días después de realizarse. El sangrado es consecuencia de los tejidos inflamados y desgarrados.

25
D

D) Todas las anteriores. Si el sangrado continúa después de un tratamiento cruento bucodental, se debe comprimir la zona con gasa empapada en ácido tranexámico, aplicar una bolsa de hielo en la zona y realizar enjuagues orales después de 12 horas para evitar interferir con la formación del coágulo.

1

¿Qué es una droga según?

A) Una sustancia química natural o sintética con actividad farmacológica.
B) Un preparado farmacéutico obtenido a partir de principios activos.
C) Una mezcla bruta de compuestos con al menos uno con actividad farmacológica, pero cuya composición es desconocida.
D) Una sustancia o combinación de sustancias con propiedades para el tratamiento de enfermedades en seres humanos.

2

¿Cuál es el principio activo responsable de los efectos adictivos de la marihuana?

A) Cannabidiol.
B) Tetrahidrocannabinol.
C) Cannabinol.
D) Cannabigerol.

3

¿Qué se considera también como droga desde un punto de vista puramente farmacológico?

A) Medicamentos genéricos.
B) Fórmulas magistrales.
C) Extractos de plantas y tinturas.
D) Productos cosméticos.

4

¿Qué es un fármaco?

A) Una mezcla de compuestos con actividad farmacológica.
B) El principio activo del medicamento capaz de producir un cambio en la célula.
C) Un preparado farmacéutico con fines terapéuticos.
D) Un dispositivo utilizado para el diagnóstico de enfermedades.

5

¿Qué es un medicamento?

A) Una sustancia química natural o sintética con actividad farmacológica.
B) Una combinación de uno o más fármacos con excipientes.
C) Un instrumento utilizado para el tratamiento de enfermedades.
D) Una sustancia destinada a ser puesta en contacto con las partes superficiales del cuerpo humano.

1C

C) Una mezcla bruta de compuestos con al menos uno con actividad farmacológica, pero cuya composición es desconocida. Una droga es una mezcla de compuestos en la que al menos uno tiene actividad farmacológica, pero no se conoce la identidad de los otros componentes ni su concentración. Un ejemplo es la marihuana, donde se sabe que el tetrahidrocannabinol (THC) es el responsable de los efectos adictivos, pero la cantidad exacta de THC y otros componentes varía en cada consumo.

2B

B) Tetrahidrocannabinol. El tetrahidrocannabinol (THC) es el principal compuesto psicoactivo de la marihuana. Es el responsable de los efectos adictivos y de los cambios en la percepción y el estado de ánimo que experimentan los consumidores.

3C

C) Extractos de plantas y tinturas. Desde un punto de vista farmacológico, los extractos de plantas, tinturas y otros productos naturales utilizados con fines terapéuticos también se consideran drogas. Esto se debe a que contienen compuestos activos cuya composición y concentración pueden variar.

4B

B) El principio activo del medicamento capaz de producir un cambio en la célula. Un fármaco es una sustancia química natural o sintética con actividad farmacológica que se utiliza para tratar, curar, prevenir o diagnosticar enfermedades, o para evitar la aparición de procesos fisiológicos no deseados.

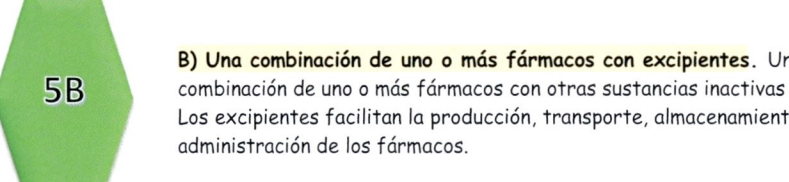

5B

B) Una combinación de uno o más fármacos con excipientes. Un medicamento es una combinación de uno o más fármacos con otras sustancias inactivas llamadas excipientes. Los excipientes facilitan la producción, transporte, almacenamiento, dispensación y administración de los fármacos.

¿Qué es un medicamento genérico?

A) Medicamento con la misma composición cualitativa y cuantitativa en principios activos y la misma forma farmacéutica que el medicamento de referencia.
B) Medicamento destinado a un paciente individualizado.
C) Medicamento elaborado según las normas de correcta elaboración y control de calidad.
D) Un instrumento utilizado para el tratamiento de enfermedades.

¿Qué es una fórmula magistral?

A) Medicamento con la misma composición cualitativa y cuantitativa en principios activos que el medicamento de referencia.
B) Medicamento destinado a un paciente individualizado, preparado por un farmacéutico.
C) Medicamento elaborado según las normas de correcta elaboración y control de calidad.
D) Un dispositivo utilizado para el diagnóstico de enfermedades.

¿Qué es un excipiente según la resolución 2/2008 de la Agencia Española de Medicamentos y Productos Sanitarios?
A) Principio activo del medicamento.
B) Componente de las formas farmacéuticas líquidas que transporta a los demás y facilita la administración.
C) Sustancia activa que complementa a la otra sustancia activa.
D) Cualquier componente del medicamento distinto del principio activo y del material de acondicionamiento.

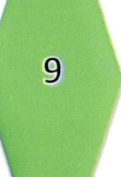

¿Cuál es la función de un vehículo en las formas farmacéuticas líquidas?

A) Transportar los principios activos y facilitar su administración.
B) Complementar la acción de otra sustancia activa.
C) Mejorar las características organolépticas del principio activo.
D) Proteger los principios activos de los agentes atmosféricos.

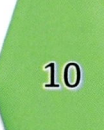

¿Qué estudia la farmacocinética?

A) Los efectos de los fármacos en el organismo.
B) Los procesos a los cuales un fármaco es sometido en su paso por el organismo.
C) La interacción de los fármacos con otros medicamentos.
D) Las reacciones adversas de los medicamentos.

6A

A) Un medicamento con la misma composición cualitativa y cuantitativa en principios activos y la misma forma farmacéutica que el medicamento de referencia. Es equivalente al medicamento de referencia, conteniendo el mismo principio activo de este y en la misma cantidad. Las únicas diferencias que se podrían encontrar entre un medicamento de marca y el EFG (equivalente farmacéutico genérico)se refiere o a la apariencia (color, tamaño, sabor, forma, etc.) o a los excipientes, sustancias utilizadas para conseguir la forma farmacéutica deseada y que facilitan la preparación, conservación y administración de los medicamentos.

7B

B) Un medicamento destinado a un paciente individualizado, preparado por un farmacéutico o bajo su dirección, y que es dispensado tanto en las oficinas de farmacia como en los servicios farmacéuticos hospitalarios. Debe estar prescrito por un profesional sanitario que debe detallar los principios activos que incluye. Para su fabricación, deben cumplir con la legislación vigente acerca de las normas de correcta fabricación y control de calidad para permitir al farmacéutico garantizar la calidad, seguridad y eficacia de todas sus preparaciones.

8D

D) Cualquier componente del medicamento distinto del principio activo y del material de acondicionamiento. Según la resolución 2/2008 de la Agencia Española de Medicamentos y Productos Sanitarios, un excipiente es cualquier componente del medicamento que no sea el principio activo ni el material de acondicionamiento. Los excipientes se añaden para servir de vehículo, facilitar la preparación y estabilidad del medicamento, modificar sus propiedades organolépticas o determinar sus propiedades físico-químicas y biodisponibilidad.

9A

A) Transportar los principios activos y facilitar su administración. En las formas farmacéuticas líquidas, el vehículo es el componente que transporta los demás ingredientes y facilita su administración. Actúa como el excipiente en las formas líquidas, asegurando que el principio activo se distribuya de manera uniforme y sea fácil de administrar.

10 B

B) Los procesos a los cuales un fármaco es sometido en su paso por el organismo. La farmacocinética es la rama de la farmacología que se ocupa de los procesos que un fármaco atraviesa en el organismo, desde su administración hasta su eliminación. Estos procesos incluyen absorción, distribución, metabolismo y eliminación (ADME).

11

¿Cuál de los siguientes procesos no sufre absorción?

A) Medicamentos administrados por vía oral.
B) Medicamentos administrados por vía intravenosa.
C) Medicamentos administrados por vía subcutánea.
D) Medicamentos administrados por vía intramuscular.

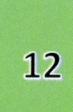

12

¿Qué estudia la farmacodinamia?

A) Los procesos a los cuales un fármaco es sometido en su paso por el organismo.
B) Los efectos de los fármacos en el organismo.
C) La interacción de los fármacos con otros medicamentos.
D) Las reacciones adversas de los medicamentos.

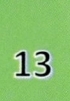

13

¿Qué es una interacción farmacológica?

A) La conversión química de fármacos en compuestos más fáciles de eliminar.
B) La excreción de un fármaco del cuerpo mediante un proceso renal, biliar o pulmonar.
C) La situación en la cual un fármaco no ejerce la acción previsible debido a la ingestión simultánea de otro medicamento, alimento, bebida o sustancia ambiental.
D) La respuesta anormal o inesperada a un fármaco.

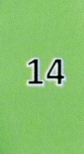

14

¿Qué es una reacción adversa a un medicamento (RAM)?

A) La conversión química de fármacos en compuestos más fáciles de eliminar.
B) La excreción de un fármaco del cuerpo mediante un proceso renal, biliar o pulmonar.
C) Una reacción tóxica o no intencionada de una medicación utilizada a dosis adecuadas con fines profilácticos, diagnósticos o terapéuticos.
D) La respuesta anormal o inesperada a un fármaco.

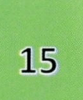

15

¿Qué es la tolerancia a un medicamento?

A) La necesidad de aumentar progresivamente las dosis para producir un efecto determinado.
B) La respuesta negativa muy exagerada a la dosis ordinaria de un medicamento.
C) La respuesta anormal o inesperada a un fármaco.
D) La necesidad de empleo continuo o periódico de una sustancia para experimentar sus efectos psíquicos.

11

B

B) Medicamentos administrados por vía intravenosa. Los medicamentos administrados por vía intravenosa, intraarterial o en el espacio pleural no sufren absorción, ya que se introducen directamente en la circulación sanguínea.

12

B

B) Los efectos de los fármacos en el organismo. La farmacodinamia es el estudio de los efectos de los fármacos en el organismo, incluyendo cómo los fármacos interactúan con los receptores celulares y los mecanismos de acción que producen sus efectos terapéuticos y adversos.

13

C

C) La situación en la cual un fármaco no ejerce la acción previsible debido a la ingestión simultánea de otro medicamento, alimento, bebida o sustancia ambiental. Ocurre cuando un fármaco no ejerce la acción previsible porque su efecto se ve influenciado por la ingestión simultánea de otro medicamento, alimento, bebida o sustancia ambiental. Pueden potenciar o inhibir la actividad del fármaco, Es decir, alteraciones de los efectos de un fármaco debidas a la utilización reciente o simultánea de otro u otros fármacos (interacciones fármaco-fármaco), a la ingestión de alimentos (interacciones nutriente-fármaco) o a la ingestión de suplementos dietéticos (interacciones suplemento dietético-fármaco).

14

C

C) Una reacción tóxica o no intencionada de una medicación utilizada a dosis adecuadas con fines profilácticos, diagnósticos o terapéuticos. Una reacción adversa a un medicamento (RAM) es cualquier efecto nocivo o indeseable que se presenta tras la administración de un medicamento a dosis profilácticas, diagnósticas o terapéuticas. Las RAM pueden incluir efectos secundarios, colaterales, idiosincrásicos y alérgicos.

15

A

A) La necesidad de aumentar progresivamente las dosis para producir un efecto determinado. La tolerancia a un medicamento se produce por el uso continuado del mismo, lo que lleva a una disminución de su efectividad. Como resultado, se necesita aumentar progresivamente las dosis para lograr el efecto terapéutico deseado.

16

¿Qué es la hipersensibilidad en el contexto de las reacciones adversas a medicamentos?

A) Necesidad de aumentar progresivamente las dosis para producir un efecto determinado.
B) Respuesta negativa muy exagerada a la dosis ordinaria de un medicamento.
C) Respuesta anormal o inesperada que se produce incluso en pequeñas dosis y puede implicar una reacción inmunológica.
D) Necesidad de empleo continuo o periódico de una sustancia para experimentar sus efectos psíquicos.

17

¿Qué es una reacción idiosincrásica?

A) Una reacción tóxica o no intencionada de una medicación utilizada a dosis adecuadas.
B) Una respuesta anormal de ciertos individuos a un fármaco concreto, generalmente determinada genéticamente.
C) Una respuesta de naturaleza inmune en la que el fármaco se comporta como un antígeno.
D) Una reacción secundaria que desaparece al dejar de administrar el medicamento.

18

¿Qué puede causar quemaduras químicas de la mucosa oral?

A) Uso de analgésicos o antisépticos.
B) Consumo de alimentos ácidos.
C) Exposición prolongada al sol.
D) Ingesta de bebidas frías.

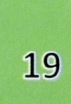

19

¿Qué caracteriza a la mucositis por quimioterapia?

A) Aparición de lesiones vesiculosas en la mucosa oral.
B) Estomatitis ulcerativa difusa que afecta preferentemente a la mucosa no queratinizada.
C) Quemaduras químicas de la mucosa oral.
D) Reacciones alérgicas debidas a la administración sistémica de un medicamento.

20

¿Qué es una estomatitis alérgica de contacto?

A) Una reacción de hipersensibilidad retardada desencadenada por el contacto directo de la piel con ciertas sustancias.
B) Una reacción tóxica o no intencionada de una medicación utilizada a dosis adecuadas.
C) Una respuesta anormal de ciertos individuos a un fármaco concreto.
D) Una respuesta de naturaleza inmune en la que el fármaco se comporta como un antígeno.

16

C

C) La respuesta anormal o inesperada que se produce incluso en pequeñas dosis y puede implicar una reacción inmunológica. La hipersensibilidad, también conocida como sensibilización o alergia, es una respuesta anormal o inesperada a un medicamento que puede ocurrir incluso en pequeñas dosis. Esta reacción puede aparecer después de la primera administración o de las siguientes y generalmente implica una respuesta inmunológica.

17

B

B) Una respuesta anormal de ciertos individuos a un fármaco concreto, generalmente determinada genéticamente. En farmacología, idiosincrasia se refiere a una reacción anormal, es un efecto adverso de un agente, como un fármaco, que no ocurre en la mayoría de los pacientes que han usado el mismo agente. En términos sencillos, cuando decimos que alguien tiene cierta idiosincrasia, nos referimos a una respuesta que es peculiar de esa persona, derivado del uso de un compuesto, que es peculiar, específico, para un individuo. Esta reacción puede ser debida a la peculiar estructura de un sistema enzimático en el individuo.

18

A

A) Uso de analgésicos o antisépticos. Las quemaduras químicas de la mucosa oral pueden ser causadas por el uso de analgésicos o antisépticos. Estas quemaduras resultan en una necrosis superficial del epitelio, apareciendo lesiones blancas de contornos irregulares sobre un área eritematosa dolorosa. Otros productos que pueden causar quemaduras químicas incluyen el etanol, soluciones anestésicas de benzocaína con alto porcentaje de alcohol, peróxido de hidrógeno, violeta de genciana, fenol, nitrato de plata, hipoclorito sódico y algunos componentes de pastas de dientes como el lauril sulfato sódico.

19

B

B) Estomatitis ulcerativa difusa que afecta preferentemente a la mucosa no queratinizada. La mucositis por quimioterapia se caracteriza por una estomatitis ulcerativa difusa que afecta preferentemente a la mucosa no queratinizada. Esta condición es causada por la toxicidad directa de algunos agentes antineoplásicos que interfieren con la replicación de las células germinativas del epitelio de la mucosa oral. Los síntomas incluyen zonas de mucosa eritematosa y ulceraciones blancogrisáceas con áreas necróticas centrales. El tratamiento se enfoca en aliviar la sintomatología y prevenir y tratar las complicaciones, utilizando anestésicos tópicos, analgésicos orales y antisépticos.

20

A

A) Una reacción de hipersensibilidad retardada desencadenada por el contacto directo de la piel con ciertas sustancias. La estomatitis alérgica de contacto es equivalente a la dermatitis alérgica de contacto y se debe a una reacción de hipersensibilidad retardada (tipo IV) desencadenada por el contacto directo de la piel con ciertas sustancias, generalmente haptenos químicamente reactivos. Estas sustancias pueden incluir componentes de prótesis dentales, materiales de obturación, metales, resinas, materiales de impresión, cementos, apósitos periodontales, chicles, cosméticos, antisépticos, antibióticos y anestésicos tópicos.

21

¿Qué caracteriza a las reacciones liquenoides por fármacos?

A) Aparición de lesiones en la mucosa oral similares al lupus eritematoso.
B) Aparición de lesiones en la mucosa oral similares al pénfigo.
C) Aparición de lesiones en la mucosa oral similares al liquen plano.
D) Aparición de lesiones en la mucosa oral similares a la estomatitis alérgica de contacto.

22

¿Qué puede causar tinciones dentales extrínsecas?

A) Sales ferrosas utilizadas en el tratamiento de la anemia ferropénica.
B) Preparados con clorhexidina.
C) Geles, dentífricos y colutorios con fluoruro estannoso.
D) Todas las anteriores.

23

¿Qué caracteriza a las tinciones dentales intrínsecas causadas por tetraciclina?

A) Son causadas por el depósito de azufre y metales en la superficie dental.
B) Son causadas por la afinidad de la tetraciclina por el calcio, formando un complejo que se incorpora a la estructura de los dientes en desarrollo.
C) Son causadas por la combinación de iones de estaño con grupos sulfhidrilos de origen bacteriano.
D) Son causadas por el uso de colutorios con fluoruro estannoso.

24

¿Qué caracteriza a las infecciones oportunistas en pacientes inmunosuprimidos?

A) Son causadas por la inmunosupresión inducida por corticoides o fármacos citotóxicos.
B) Son frecuentes en pacientes que van a recibir trasplantes de órganos o con enfermedades de base inmunológica.
C) Pueden provocar cuadros severos de infecciones orales virales y fúngicas.
D) Todas las anteriores.

25

¿Qué caracteriza a la hiposialia inducida por fármacos?

A) Es la causa más frecuente de xerostomía.
B) Puede ser causada por atropina, oxifenonio y propantelina.
C) Puede ser causada por antiparkinsonianos, antidepresivos tricíclicos y antihistamínicos.
D) Todas las anteriores.

21

C

C) **Aparición de lesiones en la mucosa oral similares al liquen plano.** Las reacciones liquenoides por fármacos se caracterizan por la aparición de lesiones en la mucosa oral que son similares, clínica e histológicamente, a las del liquen plano (LP). Estas reacciones están asociadas a la ingesta de ciertos medicamentos, como antimaláricos, antihipertensivos, compuestos de metales, antiinflamatorios no esteroideos y diuréticos.

22

D

D) **Todas las anteriores.** Las tinciones dentales extrínsecas pueden ser causadas por varios compuestos. Las sales ferrosas utilizadas en el tratamiento de la anemia ferropénica pueden provocar pigmentación dental. Los preparados con clorhexidina pueden causar tinciones amarillo-marrón-negras debido al depósito de azufre y metales como el hierro en la superficie dental. Los geles, dentífricos y colutorios con fluoruro estannoso pueden causar tinciones negro-verdosas debido a la combinación de los iones de estaño con grupos sulfhidrilos de origen bacteriano, formando sulfuro estannoso.

23

B

B) **Son causadas por la afinidad de la tetraciclina por el calcio, formando un complejo que se incorpora a la estructura de los dientes en desarrollo.** Las tinciones dentales intrínsecas causadas por tetraciclina se deben a la afinidad de este antibiótico por el calcio. La tetraciclina se comporta como un quelante, formando un complejo de tetraciclina-ortofosfato de calcio que se incorpora a la estructura de los dientes y huesos en desarrollo. Esto puede ocurrir durante el periodo de calcificación de los dientes, afectando tanto a los dientes deciduos del feto si la madre toma tetraciclina durante el embarazo, como a la dentición permanente del niño si se administra tetraciclina durante los primeros años de vida.

24

D

D) **Todas las anteriores.** Las infecciones oportunistas en pacientes inmunosuprimidos son causadas por la inmunosupresión inducida por corticoides o fármacos citotóxicos. Estas infecciones son frecuentes en pacientes que van a recibir trasplantes de órganos o que tienen enfermedades de base inmunológica. Las infecciones orales virales y fúngicas pueden ser severas en estos pacientes, requiriendo atención médica adecuada.

25

D

D) **Todas las anteriores.** La hiposialia inducida por fármacos es la causa más frecuente de xerostomía (sequedad de boca). Puede ser causada por varios fármacos, incluyendo atropina, oxifenonio y propantelina. También puede ser causada por antiparkinsonianos (trihexifenidilo), antidepresivos tricíclicos (maprotilina, amitriptilina) y antihistamínicos (difenhidramina).

26

¿Qué es el ptialismo y qué lo puede causar?

A) Una disminución de la producción de saliva, causada por fármacos anticolinérgicos.
B) Un aumento de la producción de saliva, causado por fármacos simpaticomiméticos.
C) Una inflamación de las glándulas salivales, causada por infecciones bacterianas.
D) Una sequedad de boca, causada por fármacos antihipertensivos.

27

¿Qué es la hiposialia y qué fármacos pueden causarla?

A) Un aumento de la producción de saliva, causado por fármacos simpaticomiméticos.
B) Una disminución de la producción de saliva, causada por fármacos anticolinérgicos.
C) Una inflamación de las glándulas salivales, causada por infecciones bacterianas.
D) Una sequedad de boca, causada por fármacos antihipertensivos.

28

¿Cómo se clasifican los medicamentos según el lugar de la acción?

A) Local, general o sistémico, funcional estimulante, funcional depresivo y específicos.
B) Sólidos, semisólidos, líquidos y gaseosos.
C) Orales, tópicos, inyectables e inhalables.
D) Naturales, sintéticos y biotecnológicos.

29

¿Cuáles son los tipos de formas medicamentosas?

A) Sólidas, semisólidas, líquidas y gaseosas.
B) Orales, tópicos, inyectables e inhalables.
C) Naturales, sintéticos y biotecnológicos.
D) Locales, sistémicas y específicas.

30

¿Qué caracteriza a los supositorios como forma sólida de uso externo?

A) Preparados de consistencia sólida y forma cónica y redondeada en un extremo.
B) Tienen una longitud de 3-4 cm y un peso entre 1-3 g.
C) Contienen varios principios activos incorporados en un excipiente que no debe ser irritante.
D) Todas las anteriores.

26

B

B) Un aumento de la producción de saliva, causado por fármacos simpaticomiméticos. La sialorrea, o también llamada ptialismo, es una condición en la que existe una excesiva producción de saliva en la boca, favoreciendo la aparición de infecciones orales o problemas de índole psicosocial, puede ser causado por fármacos simpaticomiméticos como las catecolaminas (epinefrina, norepinefrina, isoproterenol, terbutalina). Estos fármacos estimulan los receptores alfa y beta, lo que aumenta la secreción salival. Otros fármacos que pueden causar ptialismo incluyen aquellos que actúan sobre el sistema nervioso central, como la cocaína, reserpina, clonazepam y ketamina, así como aquellos que irritan las membranas mucosas o tienen un efecto glandular directo.

27

B

B) Una disminución de la producción de saliva, causada por fármacos anticolinérgicos. La hiposialia es una disminución de la producción de saliva, que puede ser causada por fármacos anticolinérgicos. Estos fármacos incluyen la atropina, utilizada en anestesiología, el oxifenonio en el tratamiento de la úlcera péptica y la propantelina como espasmolítico. Otros fármacos que pueden causar hiposialia incluyen antiparkinsonianos (trihexifenidilo), antidepresivos tricíclicos (maprotilina, amitriptilina), antihistamínicos (difenhidramina) y neurolépticos (clorpromazina y butiferonas). La hiposialia también puede ser causada por simpaticomiméticos mixtos como las anfetaminas, fenfluramina y dietilpropión.

28

A

A) Local, general o sistémico, funcional estimulante, funcional depresivo y específicos. Los medicamentos se clasifican según el lugar de la acción en varias categorías: local (el efecto terapéutico se produce en una región específica del organismo), general o sistémico (el efecto terapéutico obra sobre todo el organismo a través de uno o varios sistemas), funcional estimulante (el medicamento estimula las funciones del organismo), funcional depresivo (disminuye o deprime las funciones) y específicos (el medicamento obra sobre la causa de la enfermedad).

29

A

A) Sólidas, semisólidas, líquidas y gaseosas. Las formas medicamentosas se clasifican en cuatro tipos principales: sólidas, semisólidas, líquidas y gaseosas. Cada tipo de forma medicamentosa tiene sus propias características y métodos de administración, adaptándose a las necesidades específicas del tratamiento y del paciente.

30

D

D) Todas las anteriores. Los supositorios son preparados de consistencia sólida y forma cónica y redondeada en un extremo. Tienen una longitud de 3-4 cm y un peso entre 1-3 g. Cada unidad contiene varios principios activos incorporados en un excipiente que no debe ser irritante y que debe tener un punto de fusión inferior a 37°C. La administración por vía rectal permite que el efecto del medicamento se alcance rápidamente y sea más intenso que en la administración oral, aunque puede ser más irregular e incompleta.

31

¿Qué son los medicamentos específicos?

A) Medicamentos que disminuyen o deprimen las funciones del organismo.
B) Medicamentos que estimulan las funciones del organismo.
C) Medicamentos que obran sobre la causa de la enfermedad.
D) Medicamentos que se aplican localmente en una región específica del organismo.

32

¿Qué es la base de datos FEDRA?

A) Una base de datos para registrar los efectos adversos de los medicamentos.
B) Una base de datos para almacenar información sobre nuevos medicamentos.
C) Una base de datos para gestionar la distribución de medicamentos.
D) Una base de datos para realizar estudios clínicos.

33

¿Qué es la vía enteral de administración de medicamentos?

A) La administración de medicamentos a través de la piel.
B) La administración de medicamentos a través del sistema digestivo.
C) La administración de medicamentos directamente en la circulación sanguínea.
D) La administración de medicamentos en el líquido cefalorraquídeo.

34

¿Qué es la vía sublingual de administración de medicamentos?

A) La administración de medicamentos debajo de la lengua.
B) La administración de medicamentos en el recto.
C) La administración de medicamentos directamente en la circulación sanguínea.
D) La administración de medicamentos en el líquido cefalorraquídeo.

35

¿Cuáles son las ventajas de la vía sublingual de administración de medicamentos?

A) Es sencilla, cómoda, no dolorosa y permite la autoadministración.
B) El efecto es más rápido que por vía oral.
C) Permite eliminar el exceso del medicamento de la boca si el efecto es muy intenso.
D) Todas las anteriores.

31

C

C) Medicamentos que actúan sobre la causa de la enfermedad. Los medicamentos específicos son aquellos que obran directamente sobre la causa de la enfermedad. Estos medicamentos están diseñados para tratar la etiología de la enfermedad, eliminando o neutralizando el agente causante. Ejemplos de medicamentos específicos incluyen los antibióticos, que actúan contra las bacterias causantes de infecciones, y los antivirales, que combaten los virus.

32

A

A) Una base de datos para registrar los efectos adversos de los medicamentos. FEDRA es una base de datos común utilizada por el Sistema Español de Farmacovigilancia de Medicamentos de Uso Humano (SEFV-H) para registrar los efectos adversos de los medicamentos. Los centros de farmacovigilancia de cada Comunidad Autónoma evalúan y registran los casos de sospecha de RAM en esta base de datos, lo que permite una vigilancia y evaluación centralizada de la seguridad de los medicamentos.

33

B

B) La administración de medicamentos a través del sistema digestivo. La vía enteral de administración de medicamentos implica la absorción del medicamento en alguna parte del sistema digestivo. Esto incluye la vía oral, sublingual y rectal. La vía enteral es común debido a su comodidad, seguridad y costo, aunque la absorción puede ser variable debido a factores como la movilidad intestinal y la interacción con alimentos.

34

A

A) La administración de medicamentos debajo de la lengua. La vía sublingual de administración de medicamentos implica colocar el medicamento en forma de pastilla o líquido debajo de la lengua. El fármaco se absorbe a través de los capilares sublinguales, lo que permite una absorción rápida y elude el primer paso hepático y los ácidos del estómago. Sin embargo, esta vía puede tener desventajas como el mal sabor del medicamento.

35

D

D) Todas las anteriores. La vía sublingual de administración de medicamentos tiene varias ventajas, incluyendo ser sencilla, cómoda, no dolorosa y permitir la autoadministración. El efecto del medicamento es más rápido que por vía oral y permite eliminar el exceso del medicamento de la boca si el efecto es muy intenso.

TOMO III: INDICE CUARTO MÓDULO

MISCELÁNEA

54. Ergonomía. Concepto. Colocación del paciente para exploración. bucodental.

55. Inmunología: Concepto, tipos.

56. Riesgos profesionales en Odontología. Normas de seguridad y medidas preventivas. Normas de protección radiológica. Enfermedades de transmisión por fluidos orgánicos: Hepatitis Vírica y Sida. Mecanismo de transmisión y epidemiología.

57. Odontología mínimamente invasiva.

58. Preguntas similares de exámenes de oposición.

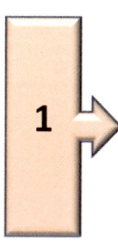

¿Qué es la Ergonomía?

A) Una ciencia que estudia los dientes.
B) Una técnica de marketing dental.
C) Una ciencia que procura poner en armonía el trabajo y sus instrumentos con los aspectos funcionales y psicológicos del trabajo.
D) Ninguna es correcta.

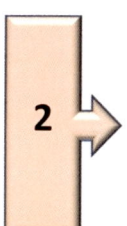

¿Cuál es el objetivo principal de la Ergonomía Odontológica?

A) Aumentar los costos de los tratamientos.
B) Organizar el trabajo odontológico para conseguir el máximo rendimiento con el máximo confort y el mínimo esfuerzo físico y psicológico.
C) Diseñar nuevos instrumentos dentales.
D) Todas son correctas.

¿Qué incluye el diseño ergonómico del consultorio odontológico?

A) Solo la disposición de los muebles.
B) La disposición de todo lo que puede englobarse como puesto de trabajo del profesional y su ayudante.
C) La decoración del consultorio.
D) A y C no son correcta.

¿Qué áreas conforman la clínica dental?

A) Zona de recepción y zona de trabajo.
B) Zona de descanso y zona de trabajo.
C) Zona de recepción y zona de descanso.
D) Ninguna es correcta.

¿Qué características debe tener un sillón dental ergonómico?

A) Ser de un color específico.
B) Tener un tapizado sin pliegues, rugosidades y fácil limpieza.
C) Ser muy grande.
D) Ninguna es correcta.

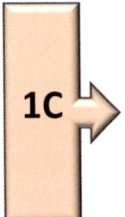

C) Una ciencia que procura poner en armonía el trabajo y sus instrumentos con los aspectos funcionales y psicológicos del trabajo. La ergonomía es una disciplina que se enfoca en diseñar y organizar el trabajo de manera que se adapte a las capacidades y limitaciones humanas. Su objetivo es mejorar la eficiencia y el bienestar de los trabajadores, reduciendo el esfuerzo físico y psicológico. En el contexto odontológico, la ergonomía busca optimizar el entorno de trabajo para que los profesionales de la salud bucodental puedan realizar sus tareas de manera más cómoda y efectiva.

B) Organizar el trabajo odontológico para conseguir el máximo rendimiento con el máximo confort y el mínimo esfuerzo físico y psicológico. La Ergonomía Odontológica se centra en la organización del trabajo en la clínica dental para maximizar la eficiencia y el bienestar del equipo de salud bucodental. Esto incluye el diseño del consultorio, la organización del trabajo y las posiciones ergonómicas de trabajo. Al reducir el esfuerzo físico y psicológico, se mejora la calidad del trabajo y se minimiza el riesgo de enfermedades profesionales.

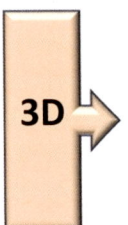

D) A y C no son correctas. La disposición de todo lo que puede englobarse como puesto de trabajo del profesional y su ayudante. El diseño ergonómico del consultorio odontológico abarca la colocación y disposición de todo el equipamiento necesario para el trabajo odontológico, incluyendo mobiliario, aparatos y equipos. El objetivo es crear un entorno de trabajo que facilite el flujo de trabajo, minimice los movimientos innecesarios y reduzca la fatiga física y psicológica.

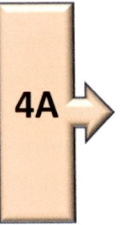

A) Zona de recepción y zona de trabajo. La clínica dental se divide en dos áreas principales: la zona de recepción y la zona de trabajo. La zona de recepción incluye la recepción o administración, la sala de espera y los servicios. La zona de trabajo incluye los boxes o gabinetes dentales, la zona de esterilización, el almacén, el gabinete radiológico y el sillón dental.

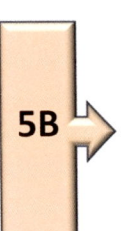

B) Tener un tapizado sin pliegues, rugosidades y fácil limpieza. Un sillón dental ergonómico debe ser fácil de limpiar y ajustable para adaptarse a las necesidades del profesional y del paciente. Esto incluye un tapizado sin pliegues ni rugosidades, un cabezal articulado y de altura regulable, y un respaldo que permita movimientos de ascenso y descenso.

¿Qué es el reóstato en el contexto del sillón dental?

A) Un dispositivo para ajustar la altura del sillón.
B) Un dispositivo para activar los instrumentos rotatorios y controlar su velocidad y cantidad de agua.
C) Un dispositivo para iluminar el área de trabajo.
D) Ninguna es correcta.

¿Qué función tienen los aspiradores en el sillón dental?

A) Iluminar el área de trabajo.
B) Aspirar sangre, saliva y líquidos de irrigación.
C) Ajustar la altura del sillón.
D) Ninguna es correcta.

¿Qué se debe evitar en la zona de trabajo según los principios ergonómicos?

A) Elementos innecesarios.
B) Material e instrumental suficiente.
C) Programación de la agenda.
D) Todas son correctas.

¿Qué significa combinar componentes del equipo e instrumentos?

A) Usar más instrumentos para cada procedimiento.
B) Utilizar instrumentos con doble extremo o que puedan servir para múltiples propósitos.
C) Aumentar el espacio de trabajo.
D) Ninguna es correcta.

¿Cuál es una postura ergonómica ideal para el operador en odontología?

A) Sentado con los muslos paralelos al suelo y la espalda bien apoyada.
B) De pie con los brazos extendidos.
C) Sentado con el cuello excesivamente inclinado.
D) Todas son posturas ergonómicas.

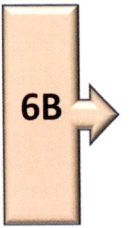

B) Un dispositivo para activar los instrumentos rotatorios y controlar su velocidad y cantidad de agua. El pedal o reóstato permite al profesional controlar los instrumentos rotatorios de manera eficiente durante los tratamientos. Este dispositivo es esencial para ajustar la velocidad y la cantidad de agua utilizada, lo que facilita el trabajo del odontólogo y mejora la precisión de los procedimientos.

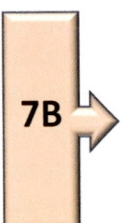

B) Aspirar sangre, saliva y líquidos de irrigación. Los aspiradores son esenciales para mantener el área de trabajo limpia y libre de líquidos durante los procedimientos dentales. Existen dos tipos de aspiradores: los de tipo Venturi y los aspiradores quirúrgicos. Ambos deben limpiarse diariamente mediante la aspiración de un líquido desinfectante para garantizar su eficacia y seguridad.

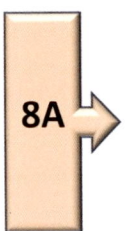

A) Elementos innecesarios. Para mantener un entorno de trabajo eficiente y libre de distracciones, es importante evitar la presencia de elementos innecesarios en la zona de trabajo. Esto facilita el acceso rápido a los instrumentos y materiales necesarios y reduce el riesgo de accidentes.

B) Utilizar instrumentos con doble extremo o que puedan servir para múltiples propósitos. Combinar componentes del equipo e instrumentos implica usar herramientas que puedan cumplir múltiples funciones o que tengan doble extremo, lo que ahorra espacio y tiempo durante los procedimientos.

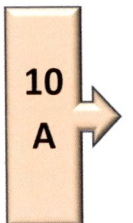

A) Sentado con los muslos paralelos al suelo y la espalda bien apoyada. Una postura ergonómica ideal para el operador incluye estar sentado cómodamente con los muslos paralelos al suelo, la espalda bien apoyada, y los codos cerca de los costados. Esta postura ayuda a prevenir la fatiga y las lesiones musculoesqueléticas.

11 ¿Qué es la posición BHOP (Balance Human Operating Position)?

A) Una postura de pie para el operador.
B) Una postura sentada que permite trabajar con el mayor número de músculos en semirelajación.
C) Una postura inclinada hacia adelante.
D) a y c son correctas.

12 ¿Cuál es la distancia recomendada entre los ojos del operador y la boca del paciente?

A) 20 cm.
B) 35 cm.
C) 50 cm.
D) 5 cm.

13 ¿Cómo debe estar la cabeza del paciente en relación con el operador?

A) En contacto con el operador en su línea media sagital.
B) A un lado del operador.
C) Por encima del operador.
D) Ninguna es correcta.

14 ¿Qué es el trabajo a cuatro manos en odontología?

A) Un método para aumentar los costos de los tratamientos.
B) Un trabajo en equipo entre el operador y el auxiliar para realizar intervenciones sin interrupciones.
C) Una técnica de marketing dental.
D) Trabajar de manera rápida.

15 ¿Qué se debe evitar en la zona de transferencia del gabinete dental?

A) El intercambio de instrumentos.
B) El entrecruzamiento de actividades o partes de equipo fuera de su propia zona.
C) La colocación de materiales de empleo frecuente.
D) Se debe poner la ficha del paciente.

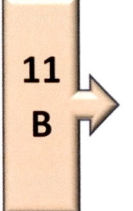

11

B

B) Una postura sentada que permite trabajar con el mayor número de músculos en semirelajación. La posición BHOP es una postura ergonómica en la que el operador se sienta con la columna vertebral perpendicular a la del paciente, las piernas formando un triángulo equilátero y los brazos y antebrazos formando un ángulo de 90 grados. Esta posición permite trabajar con los músculos en semirelajación, reduciendo la fatiga.

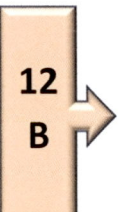

12

B

B) 35 cm. La distancia recomendada entre los ojos del operador y la boca del paciente es de aproximadamente 35 cm. Esta distancia proporciona una mejor visibilidad y ayuda a prevenir la patología ocular y auditiva.

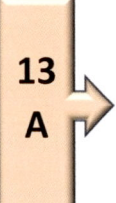

13

A

A) En contacto con el operador en su línea media sagital. La cabeza del paciente debe estar en contacto con el operador en su línea media sagital, a una altura que permita una distancia de unos 35 cm entre los ojos del operador y la boca del paciente. Esto facilita una mejor visibilidad y una postura ergonómica para el operador.

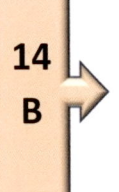

14

B

B) Un trabajo en equipo entre el operador y el auxiliar para realizar intervenciones sin interrupciones. El trabajo a cuatro manos en odontología implica la coordinación perfecta entre el operador y el auxiliar para realizar intervenciones sin interrupciones, sin desviación de la mirada más allá del campo operatorio y sin necesidad de realizar movimientos amplios. Esto permite al equipo dental rendir al máximo y ofrecer servicios de alta calidad a un mayor número de pacientes.

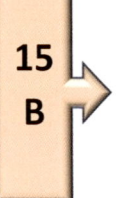

15

B

B) El entrecruzamiento de actividades o partes de equipo fuera de su propia zona. En la zona de transferencia del gabinete dental, se debe evitar el entrecruzamiento de actividades o partes de equipo fuera de su propia zona para no perturbar las actividades primarias de otra zona. Esto asegura un flujo de trabajo eficiente y seguro.

16

¿Dónde se encuentra la zona de transferencia en el gabinete dental?

A) Entre las 8 y las 11 horas, 4:00 y las 7: 00.
B) Entre las 2 y las 5 horas, 5:00 y las 7: 00.
C) Entre las 5 y las 8 horas, 4:00 y las 7: 00.
D) Ninguna es correcta.

17

¿Dónde se encuentra la cabeza del paciente en el esquema de la esfera de un reloj?

A) En las 6 horas.
B) En las 12 horas.
C) En el centro de la esfera.
D) En las 3 horas.

18

¿Cómo se adaptan las zonas de trabajo para un operador zurdo?

A) Se mantienen igual que para un operador diestro.
B) Se invierten en espejo.
C) Se colocan todos los instrumentos en la zona estática.
D) Se eliminan las zonas de transferencia.

19

¿A que llamamos zona de transferencia?

A) Zona de recepción y zona de trabajo.
B) Zona de intercambio de instrumentos.
C) Zona por donde pasa el paciente a la consulta.
D) Ninguna es correcta.

20

¿A que llamamos zona estática?

A) Zona para colocar lo más cerca posible los instrumentos y materiales.
B) Zona de intercambio de instrumentos.
C) Zona por donde pasa el paciente a la consulta.
D) Ninguna es correcta.

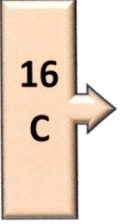

C) Entre las 5 y las 8 horas, 4:00 y las 7: 00. Zona de transferencia. Está comprendida entre las 5:00 y las 8:00/ 4:00 y las 7: 00. Esta zona se encuentra comprendida entre el mentón y la punta del esternón del paciente. En esta área es donde se intercambia, el instrumental y el material necesario para el tratamiento, de tal forma que se eviten los posibles accidentes al caer sobre la cara o los ojos del paciente cualquier instrumental. Durante el acto operatorio, el auxiliar debe estar pendiente en todo momento de las actuaciones del operador para el traspaso correcto del instrumental y material necesarios, de tal forma que este no tenga que desviar sus ojos y manos del campo de trabajo.

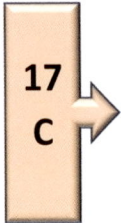

C) En el centro de la esfera. En el esquema de la esfera de un reloj, la cabeza del paciente reclinado se sitúa en el centro de la esfera. Importante porque la boca del paciente es el punto focal alrededor del cual se organizan todas las actividades. Al colocar la cabeza en el centro, se facilita la división del área de trabajo en zonas específicas, permitiendo un acceso fácil y directo a las diferentes áreas de actividad necesarias durante el tratamiento dental. Si representamos el sillón dental con el paciente reclinado, su cabeza se encuentra situada en el centro de la esfera (Punto A) y sus pies en las 6 horas. A partir de este esquema , el área de trabajo se puede dividir en las siguientes zonas de actividad. Para comprender las posiciones se debe tomar como referencia las agujas del reloj: cabezal del sillón o boca del paciente es el centro del reloj, la nuca marca las 12 ó posición 0, la oreja izquierda las 3, las piernas las 6, la oreja derecha las 9.

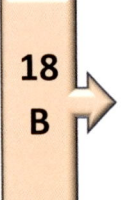

B) Se invierten en espejo. Para un operador zurdo, las zonas de trabajo se adaptan invirtiéndolas en espejo respecto a las posiciones de un operador diestro, las áreas de actividad se reorganizan para que el operador zurdo pueda trabajar de manera ergonómica y eficiente. Al invertir las zonas, se asegura que el operador zurdo tenga el mismo nivel de comodidad y accesibilidad a los instrumentos y materiales necesarios durante el tratamiento, manteniendo la misma eficiencia y seguridad que un operador diestro.

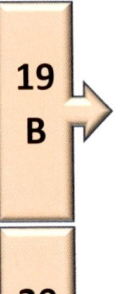

B) Zona de intercambio de instrumentos. Zona de transferencia: el intercambio de instrumentos se lleva a cabo cerca de la boca del paciente. Debe hacerse hincapié en evitar el entrecruzamiento de actividades o partes de equipo fuera de su propia zona a fin de que no perturben las actividades primarias de otra zona. El operador tiene que evitar que su mano izquierda interfiera en la actividad del auxiliar.

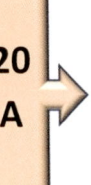

A) Zona para colocar lo más cerca posible los instrumentos y materiales. Zona estática: Es la zona comprendida entre la 11:00 y las 2:00/ 12: 00 a 1:00. Se aprovecha esta zona para colocar lo más cerca posible los instrumentos y materiales. En esta área se suele colocar un mueble de apoyo sobre el que se deposita la bandeja con el material y el instrumental.

¿Cuál es la ventaja de la posición de 12 horas respecto a la de 11 horas?

A) Mejor acceso a las hemiarcadas derechas o izquierdas.
B) Visión directa de todas las caras oclusales.
C) Mayor comodidad para el operador zurdo.
D) Facilita el trabajo sin asistente.

¿Qué posición del operador se recomienda para trabajar en los incisivos y caninos superiores con visión directa?

A) Posición de 8-9 horas.
B) Posición de 11 horas.
C) Posición de 12 horas.
D) Posición de 1 hora.

¿Qué función tiene el ayudante de sexta mano en el trabajo a seis manos?

A) Realizar tareas precisas sin moverse.
B) Proporcionar movilidad y apoyo adicional.
C) Supervisar el trabajo del primer ayudante.
D) Esterilizar instrumentos.

¿Cuál es la zona de trabajo propiamente dicha alrededor del paciente en el trabajo a seis manos?

A) Zona A.
B) Zona B.
C) Zona C.
D) Zona D.

¿Qué caracteriza a la zona B en el trabajo a seis manos?

A) Es el área más alejada de la zona de trabajo.
B) Es el área donde se mueven manos y antebrazos del profesional y ayudante.
C) Es el área de trabajo propiamente dicha.
D) Es el área donde se esterilizan los instrumentos

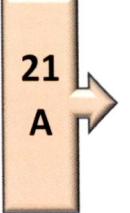

A) Mejor acceso a las hemiarcadas derechas o izquierdas. La posición de 12 horas, situada directamente detrás de la cabeza del paciente, facilita el acceso a las hemiarcadas derechas o izquierdas. Esto es especialmente útil para maniobras que requieren una visión clara y un acceso directo a estas áreas. Aunque la posición de 12 horas es similar a la de 11 horas en términos de visibilidad, su ventaja principal radica en la facilidad de acceso a ambos lados de la boca del paciente, lo que puede mejorar la eficiencia y la ergonomía del operador.

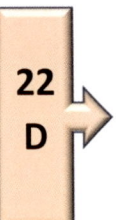

D) Posición de 1 hora. La posición de 1 hora, situada atrás y a la izquierda del paciente, permite una buena visibilidad de los incisivos y caninos superiores con visión directa. Además, esta posición facilita el trabajo en los molares y premolares inferiores derechos por vestibular y oclusal, especialmente cuando se inclina la cabeza del paciente hacia la izquierda. La posición de 1 hora es ideal para procedimientos que requieren una visión clara y directa de los dientes anteriores superiores.

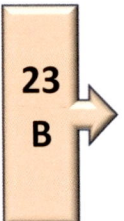

B) Proporcionar movilidad y apoyo adicional. El ayudante de sexta mano tiene la función de proporcionar movilidad y apoyo adicional cuando el primer ayudante (cuarta mano) está realizando tareas muy precisas y no puede moverse de su sitio. Este ayudante puede desplazarse para asistir en varias tareas, como trasladar instrumentos o revelar radiografías, asegurando que el flujo de trabajo no se interrumpa.

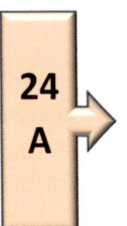

A) Zona A. La zona A es el área de trabajo propiamente dicha alrededor del paciente. Es donde se realizan las intervenciones clínicas y se maneja directamente al paciente. Esta zona es crucial para la ejecución de los procedimientos odontológicos y debe estar organizada de manera eficiente para facilitar el acceso a los instrumentos y materiales necesarios.

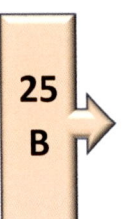

B) Es el área donde se mueven manos y antebrazos del profesional y ayudante. La zona B es el área inmediatamente próxima a la zona A, donde se mueven las manos y antebrazos del profesional y el ayudante. En esta zona, los instrumentos y materiales están accesibles para su uso inmediato sin necesidad de levantarse, lo que facilita un flujo de trabajo continuo y eficiente.

26

¿Qué actividades se realizan en la zona C en el trabajo a seis manos?

A) Intervenciones clínicas directas.
B) Movimientos de manos y antebrazos.
C) Desplazamiento de personas y traslado de instrumentos.
D) Supervisión del trabajo del primer ayudante.

27

¿Dónde deben manipularse los materiales para economizar tiempo?

A) En la esquina posterior derecha de la mesita.
B) En la esquina anterior izquierda de la parte superior de la mesita.
C) En el centro de la mesita.
D) En cualquier lugar de la mesita.

28

¿Qué forma de sujeción se utiliza para el eyector de saliva y el espejo?

A) Forma leve de lapicero.
B) Forma fuerte de lapicero.
C) Forma de lapicero.
D) Prensión con la palma o puñal.

29

¿Para qué se utiliza la forma leve de lapicero?

A) Para maniobras que requieren mucha fuerza.
B) Para ejecutar maniobras delicadas.
C) Para sujetar instrumentos grandes.
D) Para manipular materiales pesados.

30

¿Cómo se sujeta el instrumento en la forma de lapicero modificada?

A) Con los cuatro dedos y el pulgar.
B) Con los dedos pulgar, índice y corazón.
C) Con los dedos pulgar, índice y anular.
D) Con los dedos índice, medio y anular.

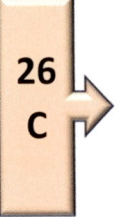

C) Desplazamiento de personas y traslado de instrumentos. La zona C es el área más alejada de la zona de trabajo, donde puede haber desplazamiento de personas para actividades como trasladar instrumentos, revelar radiografías y esterilizar. Esta zona permite que el flujo de trabajo se mantenga sin interrupciones, ya que las tareas auxiliares se realizan sin interferir con las intervenciones clínicas directas.

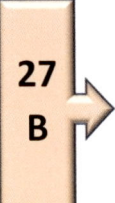

B) En la esquina anterior izquierda de la parte superior de la mesita. Los materiales deben manipularse en la esquina anterior izquierda de la parte superior de la mesita para economizar tiempo. Esta disposición permite que la bandeja de instrumentos se desplace hacia la derecha, facilitando el acceso rápido y eficiente a los materiales necesarios durante el procedimiento.

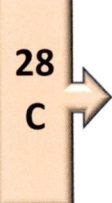

C) Forma de lapicero. La forma de lapicero se utiliza para sujetar el eyector de saliva y el espejo. En esta prensión, el instrumento se sujeta por su parte media, con los dedos pulgar, índice y corazón. Esta técnica permite un manejo preciso y controlado de los instrumentos durante la asistencia al odontólogo.

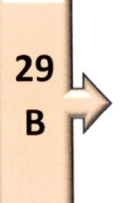

B) Para ejecutar maniobras delicadas. La forma leve de lapicero se utiliza para ejecutar maniobras delicadas o que no signifiquen riesgos para el paciente. Los dedos sostienen el instrumento con mínima tonicidad muscular, lo que permite un control preciso y suave, ideal para tareas como la aplicación de materiales con un pincel.

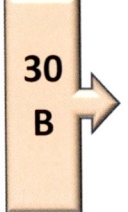

B) Con los dedos pulgar, índice y corazón. En la forma de lapicero modificada, el instrumento se sujeta con los dedos pulgar, índice y corazón. Las yemas de los dedos pulgar e índice sujetan el instrumento cerca de la unión entre el mango y el tallo, mientras que el dedo medio se apoya directamente sobre el tallo. Esta técnica proporciona un control preciso y estabilidad durante el uso del instrumento.

¿Qué técnica de intercambio de instrumental requiere una bandeja flotante o supraesternal?

A) Técnica paralela.
B) Técnica rotatoria.
C) Técnica de una mano.
D) Técnica de doble mango.

¿Qué mano debe usar el auxiliar para intercambiar el instrumental cuando el odontólogo es diestro?

A) Mano derecha.
B) Mano izquierda.
C) Ambas manos.
D) No importa la mano.

¿Cómo debe el higienista sujetar el instrumento durante la etapa de preintercambio?

A) Por el extremo opuesto al que va a ser utilizado.
B) Por la parte activa.
C) Por el centro del mango.
D) Por cualquier parte del instrumento.

¿Qué debe hacer el higienista con los dedos anular y meñique durante la etapa final de intercambio?

A) Sujetar el instrumento usado.
B) Mantenerlos extendidos y listos para recibir el material usado.
C) Sostener la bandeja flotante.
D) Realizar funciones de aspiración.

¿Qué error de transferencia puede dificultar el trabajo del operador?

A) Sujeción firme del instrumento.
B) Precipitación en el intercambio.
C) Entrega del instrumento en paralelo.
D) Orientación correcta del extremo activo.

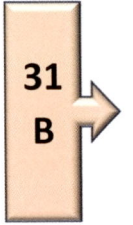

31 B

B) Técnica rotatoria. La técnica rotatoria requiere una bandeja flotante o supraesternal por donde los instrumentos pasan o se retiran. Esta técnica puede seguir dos circuitos: en sentido contrario a las agujas del reloj (auxiliar, odontólogo, bandeja, auxiliar) o en sentido de las agujas del reloj (auxiliar, bandeja, odontólogo, auxiliar). Sin embargo, esta técnica puede resultar en una pérdida de tiempo y mayor riesgo de que los instrumentos se caigan.

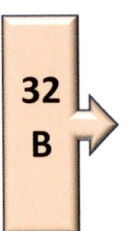

32 B

B) Mano izquierda. Cuando el odontólogo es diestro, el auxiliar debe intercambiar el instrumental con su mano izquierda (lado activo), mientras que con la mano derecha (lado pasivo) realiza funciones de aspiración, separación, y otras tareas auxiliares. Esto asegura un intercambio eficiente y ergonómico de los instrumentos.

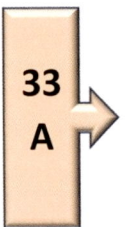

33 A

A) Por el extremo opuesto al que va a ser utilizado. Durante la etapa de preintercambio, el auxiliar debe sujetar el instrumento por el extremo opuesto al que va a ser utilizado, entre las yemas de los dedos pulgar, índice y corazón. Esto facilita un intercambio seguro y eficiente, permitiendo al operador tomar el instrumento sin necesidad de rectificar su posición.

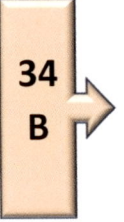

34 B

B) Mantenerlos extendidos y listos para recibir el material usado. Durante la etapa final de intercambio, los dedos anular y meñique de la mano izquierda del auxiliar deben estar extendidos y listos para recibir el material usado del operador. Al mismo tiempo, el auxiliar entrega el nuevo instrumento al operador, asegurando un intercambio fluido y eficiente.

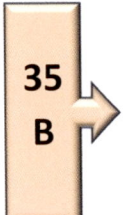

35 B

B) Precipitación en el intercambio. La precipitación en el intercambio es un error que puede dificultar el trabajo del operador. Este error ocurre cuando el intercambio se realiza de manera apresurada, lo que puede causar choques de instrumentos, sujeción inadecuada y falta de orientación del extremo activo, obligando al operador a interrumpir la secuencia para corregir estos problemas.

36

¿Qué clase de movimiento implica únicamente el uso de los dedos?

A) Clase I.
B) Clase II.
C) Clase III.
D) Clase IV.

37

¿Qué clase de movimiento se utiliza para el detartraje?

A) Clase I.
B) Clase II.
C) Clase III.
D) Clase IV.

38

¿Qué dedo se utiliza comúnmente para brindar apoyo al instrumento?

A) Dedo pulgar.
B) Dedo índice.
C) Dedo medio o anular.
D) Dedo meñique.

39

¿Qué principio básico ayuda a evitar el desgaste y la fatiga del profesional?

A) Emplear movimientos en zigzag.
B) Disminuir los movimientos.
C) Aumentar la extensión de los movimientos.
D) Realizar movimientos rápidos y bruscos.

40

¿Qué clase de movimiento es el más fatigante y consume más tiempo?

A) Clase I.
B) Clase II.
C) Clase III.
D) Clase V.

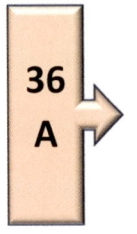

36

A

A) Clase I. Los movimientos de Clase I implican únicamente el uso de los dedos. Estos movimientos son los más sencillos y requieren el menor desplazamiento y desgaste muscular, lo que los hace ideales para tareas que no necesitan mucha fuerza o precisión.

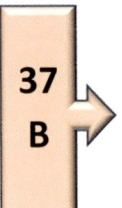

37

B

B) Clase II. Los movimientos de Clase II implican el uso de los dedos y la muñeca. Un ejemplo de este tipo de movimiento es el detartraje, que requiere una combinación de precisión y control sin involucrar el codo o el brazo completo.

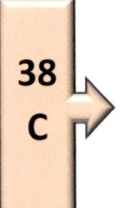

38

C

C) Dedo medio o anular. Los dedos que brindan el apoyo al instrumento son comúnmente el dedo medio o el anular. Estos dedos proporcionan una base firme y estable, permitiendo un control preciso del instrumento durante el procedimiento.

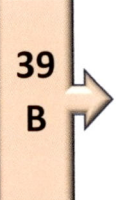

39

B

B) Disminuir los movimientos. Disminuir los movimientos es un principio básico que ayuda a evitar el desgaste y la fatiga del profesional. Al reducir la cantidad y la extensión de los movimientos, se minimiza el esfuerzo físico y se mejora la eficiencia del trabajo.

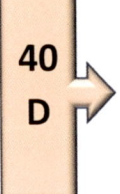

40

D

D) Clase V. Los movimientos de Clase V son los más fatigantes y consumen más tiempo porque requieren gran actividad muscular y coordinación. Estos movimientos implican el uso del brazo y la torsión del cuerpo, lo que puede llevar a un mayor desgaste físico.

1 ¿Cuál de los siguientes componentes NO forma parte del sistema inmune?

A) Anticuerpos (Acs).
B) Linfocitos B y T.
C) Monocitos.
D) Eritrocitos.

2 ¿Cuál de las siguientes características NO es propia de los linfocitos?

A) Especificidad.
B) Transporte de oxígeno.
C) Memoria inmunológica.
D) Variedad.

3 ¿Qué estudia la inmunología?

A) Los mecanismos fisiológicos de defensa del organismo.
B) La estructura de los órganos internos.
C) La función del sistema nervioso.
D) La digestión de los alimentos.

4 ¿Cuál de los siguientes NO es un mecanismo inespecífico de defensa?

A) Barreras de la piel y mucosas.
B) Interferón.
C) Fagocitosis.
D) Memoria inmunológica.

5 ¿Qué tipo de células están involucradas en la fagocitosis?

A) Eritrocitos.
B) Macrocitos y microcitos.
C) Linfocitos B y T.
D) Células madre pluripotenciales.

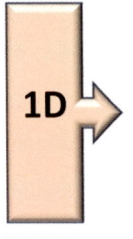

D) Eritrocitos. Los eritrocitos, también conocidos como glóbulos rojos, son responsables del transporte de oxígeno en la sangre y no forman parte del sistema inmune. Los otros componentes mencionados (anticuerpos, linfocitos B y T, y monocitos) sí están involucrados en la defensa antiinfecciosa y antitumoral.

B) Transporte de oxígeno. Los linfocitos tienen características como especificidad, variedad, memoria inmunológica y reconocimiento de lo propio y lo ajeno. Sin embargo, el transporte de oxígeno es una función de los eritrocitos, no de los linfocitos.

A) Los mecanismos fisiológicos de defensa del organismo. La inmunología es la ciencia que estudia todos los mecanismos fisiológicos de defensa de la integridad biológica del organismo, diferenciando entre lo propio y las sustancias extrañas para su destrucción.

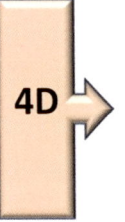

D) Memoria inmunológica. La memoria inmunológica es una característica de los mecanismos específicos de defensa, no de los mecanismos inespecíficos. Los mecanismos inespecíficos incluyen barreras de la piel y mucosas, interferón y fagocitosis.

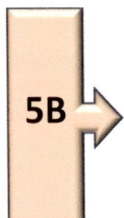

B) Macrocitos y microcitos. La fagocitosis es una operación de limpieza en la que las partículas que entran en el organismo son fagocitadas por los macrocitos (histiocitos y monocitos) y microcitos (polimorfonucleares-PN-neutrófilos).

¿Qué ocurre cuando un antígeno penetra en el organismo?

A) Se produce una respuesta inespecífica.
B) Se activa la memoria inmunológica.
C) Se produce una interacción con el sistema inmunitario.
D) Se inicia la digestión.

¿Qué característica tiene la respuesta inmunitaria ante una nueva agresión por el mismo antígeno?

A) Es más lenta.
B) Es menos intensa.
C) Es más rápida y eficaz.
D) No se produce.

¿Cuál de los siguientes es un mecanismo inespecífico de defensa?

A) Memoria inmunológica.
B) Barreras de la piel y mucosas.
C) Respuesta inmunitaria específica.
D) Producción de anticuerpos.

¿Cuál es la principal diferencia entre la inmunidad activa y la inmunidad pasiva?

A) La inmunidad activa se adquiere de otra fuente, mientras que la inmunidad pasiva se forma por el sistema inmunitario.
B) La inmunidad activa es de corta duración, mientras que la inmunidad pasiva es de larga duración.
C) La inmunidad activa es consecuencia de la interacción entre el agente agresor y el sistema inmunitario, mientras que la inmunidad pasiva se adquiere de otra fuente.
D) La inmunidad activa solo se adquiere artificialmente, mientras que la inmunidad pasiva solo se adquiere espontáneamente.

¿Cuál de las siguientes características NO pertenece al sistema inmunitario?

A) Diferenciar lo propio de lo ajeno.
B) Diferenciar unos antígenos de otros (especificidad).
C) Mantener una memoria inmunológica.
D) Transportar oxígeno en la sangre.

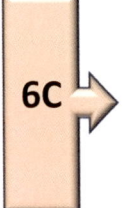

C) Se produce una interacción con el sistema inmunitario. Cuando un antígeno penetra en el organismo, se produce una interacción entre éste y el sistema inmunitario, de manera que es reconocido como extraño, provocando una respuesta inmunitaria específica contra el agente que la produce.

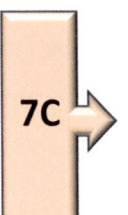

C) Es más rápida y eficaz. Ante una nueva agresión por el mismo antígeno, la respuesta inmunitaria es más rápida, intensa, prolongada y de mayor eficacia que la primera respuesta, debido a la creación de una memoria inmunológica tras la primera interacción.

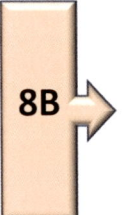

B) Barreras de la piel y mucosas. Los mecanismos inespecíficos de defensa incluyen barreras físicas como la piel y las mucosas, que actúan como primera línea de defensa contra las agresiones externas. La memoria inmunológica y la producción de anticuerpos son parte de los mecanismos específicos de defensa.

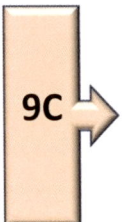

C) La inmunidad activa es consecuencia de la interacción entre el agente agresor y el sistema inmunitario, mientras que la inmunidad pasiva se adquiere de otra fuente. se desarrolla cuando el sistema inmunitario del huésped forma sus propios elementos defensivos en respuesta a un agente agresor. Puede ocurrir de manera espontánea, resultado del contacto natural con el agente invasor, o de manera artificial, mediante la inoculación de antígenos como proteínas complejas, microorganismos vivos atenuados o muertos. Inmunidad activa es de larga duración el cuerpo produce células y anticuerpos específicos que permanecen en el sistema, inmunidad pasiva se adquiere mediante anticuerpos de otra fuente, como a través de la placenta o mediante la inoculación de suero,es de corta duración porque los anticuerpos son proteínas que son metabolizadas y eliminadas rápidamente.

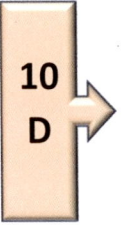

D) Transportar oxígeno en la sangre. El sistema inmunitario tiene tres características principales: la capacidad de diferenciar lo propio de lo ajeno, la capacidad de diferenciar unos antígenos de otros (especificidad) y la capacidad de mantener una memoria inmunológica. La función de transportar oxígeno en la sangre es propia de los eritrocitos, no del sistema inmunitario.

11

¿Cuál de las siguientes NO es una forma de adquirir inmunidad activa?

A) Contacto natural con el agente invasor.
B) Inoculación del antígeno.
C) Transferencia de anticuerpos a través de la placenta.
D) Exposición a microorganismos vivos atenuados.

12

¿Cuál de las siguientes es una forma de adquirir inmunidad pasiva artificialmente?

A) Contacto natural con el agente invasor.
B) Inoculación del antígeno.
C) Transferencia de anticuerpos a través del calostro.
D) Inoculación de suero proveniente de individuos o animales inmunizados.

13

¿Qué tipo de inmunidad posee el recién nacido debido a la transferencia de anticuerpos de la madre?

A) Inmunidad activa espontánea.
B) Inmunidad activa artificial.
C) Inmunidad pasiva espontánea.
D) Inmunidad pasiva artificial.

14

¿Cuál de las siguientes afirmaciones es correcta sobre los linfocitos B?

A) Dependen del timo.
B) Constituyen del 5 al 15 % de los linfocitos circulantes.
C) Son los encargados de la inmunidad celular.
D) No tienen inmunoglobulinas en su superficie.

15

¿Cuál de las siguientes funciones NO corresponde a los linfocitos T?

A) Inmunidad celular.
B) Producción de anticuerpos.
C) Citotoxicidad y supresión.
D) Funciones de colaboración.

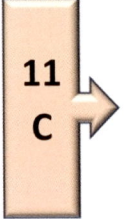

C) Transferencia de anticuerpos a través de la placenta. La transferencia de anticuerpos a través de la placenta es una forma de adquirir inmunidad pasiva, no activa. La inmunidad activa se adquiere mediante el contacto natural con el agente invasor, lo que provoca que el sistema inmunitario del huésped forme sus propios elementos defensivos. También puede adquirirse artificialmente mediante la inoculación de antígenos, que pueden ser proteínas complejas, microorganismos vivos atenuados o muertos. La inmunidad activa es de larga duración porque el cuerpo produce células y anticuerpos específicos que permanecen en el sistema.

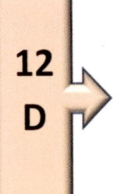

D) Inoculación de suero proveniente de individuos o animales inmunizados. La inmunidad pasiva artificial se consigue mediante la inoculación de suero que contiene anticuerpos provenientes de individuos o animales que han sido previamente inmunizados. Este suero proporciona una protección temporal al huésped, ya que los anticuerpos son proteínas que son metabolizadas y eliminadas rápidamente. La inmunidad pasiva no involucra la formación de defensas por parte del sistema inmunitario del huésped, sino que depende de los anticuerpos proporcionados por otra fuente.

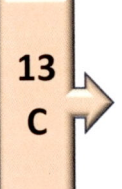

C) Inmunidad pasiva espontánea. El recién nacido posee inmunidad pasiva espontánea porque recibe anticuerpos de la madre a través de la placenta o el calostro. Esta inmunidad es temporal y proporciona protección durante los primeros meses de vida. Los anticuerpos transferidos de la madre ayudan a proteger al recién nacido contra infecciones hasta que su propio sistema inmunitario se desarrolla y puede formar sus propias defensas.

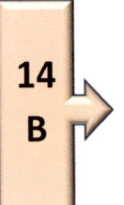

B) Constituyen del 5 al 15 % de los linfocitos circulantes. Los linfocitos B dependen de la médula ósea y son responsables de la inmunidad humoral. Constituyen del 5 al 15 % de los linfocitos circulantes y tienen inmunoglobulinas en su superficie que reconocen el antígeno. Además, tras la estimulación por el antígeno, producen anticuerpos y quedan en el organismo como células de memoria para reaccionar ante futuros estímulos.

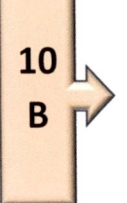

B) Producción de anticuerpos. Los linfocitos T dependen del timo y son responsables de la inmunidad celular. Tienen receptores en su superficie que reconocen al antígeno y se dividen en dos grandes subpoblaciones: linfocitos T4 (helper) con funciones de colaboración y linfocitos T8 con funciones de citotoxicidad y supresión. La producción de anticuerpos es una función de los linfocitos B, no de los linfocitos T.

11

¿Dónde ocurre la diferenciación de los linfocitos T durante la infancia?

A) En la médula ósea.
B) En la piel.
C) En el timo.
D) En la mucosa intestinal.

12

¿Cuál es la función principal de los linfocitos B?

A) Producir anticuerpos y mantener la memoria inmunológica.
B) Realizar funciones de citotoxicidad.
C) Actuar como barrera física contra patógenos.
D) Transportar oxígeno en la sangre.

13

¿Cuál es la función principal de las células NK (Natural Killer)?

A) Fagocitar células infectadas.
B) Destruir células infectadas y cancerosas.
C) Transportar oxígeno en la sangre.
D) Producir anticuerpos.

14

¿Dónde se desarrollan las células NK?

A) En el timo.
B) En la médula ósea.
C) En la piel.
D) En la mucosa intestinal.

15

¿Cómo destruyen las células NK a las células infectadas?

A) Mediante fagocitosis.
B) A través de la producción de anticuerpos.
C) Atacando la membrana plasmática y causando citolisis.
D) Transportando oxígeno a las células infectadas.

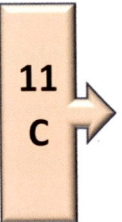

11

C

C) En el timo. Durante la infancia, la diferenciación de los linfocitos T ocurre en el timo. Sin embargo, al llegar a la adolescencia, el timo regresa y la diferenciación de los linfocitos T ocurre principalmente en la piel y la mucosa intestinal.

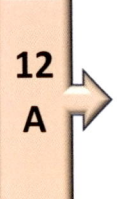

12

A

A) Producir anticuerpos y mantener la memoria inmunológica. Los linfocitos B dependen de la médula ósea y son responsables de la inmunidad humoral. Tras la estimulación por el antígeno, producen anticuerpos específicos y quedan en el organismo como células de memoria para reaccionar ante futuros estímulos. Tienen inmunoglobulinas en su superficie que reconocen el antígeno y constituyen del 5 al 15 % de los linfocitos circulantes.

13

B

B) Destruir células infectadas y cancerosas. Las células NK (Natural Killer) son linfocitos que forman parte del sistema inmunitario innato. Su función principal es la destrucción de células infectadas por virus y células cancerosas. No son células fagocíticas; en lugar de ello, atacan la membrana plasmática de las células objetivo, causando citolisis, lo que lleva a la ruptura de la célula y la pérdida de su material genético y citoplasma.

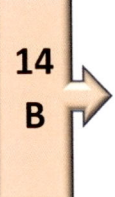

14

B

B) En la médula ósea. Las células NK se desarrollan en la médula ósea. A diferencia de los linfocitos B y T, no poseen los marcadores de superficie característicos de estos linfocitos. Se localizan principalmente circulando en la sangre y en el bazo, y rara vez se encuentran en otros tejidos.

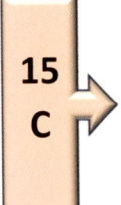

15

C

C) Atacando la membrana plasmática y causando citolisis. Las células NK destruyen las células infectadas y cancerosas atacando su membrana plasmática, lo que causa citolisis. Este proceso implica la ruptura de la membrana celular, lo que lleva a la pérdida del material genético y del citoplasma de la célula, deteniendo sus procesos vitales.

¿Qué activa a las células NK para desencadenar su respuesta inespecífica?

A) Anticuerpos.
B) Eritrocitos.
C) Interferones y otras citocinas.
D) Linfocitos B.

¿Dónde se localizan principalmente las células NK?

A) En la piel y mucosa intestinal.
B) En la sangre y el bazo.
C) En los ganglios linfáticos.
D) En el hígado.

¿Cuál es la función principal de los polimorfonucleares neutrófilos (PMN)?

A) Producir anticuerpos.
B) Transportar oxígeno en la sangre.
C) Ser los primeros fagocitos en llegar a la zona de infección.
D) Regular la respuesta inflamatoria.

¿Cuál es la función principal de los eosinófilos?

A) Producir anticuerpos.
B) Defender contra grandes parásitos como helmintos.
C) Transportar oxígeno en la sangre.
D) Regular la respuesta inflamatoria.

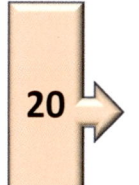

¿Cuál es la diferencia principal entre basófilos y mastocitos?

A) Los basófilos son circulantes, mientras quemastocitos residen en los tejidos.
B) Los basófilos producen anticuerpos, mientras quemastocitos no.
C) Los basófilos tienen una función fagocítica, mientras que mastocitos no.
D) Los basófilos son responsables de la respuesta inflamatoria, mientras quemastocitos no.

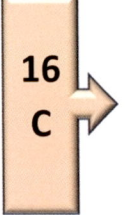

C) Interferones y otras citocinas. Las células NK se activan por interferones y otras citocinas. Los interferones son glicoproteínas que pertenecen a la gran clase de proteínas conocidas como citocinas. Estas moléculas se utilizan para la comunicación entre células y desencadenan las defensas protectoras del sistema inmune que participan en la erradicación de patógenos.

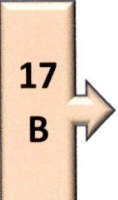

B) En la sangre y el bazo. Las células NK se localizan principalmente circulando en la sangre y en el bazo. Rara vez se encuentran en otros tejidos. Estas células juegan un papel crucial en la defensa del organismo contra infecciones y células cancerosas.

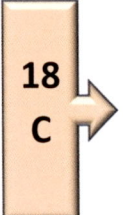

C) Ser los primeros fagocitos en llegar a la zona de infección. Los polimorfonucleares neutrófilos (PMN) constituyen más del 90% de los granulocitos y son de vida corta (2-3 días). Se producen en la médula ósea y son los primeros fagocitos en llegar a la zona de infección, donde actúan ingiriendo las partículas extrañas.

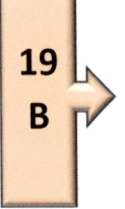

B) Defender contra grandes parásitos como helmintos. Los eosinófilos son granulocitos presentes en sangre y tejidos, y constituyen del 1 al 3% de los leucocitos en individuos sanos. Aunque tienen algún papel fagocítico, su función principal es la defensa inespecífica frente a grandes parásitos, como helmintos (larvas). Se degranulan, liberando toxinas y enzimas que controlan la respuesta inflamatoria.

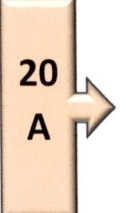

A) Los basófilos son circulantes, mientras que los mastocitos residen en los tejidos. Los basófilos y mastocitos constituyen menos del 1% de los leucocitos y carecen de función fagocítica. Los basófilos son células circulantes en la sangre, mientras que los mastocitos residen en los tejidos. Ambos juegan un papel central en la hipersensibilidad inmediata (tipo I), como las alergias, liberando sustancias como la histamina, responsable de los síntomas alérgicos.

21

¿Cuál es el papel inmune de las plaquetas?

A) Producir anticuerpos.
B) Transportar oxígeno en la sangre.
C) Participar en los fenómenos de inflamación.
D) Fagocitar células infectadas.

22

¿Cuál de las siguientes moléculas NO es de acción inespecífica?

A) Sistema del complemento.
B) Interferón.
C) Inmunoglobulinas (Ig).
D) Opsoninas.

23

¿Qué moléculas se encuentran en la superficie de los linfocitos T y reconocen antígenos?

A) Inmunoglobulinas (Ig).
B) Receptor de células T (TCR).
C) Moléculas del Complejo Mayor de Histocompatibilidad (MHC).
D) Opsoninas.

24

¿Qué función tienen las moléculas del Complejo Mayor de Histocompatibilidad (MHC) en el sistema inmunitario?

A) Producir anticuerpos.
B) Transportar oxígeno en la sangre.
C) Presentar antígenos a las células T.
D) Regular la respuesta inflamatoria.

25

¿Qué es la inmunogenicidad?

A) La capacidad de un antígeno de inducir una respuesta inmunológica.
B) La capacidad de un antígeno de provocar alergias.
C) La capacidad de un antígeno de destruir células infectadas.
D) La capacidad de un antígeno de transportar oxígeno en la sangre.

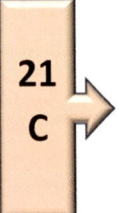

21

C

C) Participar en los fenómenos de inflamación. El papel inmune de las plaquetas se centra en los fenómenos de inflamación. Se adhieren al tejido lesionado yse agregan, liberando sustancias que incrementan la permeabilidad y factores que activan el complemento, atrayendo a leucocitos. Son las primeras células en participar en la respuesta inmunitaria.

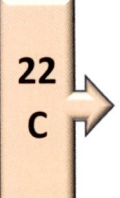

22

C

C) Inmunoglobulinas (Ig). Las inmunoglobulinas (Ig) son moléculas de naturaleza proteica que forman parte de la acción específica del sistema inmunitario. Las moléculas de acción inespecífica incluyen el sistema del complemento, interferón y opsoninas, que potencian la fagocitosis y la citolisis.

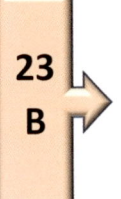

23

B

B) Receptor de células T (TCR). Los receptores de células T (TCR) son moléculas proteicas que se encuentran en la superficie de los linfocitos T y reconocen antígenos. Estos receptores son cruciales para la activación de los linfocitos T y la respuesta inmunitaria específica.

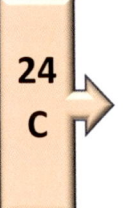

24

C

C) Presentar antígenos a las células T. Las moléculas del Complejo Mayor de Histocompatibilidad (MHC) son esenciales para la presentación de antígenos a las células T. Estas moléculas permiten que los linfocitos T reconozcan y respondan a los antígenos, activando la respuesta inmunitaria específica.

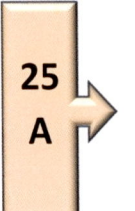

25

A

A) La capacidad de un antígeno de inducir una respuesta inmunológica. La inmunogenicidad es la capacidad que posee un determinado antígeno de inducir una respuesta inmunológica. Esta capacidad depende de varias características del antígeno, como su naturaleza, forma y tamaño. Un inmunógeno es una sustancia capaz de inducir una respuesta inmunitaria efectiva, aunque un antígeno puede no ser inmunógeno en determinadas circunstancias.

¿Qué son los haptenos?

A) Sustancias que inducen la formación de anticuerpos.
B) Sustancias que reaccionan específicamente contra anticuerpos pero no inducen su formación.
C) Sustancias que destruyen células infectadas.
D) Sustancias que transportan oxígeno en la sangre.

¿Qué determina la especificidad antigénica de un antígeno?

A) La forma general del antígeno.
B) Los determinantes antigénicos o epítopos.
C) La capacidad del antígeno de inducir alergias.
D) La solubilidad del antígeno.

¿Qué es un inmunógeno?

A) Una sustancia que induce alergias.
B) Una sustancia capaz de inducir una respuesta inmunitaria efectiva.
C) Una sustancia que transporta oxígeno en la sangre.
D) Una sustancia que destruye células infectadas.

¿Qué es un antígeno?

A) Una sustancia que transporta oxígeno en la sangre.
B) Una sustancia que induce alergias.
C) Una sustancia que destruye células infectadas.
D) Una sustancia que induce una respuesta inmunitaria.

¿Cuál es la función principal de los órganos linfoides primarios?

A) Producir anticuerpos.
B) Reconocer y destruir células infectadas.
C) Generar y madurar linfocitos.
D) Transportar oxígeno en la sangre.

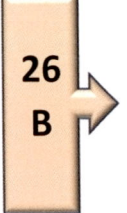

26
B

B) Sustancias que reaccionan específicamente contra anticuerpos pero no inducen su formación. Los haptenos son sustancias que no son capaces por sí solas de provocar la formación de anticuerpos, pero sí son capaces de reaccionar específicamente contra ellos. Esto significa que los haptenos pueden unirse a anticuerpos específicos, pero no inducen una respuesta inmunitaria por sí mismos.

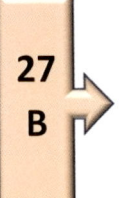

27
B

B) Los determinantes antigénicos o epítopos. La especificidad antigénica de un antígeno está determinada por los determinantes antigénicos o epítopos. Estos son las zonas activas del antígeno que se unen a los anticuerpos. En una molécula antigénica pueden existir varios determinantes antigénicos, iguales o diferentes, y los anticuerpos son específicos de estos epítopos.

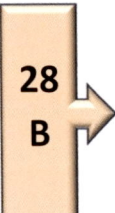

28
B

B) Una sustancia capaz de inducir una respuesta inmunitaria efectiva. Un inmunógeno es una sustancia capaz de inducir una respuesta inmunitaria efectiva. Puede ser sinónimo de antígeno, pero un antígeno puede no ser inmunógeno en determinadas circunstancias, como la forma de ponerse en contacto con el huésped o el mismo huésped.

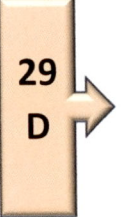

29
D

D) Una sustancia que induce una respuesta inmunitaria. Un antígeno es una sustancia que, al ser introducida en el organismo, induce una respuesta inmunitaria. Es capaz de provocar la formación de anticuerpos o de estimular la proliferación de células sensibilizadas que reaccionan específicamente contra él.

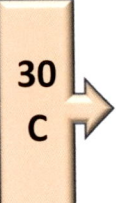

30
C

C) Generar y madurar linfocitos. Los órganos linfoides primarios, como el timo y la médula ósea (equivalente a la Bolsa de Fabricio en mamíferos), son responsables de la generación y maduración de linfocitos. El timo produce linfocitos T, mientras que la médula ósea produce linfocitos B.

31

¿Qué órgano linfoide primario es responsable de la producción de linfocitos T?

A) Bazo.
B) Ganglios linfáticos.
C) Timo.
D) Médula ósea.

32

¿Qué tipo de células T inhiben la respuesta inmunitaria?

A) Células T citotóxicas.
B) Células T supresoras.
C) Células T helper.
D) Células T productoras de linfocinas.

33

¿Qué tipo de linfocitos T son responsables de la hipersensibilidad retardada?

A) Células T citotóxicas.
B) Células T supresoras.
C) Células T helper (CD4).
D) Células T productoras de linfocinas.

34

¿Qué moléculas en la superficie de los linfocitos T permiten diferenciarlos de los linfocitos B?

A) Receptores para hematíes de carnero.
B) Inmunoglobulinas.
C) Antígenos de superficie CD4 y CD8.
D) Moléculas del Complejo Mayor de Histocompatibilidad (MHC).

35

¿Qué tipo de células segregan los anticuerpos (Ac)?

A) Células de memoria.
B) Células NK.
C) Células plasmáticas.
D) Células K.

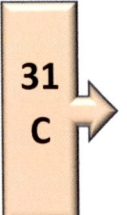

C) Timo. El timo es el órgano linfoide primario responsable de la producción y maduración de los linfocitos T. Estos linfocitos juegan un papel crucial en la inmunidad celular y en la respuesta inmunitaria específica.

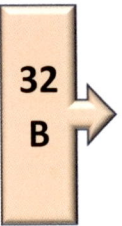

B) Células T supresoras. Las células T supresoras juegan un papel crucial en la regulación de la respuesta inmunitaria. Estas células inhiben tanto la respuesta humoral como la celular, evitando que el sistema inmunitario ataque las propias células del cuerpo. Cuando las células T supresoras no funcionan correctamente, pueden surgir enfermedades autoinmunes, donde el sistema inmunitario ataca los tejidos del propio organismo. La función de las células T supresoras es esencial para mantener el equilibrio y la tolerancia inmunitaria.

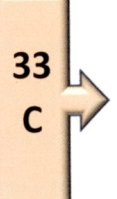

C) Células T helper (CD4). Las células T helper (CD4) son esenciales para la respuesta inmunitaria. Estas células ayudan a activar otras células inmunitarias, como los linfocitos B y los linfocitos T citotóxicos, y son responsables de la hipersensibilidad retardada, una reacción inmunitaria que ocurre horas o días después de la exposición al antígeno. Las células T helper también juegan un papel importante en la producción de citocinas que regulan la actividad de otras células inmunitarias, coordinando así la respuesta inmunitaria.

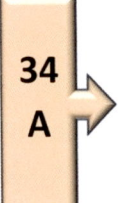

A) Receptores para hematíes de carnero. Los receptores para hematíes de carnero son una característica distintiva de los linfocitos T, que les permite diferenciarse de los linfocitos B. Estos receptores son responsables de la capacidad de los linfocitos T para reconocer y responder a antígenos específicos. Además, los linfocitos T tienen antígenos de superficie como CD4 y CD8, que corresponden a las células T helper y las células T citotóxicas, respectivamente.

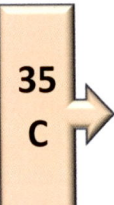

C) Células plasmáticas. Las células plasmáticas son el tipo de células que segregan los anticuerpos (Ac). Estas células se desarrollan a partir de los linfocitos B activados y son responsables de la producción de anticuerpos que ayudan a neutralizar y eliminar los antígenos del organismo.

36

¿Cuál es la función principal de los granulocitos polimorfonucleares (PMN) en la respuesta inmunitaria?

A) Producir anticuerpos.
B) Transportar oxígeno en la sangre.
C) Fagocitar partículas extrañas.
D) Regular la respuesta inflamatoria.

37

¿Cuál es la estructura básica común de todas las inmunoglobulinas (Ig)?

A) Una cadena polipeptídica simple.
B) Dos cadenas ligeras y dos cadenas pesadas formando una estructura en forma de Y.
C) Tres cadenas polipeptídicas formando una estructura en forma de Z.
D) Cuatro cadenas ligeras formando una estructura en forma de X.

38

¿Qué ocurre durante la fase de latencia de la respuesta primaria?

A) Se detectan altos niveles de anticuerpos (Ac).
B) No se detectan anticuerpos (Ac).
C) Se produce la apoptosis.
D) Se inhibe la respuesta inmunitaria.

39

¿Qué diferencia hay entre la respuesta primaria y la respuesta secundaria en términos de anticuerpos (Ac)?

A) La respuesta primaria produce principalmente IgM, mientras que la respuesta secundaria produce IgG.
B) La respuesta primaria produce principalmente IgG, mientras que la respuesta secundaria produce IgM.
C) La respuesta primaria produce anticuerpos de baja afinidad, mientras que la respuesta secundaria produce anticuerpos de alta afinidad.
D) La respuesta primaria no produce anticuerpos, mientras que la respuesta secundaria produce anticuerpos.

40

¿Qué función tienen las moléculas del Complejo Mayor de Histocompatibilidad (MHC) en la respuesta inmunitaria?

A) Producir anticuerpos.
B) Transportar oxígeno en la sangre.
C) Marcar los elementos del individuo como propios.
D) Inhibir la respuesta inmunitaria.

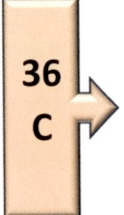

36
C

C) Fagocitar partículas extrañas. La función principal de los granulocitos polimorfonucleares (PMN) en la respuesta inmunitaria es la fagocitosis. Estos fagocitos ingieren y destruyen partículas extrañas, como microorganismos y células dañadas, ayudando a proteger el organismo contra infecciones y a eliminar desechos celulares.

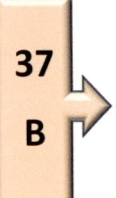

37
B

B) Dos cadenas ligeras y dos cadenas pesadas formando una estructura en forma de Y. Todas las inmunoglobulinas (Ig) poseen una estructura básica común que consta de cuatro cadenas polipeptídicas formando una estructura en forma de Y. Esta estructura incluye dos cadenas pesadas idénticas (cadenas H) y dos cadenas ligeras idénticas (cadenas L). Las cadenas pesadas son específicas para cada clase de Ig, mientras que las cadenas ligeras pueden ser lambda o kappa.

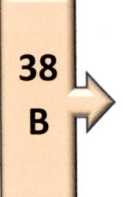

38
B

B) No se detectan anticuerpos (Ac). Durante la fase de latencia de la respuesta primaria, no se detectan anticuerpos (Ac). Esta fase ocurre tras el primer contacto con el antígeno (Ag) y es el período en el que el sistema inmunitario está reconociendo y respondiendo al Ag, pero aún no ha producido anticuerpos detectables.

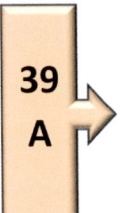

39
A

A) La respuesta primaria produce principalmente IgM, mientras que la respuesta secundaria produce IgG. En la respuesta primaria, los anticuerpos (Ac) IgM constituyen la mayoría de los Ac formados. En la respuesta secundaria, tras una estimulación posterior por el mismo antígeno (Ag), se producen casi exclusivamente Ac de la clase IgG. Además, la respuesta secundaria es más rápida, más intensa y los Ac poseen mayor afinidad para el Ag que en la respuesta primaria.

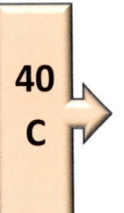

40
C

C) Marcar los elementos del individuo como propios. Las moléculas del Complejo Mayor de Histocompatibilidad (MHC) son proteínas presentes en la superficie de las células de un individuo. Estas moléculas intervienen en la respuesta inmunitaria marcando los elementos del individuo como propios, lo que ayuda al sistema inmunitario a distinguir entre lo propio y lo ajeno. El MHC en humanos está constituido por el grupo de genes HLA y es crucial para determinar la compatibilidad antes de un trasplante, pruebas de paternidad y estudios antropológicos.

41

¿Qué ocurre durante la fase de latencia de la respuesta primaria?

A) Se detectan altos niveles de anticuerpos (Ac).
B) No se detectan anticuerpos (Ac).
C) Se produce la apoptosis.
D) Se inhibe la respuesta inmunitaria.

42

¿Cuál es una de las funciones importantes del sistema del complemento en las respuestas inmunitarias?

A) Codificación de proteínas.
B) Diferenciación entre células.
C) Determinación de compatibilidad antes de un trasplante.
D) Mediación en respuestas inflamatorias y alérgicas.

43

¿Cuál es el papel del sistema del complemento en la respuesta inmunitaria?

A) Codificar proteínas.
B) Actuar como efector en las reacciones contra agentes invasores.
C) Marcar los elementos del individuo como propios.
D) Diferenciar entre células.

44

¿Qué significa que el sistema del complemento se activa "en cascada"?

A) Que la activación de sus componentes se desencadena de forma sucesiva.
B) Que todas las proteínas se activan simultáneamente.
C) Que solo se activa en presencia de antígenos específicos.
D) Que se activa únicamente en la vía clásica.

45

¿Cuál de las siguientes reacciones ocurre cuando el complejo antígeno-anticuerpo (Ag-Ac) es insoluble?

A) Aglutinación.
B) Neutralización.
C) Precipitación.
D) Citólisis.

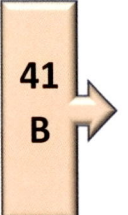

41

B

B) No se detectan anticuerpos (Ac). Durante la fase de latencia de la respuesta primaria, no se detectan anticuerpos (Ac). Esta fase ocurre tras el primer contacto con el antígeno (Ag) y es el período en el que el sistema inmunitario está reconociendo y respondiendo al Ag, pero aún no ha producido anticuerpos detectables.

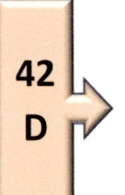

42

D

D) Mediación en respuestas inflamatorias y alérgicas. El sistema del complemento tiene una gran importancia como mediador en las respuestas inflamatorias y alérgicas. Actúa como efector en las reacciones inmunitarias contra agentes invasores extraños, facilitando la fagocitosis, activando células mediante quimiotaxis y causando la lisis de células reconocidas como extrañas.

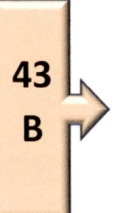

43

B

B) Actuar como efector en las reacciones contra agentes invasores. El sistema del complemento es un conjunto de proteínas presentes en el suero que intervienen en las reacciones inmunitarias. Su papel principal es actuar como efector en las reacciones contra agentes invasores extraños, facilitando la fagocitosis, activando células mediante quimiotaxis y causando la lisis de células reconocidas como extrañas.

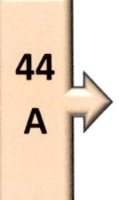

44

A

A) Que la activación de sus componentes se desencadena de forma sucesiva. La activación "en cascada" del sistema del complemento significa que la activación de sus componentes se desencadena de forma sucesiva, donde cada componente activado activa al siguiente en la secuencia de reacción.

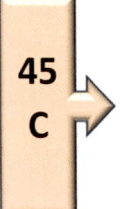

45

C

C) Precipitación. La precipitación ocurre cuando el complejo Ag-Ac es insoluble y precipita. Este proceso es una de las formas en que el sistema inmunitario maneja los antígenos.

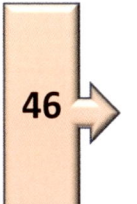

46

¿Qué tipo de inmunoglobulina generalmente interviene en la aglutinación?

A) IgG.
B) IgA.
C) IgM.
D) IgE.

47

¿Cuál es la base de todas las enfermedades alérgicas y está mediada por las inmunoglobulinas IgE?

A) Hipersensibilidad tipo II.
B) Hipersensibilidad tipo III.
C) Hipersensibilidad tipo IV.
D) Hipersensibilidad anafiláctica o tipo I.

48

¿Qué es una vacuna?

A) Una preparación destinada a curar enfermedades.
B) Una preparación destinada a generar inmunidad adquirida contra una enfermedad.
C) Un medicamento que alivia los síntomas de una enfermedad.
D) Un suplemento nutricional para fortalecer el sistema inmunológico.

49

¿Cuál es el propósito de incluir agentes que se asemejan a microorganismos en las vacunas?

A) Curar la enfermedad de inmediato.
B) Aliviar los síntomas de la enfermedad.
C) Estimular el sistema inmunológico a reconocer y destruir el agente.
D) Fortalecer los músculos.

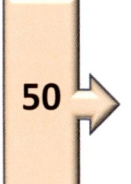

50

¿Cuál es el objetivo principal de una vacuna?

A) Curar la enfermedad.
B) Aliviar los síntomas de la enfermedad.
C) Generar inmunidad adquirida contra una enfermedad.
D) Fortalecer los músculos.

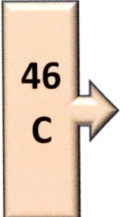

46

C

C) IgM. La aglutinación ocurre cuando los antígenos son células de gran tamaño y generalmente interviene la inmunoglobulina IgM. Este proceso ayuda a agrupar los antígenos para facilitar su eliminación.

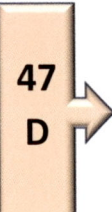

47

D

D) Hipersensibilidad anafiláctica o tipo I. La hipersensibilidad anafiláctica o tipo I es la base de todas las enfermedades alérgicas y está mediada por las inmunoglobulinas IgE. Esta reacción se caracteriza por una respuesta exagerada del sistema inmunitario a sustancias inofensivas para la mayoría de la población, como el polen o los ácaros. Las IgE se unen a los mastocitos y basófilos, desencadenando la liberación de mediadores inflamatorios que provocan los síntomas alérgicos, como urticaria, asma y anafilaxia.

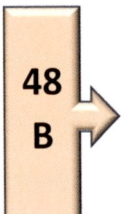

48

B

B) Una preparación destinada a generar inmunidad adquirida contra una enfermedad. Una vacuna es una preparación diseñada para generar inmunidad adquirida contra una enfermedad. Funciona estimulando la producción de anticuerpos (Ac) en el cuerpo. Contiene un agente que se asemeja al microorganismo causante de la enfermedad, lo que permite al sistema inmunológico reconocerlo, destruirlo y guardar un registro para futuras exposiciones.

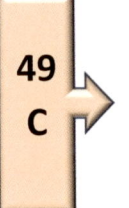

49

C

C) Estimular el sistema inmunológico a reconocer y destruir el agente. Las vacunas incluyen agentes que se asemejan a los microorganismos causantes de la enfermedad para estimular el sistema inmunológico del cuerpo. Esto permite que el sistema inmunológico reconozca al agente como una amenaza, lo destruya y guarde un registro del mismo. Así, el sistema inmune puede reconocer y destruir más fácilmente cualquier microorganismo similar que encuentre en el futuro.

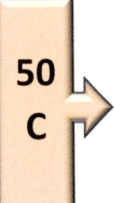

50

C

C) Generar inmunidad adquirida contra una enfermedad. El objetivo principal de una vacuna es generar inmunidad adquirida contra una enfermedad. Esto se logra estimulando la producción de anticuerpos en el cuerpo, que reconocen y destruyen el agente causante de la enfermedad, y guardan un registro para futuras exposiciones.

¿Qué se entiende por Enfermedad Profesional?

A) Cualquier enfermedad que afecta a la población en general.
B) Patología que un trabajador o trabajadora contrae como resultado directo de la exposición a factores de riesgo presentes en el entorno laboral.
C) Enfermedades que solo afectan al personal de administración.
D) Cualquier enfermedad que padece un trabajador.

¿A qué llamamos accidente laboral?

A) Accidente que le pasa a cualquier persona dentro de un edificio.
B) Al accidente de tráfico que sufre una persona al ir a su puesto de trabajo.
C) Acontecimiento que sucede de manera repentina a causa u ocasión del trabajo, generando una lesión, invalidez o muerte al trabajador.
D) Todas son falsas.

¿Cuál no está dentro de las enfermedades profesionales más comunes?

A) Asbestosis.
B) Hipoacusia.
C) Caries dental.
D) Dermatitis de contacto.

¿Cuáles son medidas preventivas para minimizar riesgos a los que se enfrentan los trabajadores?

A) Identificación y evaluación de riesgos.
B) Formación y capacitación de los trabajadores.
C) Vigilancia de la salud ocupacional.
D) Todas son correctas.

¿Qué medida se recomienda para prevenir el tétanos en el ámbito odontológico?

A) Uso de antibióticos.
B) Vacunarse y revacunarse.
C) Medida de protección como guantes desechables.
D) Evitar el contacto con pacientes.

1B

B) Patología que un trabajador o trabajadora contrae como resultado directo de la exposición a factores de riesgo presentes en el entorno laboral. Enfermedad profesional aquella patología que un trabajador o trabajadora contrae como resultado directo de la exposición a factores de riesgo presentes en el entorno laboral, están específicamente reconocidas por la legislación laboral (Real Decreto 1299/2006) y suelen estar incluidas en listas oficiales de enfermedades profesionales establecidas por organismos de salud y seguridad laboral. Para que una condición de salud sea considerada una enfermedad profesional, deben cumplirse ciertos criterios: debe existir una relación causal directa entre la enfermedad y el ambiente o actividad laboral, debe estar recogida en las listas oficiales que cada país o región haya establecido.

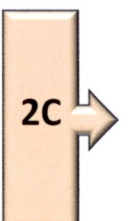

2C

C) Acontecimiento que sucede de manera repentina a causa u ocasión del trabajo, generando una lesión, invalidez o muerte al trabajador. El accidente laboral o accidente de trabajo es la lesión corporal sufrida por el empleado a consecuencia de una labor realizada por cuenta ajena. Lesión corporal: daño por enfermedad , herida, impacto o enfermedad psicológica, se caracteriza como laboral si hay relación causa-efecto entre trabajo y lesión.

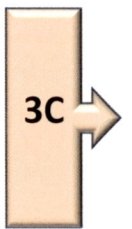

3C

C) Caries dental. Enfermedades profesionales más comunes se encuentran :**Asbestosis**, enfermedad pulmonar crónica causada por la inhalación de fibras de amianto, común en el sector de la construcción. **Hipoacusia** (o sordera profesional), pérdida de audición debido a exposición prolongada a ruidos fuertes. Sectores más comunes en las que se contrae: industria manufacturera y construcción. **Dermatitis de contacto** inflamación de la piel por contacto con sustancias irritantes o alergénicas. Sector habitual químico y limpieza.

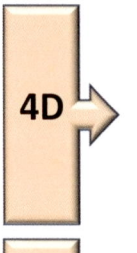

4D

D) Todas son correctas. La prevención de las enfermedades profesionales es un aspecto crucial de la gestión de la salud y la seguridad laboral. Las empresas deben implementar medidas preventivas adecuadas para minimizar los riesgos a los que se enfrentan los trabajadores, entre las cuales están: Identificación y evaluación de riesgos, implementación de controles técnicos y administrativos, formación y capacitación de los trabajadores, vigilancia de la salud ocupacional.

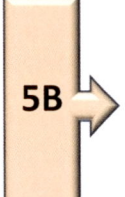

5B

B) Vacunarse y revacunarse. Todos el equipo de odontología deberían estar inmunizados con la vacuna del tétanos y revacunarse cada cinco a diez años.

6

¿Qué tipo de virus es el causante de los herpes periorales?

A) Virus de la hepatitis B.
B) Virus de la hepatitis C.
C) Virus herpes tipo 1 (VH1).
D) Citomegalovirus.

7

¿Qué porcentaje de posibilidades hay de contraer el VIH ante una inoculación accidental?

A) 0,1%.
B) 1%.
C) 3%.
D) 30%.

8

¿Qué virus pueden causar Infecciones Víricas del Tracto Respiratorio Superior (IVTRS)?

A) Rinovirus y coronavirus.
B) Virus de la hepatitis B y C.
C) Virus herpes tipo 1 (VH1) y citomegalovirus.
D) Estafilococos aureus y Helicobacter pylori.

9

¿Qué prueba se utiliza para detectar la tuberculosis latente en el personal sanitario?

A) Prueba de Mantoux.
B) Prueba de aliento.
C) Prueba de anticuerpos.
D) Prueba de PCR.

10

¿Qué virus son patógenos habituales en la orofaringe y pueden causar mononucleosis infecciosa?

A) Rinovirus y coronavirus.
B) Virus de Epstein-Barr (EB) y citomegalovirus.
C) Virus de la hepatitis B y C.
D) Virus herpes tipo 1 (VH1) y VIH.

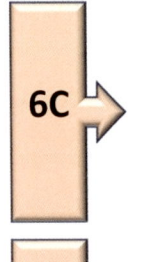

6C

C) Virus herpes tipo 1 (VH1). Es causado por el virus del **herpes simple tipo 1** (VHS-1) y lamentablemente no hay una cura para esta enfermedad por lo que es considerada crónica y puede tener brotes a lo largo de la vida en quienes lo padecen. Los principales **signos y síntomas del herpes labial** es la aparición de vesículas o llagas dolorosas en la zona de los labios, aunque también se puede esparcir a la barbilla, los ojos y hasta la zona íntima si no se tienen estrictas precauciones.

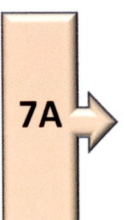

7A

A) 0,1%. La posibilidad de contraer el VIH ante una inoculación accidental es remota, estimándose en un 0,1%.

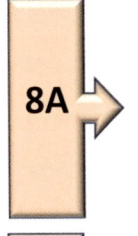

8A

A) Rinovirus y coronavirus. Pueden causar Infecciones Víricas del Tracto Respiratorio Superior (IVTRS) incluyen resfriados comunes, corizas y constipados, producidos por diferentes virus como los rinovirus y coronavirus, así como el virus de la influenza o la gripe. Estas infecciones son muy frecuentes en el personal de odontología debido a la inhalación de aerosoles contaminados por estos virus presentes en la saliva de los pacientes. La prevención incluye el uso de medios de barrera como guantes, mascarillas y gafas, además de técnicas como el uso de dique de goma y aspiración de alto volumen.

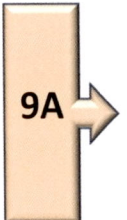

9A

A) Prueba de Mantoux. La prueba de Mantoux se utiliza para detectar la tuberculosis latente en el personal sanitario. Esta prueba consiste en la inyección intradérmica de una pequeña cantidad de derivado proteico purificado (PPD) de Mycobacterium tuberculosis. La prueba será positiva si la induración en el sitio de la inyección es mayor a 5 mm de diámetro. En caso de resultado positivo, se administra Isoniacida durante varios meses como medida preventiva para evitar el desarrollo de la enfermedad activa.

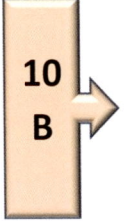

10 B

B) Virus de Epstein-Barr (EB) y citomegalovirus. Tanto el virus de Epstein-Barr (EB) como los citomegalovirus son patógenos habituales en la orofaringe y, por tanto, en la saliva. Estos virus pueden causar mononucleosis infecciosa, una enfermedad que puede provocar síntomas como intenso cansancio y hepatitis. La mayoría de la población adulta tiene anticuerpos adquiridos frente a estos virus, pero algunos profesionales pueden no tener inmunidad y estar en riesgo de infección.

¿Qué tipo de lesiones pueden producir los rayos X en el personal odontológico?

A) Lesiones dosis-dependientes como radiodermitis y patologías no dosis-dependientes como tumores y alteraciones en los genes.
B) Solo lesiones dosis-dependientes como radiodermitis.
C) Solo patologías no dosis-dependientes como tumores.
D) Lesiones menores sin riesgo significativo.

¿Cuál es el principal peligro de la luz visible emitida por las lámparas halógenas en odontología?

A) Producción de radiodermitis.
B) Producción de fotorretinitis, una lesión irreversible de la retina.
C) Producción de quemaduras en la piel.
D) Producción de cáncer de piel.

¿Qué riesgos están asociados con el uso de láseres en odontología?

A) Solo quemaduras en la piel.
B) Solo daños en la retina.
C) Solo producción de humos tóxicos.
D) Quemaduras en córnea, conjuntivas, cristalino y retina, y producción de humos con sustancias cancerígenas.

Problemas que pueden causar las pantallas de visualización de datos (PVD) en trabajadores que las usan más de cuatro horas al día?

A) Fatiga visual, alteraciones de la visión, problemas musculares, alteraciones psicológicas y cutáneas.
B) Dolor de espalda y brazos.
C) Solo problemas musculares.
D) Alteraciones en el ritmo cardiaco y respiratorio.

¿Qué patologías pueden aparecer a nivel de la mano debido a la sobrecarga física en el ámbito odontológico?
A) Tendinitis de Quervain.
B) Dedo en gatillo.
C) A y B son verdaderas.
D) A es falsa.

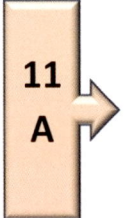

11
A

A) Lesiones dosis-dependientes como radiodermitis y patologías no dosis-dependientes como tumores y alteraciones en los genes. Cualquier radiación, por mínima que sea, conlleva un riesgo potencial, por lo que es esencial seguir las recomendaciones de la OMS y otros organismos internacionales para minimizar la exposición.

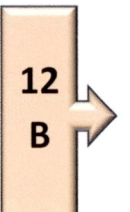

12
B

B) Producción de fotorretinitis, una lesión irreversible de la retina. El principal peligro de la luz visible emitida por las lámparas halógenas en odontología es la producción de fotorretinitis, una lesión irreversible de la retina que se genera tras años de exposición. Es importante trabajar sin mirar directamente a la luz y utilizar filtros naranjas para proteger los ojos.

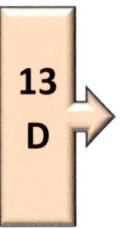

13
D

D) Quemaduras en córnea, conjuntivas, cristalino y retina, y producción de humos con sustancias cancerígenas. Los láseres ablativos de alta intensidad pueden producir quemaduras en la córnea, conjuntivas, cristalino y retina. Además, los láseres quirúrgicos generan humos con sustancias cancerígenas que pueden ser inhaladas por los trabajadores. La prevención incluye el uso de gafas adecuadas, trabajar en una habitación especial sin objetos que reflejen el haz de luz y emplear aspiración de alta intensidad para los humos tóxicos.

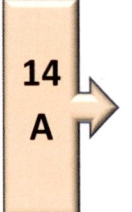

14
A

A) Fatiga visual, alteraciones de la visión, problemas musculares, alteraciones psicológicas y cutáneas. Los trabajadores que usan pantallas de visualización de datos (PVD) más de cuatro horas al día están expuestos a fatiga visual, alteraciones de la visión por sobreesfuerzo mantenido de la acomodación y convergencia ocular, problemas musculares (como dolor de espalda y patología de la mano), alteraciones psicológicas (como ansiedad y alteraciones del sueño) y alteraciones cutáneas por sequedad ambiental y radiación electromagnética. Es importante realizar descansos periódicos para prevenir estos problemas.

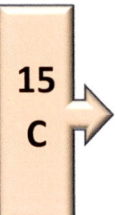

15
C

C) A y B son verdaderas. Las patologías por sobrecarga física a nivel de la mano en el ámbito odontológico incluyen el síndrome del túnel carpiano, el dedo en gatillo y la tendinitis de Quervain. Estas condiciones son causadas por movimientos repetitivos y posturas inadecuadas durante el trabajo.

16

Síndrome de desgaste profesional (Burnout) y relación con la sobrecarga psíquica en el ámbito odontológico

A) Condición física causada por el trabajo excesivo.
B) Condición psicológica caracterizada por agotamiento emocional, despersonalización y disminución de la realización personal.
C) Condición física caracterizada por agotamiento emocional, despersonalización y disminución de la realización personal.
D) Trastorno físico debido al trabajo que produce trastorno alimenticio.

17

¿Cuál es la postura de trabajo aceptada mundialmente para prevenir el dolor de espalda en el ámbito odontológico?

A) Postura BHOP (Balance Human Operating Position).
B) Postura de pie con varios descansos.
C) Postura de pie ligeramente inclinada hacia adelante.
D) Postura de pie ligeramente reclinada.

18

¿Qué es la enfermedad de Dupuytren y cómo se relaciona con la profesión odontológica?

A) Una alteración vascular y fibrosis retráctil de la aponeurosis palmar de la mano.
B) Una alteración vascular y fibrosis retráctil de la aponeurosis palmar de la mano y pies.
C) Una fractura ósea en la mano, a nivel de la muñeca.
D) Una inflamación de los tendones de la mano.

19

¿Qué afección puede provocar un engrosamiento de la vaina muscular (tendinosa) a nivel metacarpiano que comprime al músculo o tendón?

A) Artritis gotosa
B) Tenosinovitis
C) Fractura metacarpiana
D) Neuropatía periférica

20

¿Qué es la epicondilitis y cómo se relaciona con la profesión odontológica?

A) Inflamación de los tendones del pulgar e índice.
B) Tensión mantenida de los músculos del pulgar e índice.
C) A y B son correctas.
D) Una tensión mantenida sobre los tendones de los músculos extensores y supinadores del antebrazo que se insertan en el epicóndilo.

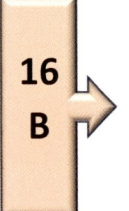

16 B

B) Condición psicológica caracterizada por agotamiento emocional, despersonalización y disminución de la realización personal. Síndrome de desgaste profesional o burnout estado de agotamiento mental, emocional y físico se presenta como resultado de exigencias agobiantes, estrés crónico o insatisfacción laboral, no es enfermedad en sí misma, sino detonante de otros problemas de salud física y mental más graves. Cuando una persona presenta este síndrome puede sentirse agotada a diario, tener una actitud cínica, sentirse desmotivado e insatisfecho con su trabajo, puede estar acompañado por síntomas físicos tales como dolores de cabeza, náuseas y dificultades para dormir.

17 A

A) Postura BHOP (Balance Human Operating Position). Posición de máximo equilibrio d disposición del cuerpo, tronco, extremidades inferiores, cuello y cabeza deben asegurar balance y estabilidad. Internacionalmente se le conoce como BHOP (Balanced Human Operating Position). Objetivo: evitar tensión muscular del esqueleto, al realizar un trabajo con la mayor cantidad de músculos en semirrelajación, se caracteriza por mantener una espalda recta, columna vertebral perpendicular al paciente, muslos paralelos al suelo y separados por un ángulo de 60ª, piernas perpendiculares al suelo en ángulo de 90ª a nivel de la rodilla, brazos perpendiculares al suelo, y junto con el antebrazo debe formarse un ángulo de 90ª sin contactar al cuerpo.

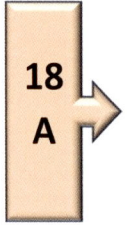

18 A

A) Una alteración vascular y fibrosis retráctil de la aponeurosis palmar de la mano. En la profesión odontológica, los microtraumatismos de repetición producidos por vibraciones al utilizar fórceps, botadores, ultrasonidos y piezas de mano pueden contribuir al desarrollo de esta condición.

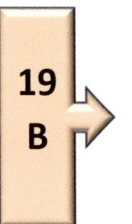

19 B

B) Tenosinovitis. Inflamación de la vaina sinovial que recubre los tendones, especialmente en zonas como la muñeca, mano y dedos. Esta inflamación puede provocar engrosamiento de la vaina, y genera compresión sobre el tendón o músculo, causando dolor, rigidez y limitación del movimiento. Es común en personas que realizan movimientos repetitivos (como escribir, usar el ratón, trabajos manuales, uso de instrumental en odontología continuo y repetitivo...)Puede estar asociada a enfermedades como artritis reumatoide, diabetes o infecciones. En casos avanzados, puede requerir inmovilización, fisioterapia o incluso cirugía si no responde al tratamiento conservador

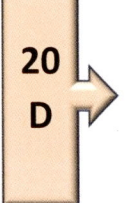

20 D

D) Una tensión mantenida sobre los tendones de los músculos extensores y supinadores del antebrazo que se insertan en el epicóndilo. La epicondilitis, o codo del tenista, es una tensión mantenida sobre los tendones de los músculos extensores y supinadores del antebrazo que se insertan en el epicóndilo. Esta condición es una patología laboral en odontología debido a los movimientos forzados de extensión de codo y muñeca.

TEMA 56: Riesgos profesionales en Odontología. Normas de seguridad y medidas preventivas. Normas de protección radiológica. Enfermedades de transmisión por fluidos orgánicos: Hepatitis Vírica y Sida. Mecanismo de transmisión y epidemiología. PREGUNTAS

21

¿Cuáles son algunas de las alteraciones físicas causadas por el estrés crónico?

A) Cefaleas.
B) Palpitaciones.
C) Hipertensión arterial.
D) Todas son correctas.

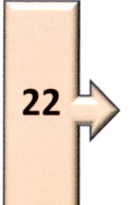

22

¿Qué produce en algunas personas el contacto con el látex?

A) Una infección bacteriana de la piel.
B) Una alergia IgE mediada frente a antígenos proteicos presentes en el látex natural y manufacturado.
C) Una urticaria alérgica de contacto.
D) B y C son correctas.

23

¿Qué metales son más frecuentemente sensibilizantes en odontología?

A) Oro y plata.
B) Níquel, cromo y cobalto.
C) Hierro y zinc.
D) Plomo y mercurio.

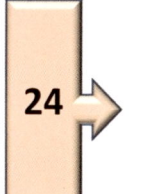

24

¿Qué desinfectante es conocido por ser un agente irritante de las mucosas respiratoria y conjuntival, además de ser cáustico para la piel?

A) Alcohol etílico.
B) Hipoclorito sódico.
C) Peróxido de hidrógeno.
D) Clorhexidina.

25

¿Qué resinas presentes en las prótesis y composites dentales pueden causar eccema alérgico de contacto?

A) Resinas de poliéster.
B) Resinas epoxi y acrilatos.
C) Resinas de polietileno.
D) Resinas de polipropileno.

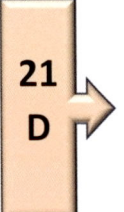

21 D

D) Todas son correctas .Cefaleas, palpitaciones, hipertensión arterial, síndrome de colon irritable, trastornos digestivos, alopecia, fatiga muscular y temblores musculares. Estas condiciones son el resultado de vivir en condiciones estresantes durante un periodo prolongado de tiempo.

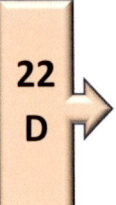

22 D

D) B y C son correctas. La urticaria alérgica de contacto al látex (UACL) es una alergia IgE mediada frente a antígenos de carácter proteico presentes en el látex natural y que persisten en el látex manufacturado. Se manifiesta con picor y habón en la zona de contacto a los pocos minutos de la exposición. Según la intensidad, puede progresar desde urticaria localizada hasta una reacción anafiláctica.

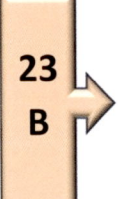

23 B

B) Níquel, cromo y cobalto. En odontología, los metales más frecuentemente sensibilizantes son el níquel, el cromo y el cobalto, presentes en las prótesis dentales. El níquel es especialmente sensibilizante y muy extendido, afectando al 20% de la población. Las sales de plata, cobre y estaño también pueden producir cuadros de sensibilización.

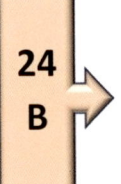

24 B

B) Hipoclorito sódico. El hipoclorito sódico, desinfectante por excelencia en la consulta dental, es un agente irritante de las mucosas respiratoria y conjuntival, además de ser cáustico para la piel. Es importante manejarlo con precaución para evitar irritaciones y lesiones.

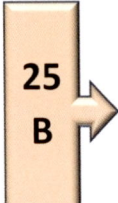

25 B

B) Resinas epoxi y acrilatos. Las resinas epoxi y los acrilatos, presentes en las prótesis y en los composites dentales, pueden causar sensibilización y cuadros de eccema alérgico de contacto. Es importante tomar medidas preventivas para minimizar la exposición a estos materiales.

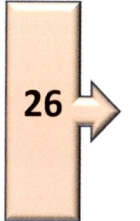

26

¿Cuál de los siguientes síntomas NO es típico de la hepatitis A?

A) Ictericia.
B) Coluria.
C) Acolia.
D) Tos.

27

¿Cuál de las siguientes afirmaciones sobre el VHA es correcta?

A) El VHA es un virus de ADN.
B) El VHA tiene una envoltura lipídica.
C) El VHA pertenece a la familia Picornaviridae.
D) El VHA tiene múltiples serotipos en todo el mundo.

28

¿Cuál es el principal mecanismo de transmisión del virus de hepatitis C?

A) Transmisión aérea.
B) Transmisión fecal-oral.
C) Transmisión parenteral.
D) Transmisión por contacto con animales.

29

¿Cuál es una intervención recomendada para el manejo de objetos punzantes o cortantes en el ámbito sanitario?

A) Dejar los objetos punzantes en cualquier lugar.
B) Eliminar los objetos punzantes en contenedores rígidos.
C) Reutilizar los objetos punzantes después de desinfectarlos.
D) Guardar los objetos punzantes en bolsas de plástico.

30

¿Cuál es la principal característica del SIDA?

A) Aumento de la inmunidad celular.
B) Fallo inmunitario, especialmente de los linfocitos T.
C) Aumento de la producción de glóbulos rojos.
D) Disminución de la función renal.

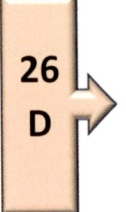

26 D

D)Tos. Los síntomas típicos de la hepatitis A incluyen ictericia (coloración amarillenta de la piel y mucosas), coluria (orina de color oscuro) y acolia (heces blanquecinas). Estos síntomas reflejan la inflamación y el daño hepático causados por el virus. Otros síntomas comunes son anorexia, náuseas, vómitos, malestar general, fiebre, cefalea, dolor abdominal y pérdida de peso. La tos no es un síntoma típico de la hepatitis A, aunque algunos niños pueden presentar síntomas atípicos como diarrea, tos o artralgias.

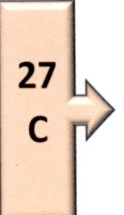

27 C

C) El VHA pertenece a la familia Picornaviridae. El virus de la hepatitis A (VHA) es un virus de ARN sin envoltura que pertenece a la familia Picornaviridae. Esta familia incluye otros virus como los enterovirus y rinovirus humanos. El VHA es relativamente estable a pH bajo y temperatura moderada, pero puede ser inactivado por el calor, el formol, el cloro o la radiación ultravioleta. A nivel mundial, solo hay un serotipo del VHA, lo que facilita el desarrollo de vacunas efectivas contra este virus.

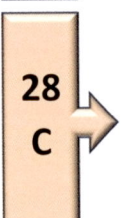

28 C

C) Transmisión parenteral. El principal mecanismo de transmisión del virus de la hepatitis C (VHC) es la transmisión parenteral, que ocurre a través del contacto con sangre infectada. Esto incluye transfusiones de sangre, uso compartido de agujas entre usuarios de drogas intravenosas y otros procedimientos médicos que involucran contacto con sangre.

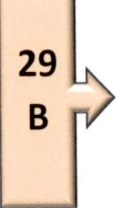

29 B

B) Eliminar los objetos punzantes en contenedores rígidos. En el ámbito sanitario, es crucial manejar los objetos punzantes o cortantes con cuidado y eliminarlos en contenedores rígidos. Esto previene lesiones accidentales y reduce el riesgo de transmisión de infecciones como la hepatitis C. Los objetos punzantes, como agujas y bisturís, deben ser desechados de manera segura para evitar el contacto accidental con sangre infectada.

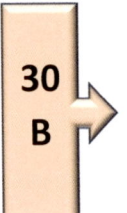

30 B

B) Fallo inmunitario, especialmente de los linfocitos T. El SIDA es un síndrome caracterizado por un fallo inmunitario, principalmente de los linfocitos T (también conocidos como linfocitos T4 o CD4). Este fallo inmunitario permite la aparición de infecciones oportunistas y ciertos tumores, que deterioran la salud del paciente y pueden llevar a la muerte.

31

¿Cuál es el objetivo principal del Reglamento sobre Protección Sanitaria contra Radiaciones Ionizantes?

A) Prohibir el uso de radiaciones ionizantes en odontología.
B) Establecer medidas de protección para minimizar la exposición a radiaciones ionizantes.
C) Promover el uso de radiaciones ionizantes en tratamientos médicos.
D) Eliminar el uso de radiografías en odontología.

32

¿Qué significa el criterio ALARA en el contexto de la protección radiológica?

A) As Low As Reasonably Achievable.
B) As Low As Radiologically Acceptable.
C) As Long As Radiation is Allowed.
D) As Low As Radiation is Achievable.

33

¿Qué normativa regula la protección sanitaria contra radiaciones ionizantes en España?

A) Real Decreto 1085/2009.
B) Real Decreto 783/2001 y Real Decreto 1439/2010.
C) Real Decreto 1132/90.
D) Real Decreto 815/2001.

34

¿Qué porcentaje de estudios radiológicos no aporta información relevante a la exploración clínica, según las estadísticas mencionadas?

A) 10%.
B) 25%.
C) 40%.
D) 65%.

35

¿Por qué es importante conocer las diferentes técnicas radiológicas y sus indicaciones precisas?

A) Para evitar el uso de radiografías en todos los casos.
B) Para poder realizar diagnósticos rápidos en todos los pacientes.
C) Para realizar estudios radiológicos en el menor tiempo posible de exposición.
D) Ninguna es correcta.

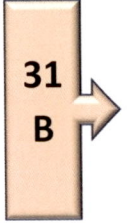

31 B

B) Establecer medidas de protección para minimizar la exposición a radiaciones ionizantes. El Reglamento sobre Protección Sanitaria contra Radiaciones Ionizantes, aprobado por el Real Decreto 783/2001 y modificado por el Real Decreto 1439/2010, tiene como objetivo principal establecer medidas de protección para minimizar la exposición a radiaciones ionizantes. Estas normativas buscan garantizar la seguridad tanto de los pacientes como de los profesionales de la salud, asegurando que las radiaciones se utilicen de manera justificada y optimizada.

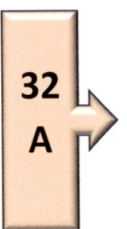

32 A

A) As Low As Reasonably Achievable. El criterio ALARA (As Low As Reasonably Achievable) significa que la exposición a la radiación debe ser tan baja como sea razonablemente posible. Este principio se aplica para minimizar la dosis de radiación recibida por cualquier individuo o colectivo, siempre que las medidas de protección y minimización de dosis no supongan un daño mayor para el individuo o la sociedad. Este criterio es fundamental en la protección radiológica para reducir los riesgos asociados con la exposición a radiaciones ionizantes.

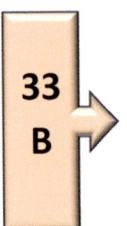

33 B

B) Real Decreto 783/2001 y Real Decreto 1439/2010. La protección sanitaria contra radiaciones ionizantes en España está regulada principalmente por el Real Decreto 783/2001, de 6 de julio, y su modificación por el Real Decreto 1439/2010, de 5 de noviembre. Estas normativas establecen las medidas necesarias para proteger la salud de las personas frente a los riesgos derivados de la exposición a radiaciones ionizantes, asegurando que su uso esté justificado, optimizado y que las dosis recibidas no superen los límites recomendados.

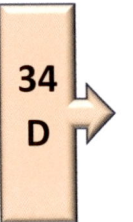

34 D

D) 65%. Según las estadísticas mencionadas, aproximadamente el 65% de los estudios radiológicos no aporta información relevante a la exploración clínica. Esto indica que una gran parte de las radiografías realizadas no contribuyen significativamente al diagnóstico o tratamiento del paciente, lo que puede llevar a una exposición innecesaria a radiaciones ionizantes.

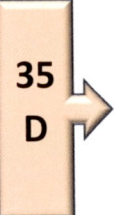

35 D

D) Ninguna es correcta. Conocer las diferentes técnicas radiológicas y sus indicaciones precisas es fundamental para prescribir el estudio específico que mayor información pueda aportar en base a la sospecha diagnóstica. Esto asegura que se elija la prueba más adecuada para el caso clínico, optimizando la calidad de la exploración y minimizando la exposición a radiaciones innecesarias. Además, evita la repetición de estudios debido a la falta de claridad en la imagen.

¿Cuál es el origen de la mancha blanca en el esmalte dental?

A) Por acumulación de sarro en la superficie dentaria.
B) Por procesos metabólicos en el biofilm que provocan pérdida mineral.
C) Por traumatismos repetidos en el esmalte.
D) Todas son falsas.

¿Qué se recomienda para detectar y monitorizar lesiones no cavitadas en dentición temporal y definitiva?

A) Solo exploración con sonda.
B) Exploración quirúrgica.
C) Detección visual y radiográfica.
D) A y B son falsas.

¿Qué medidas se deben tomar cuando la mancha blanca progresa y el esmalte se debilita?

A) Aplicar sustancias remineralizantes y modificar hábitos nocivos.
B) Realizar una extracción inmediata.
C) Usar el explorador para confirmar cavitación.
D) Todas son verdaderas.

¿Cuál es el objetivo principal del tratamiento de las manchas blancas en el esmalte dental?

A) Eliminar el esmalte afectado mediante pulido mecánico.
B) Disminuir la sensibilidad dentaria mediante selladores.
C) Remineralizar el esmalte y mejorar la estética dental.
D) Aplicar ortodoncia para corregir la posición del diente.

¿Cuál debe ser el objetivo principal en el manejo de la caries según la evidencia científica actual?

A) Restaurar inmediatamente las lesiones con materiales estéticos.
B) Eliminar el biofilm mediante técnicas quirúrgicas.
C) Restablecer la homeostasis del medio oral.
D) Aplicar selladores en todos los dientes posteriores.

1B

B) Por procesos metabólicos en el biofilm que provocan pérdida mineral. La mancha blanca aparece como resultado de procesos metabólicos que ocurren en el biofilm dental. Estos procesos generan una pérdida de minerales en el esmalte, lo que aumenta su porosidad y altera su translucidez, dando lugar a una zona opaca visible clínicamente.

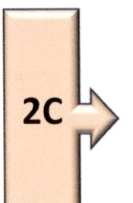

2C

C) Detección visual y radiográfica. Para valorar y seguir la evolución de lesiones no cavitadas, se recomienda una aproximación basada en la observación visual y el uso de radiografías. Estas técnicas permiten identificar cambios en el esmalte sin necesidad de intervención invasiva, especialmente en fases tempranas.

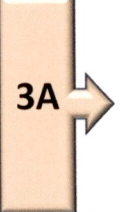

3A

A) Aplicar sustancias remineralizantes y modificar hábitos nocivos. Cuando la lesión progresa y el esmalte se vuelve frágil, es esencial intervenir con tratamientos remineralizantes y corregir los hábitos que han favorecido la caries. Estas acciones pueden detener el avance de la lesión y permitir que el esmalte recupere su estructura y brillo.

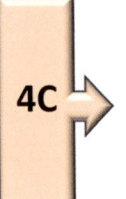

4C

C) Remineralizar el esmalte y mejorar la estética dental. El tratamiento de las manchas blancas busca remineralizar el esmalte para frenar el avance de la caries y, además, eliminar el aspecto antiestético que estas manchas provocan, especialmente cuando se localizan en dientes anteriores y en la zona vestibular.

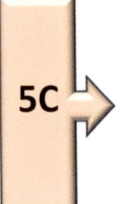

5C

C) Restablecer la homeostasis del medio oral. El enfoque actual en el manejo de la caries se basa en restablecer la homeostasis del medio oral, es decir, mantener un equilibrio en la composición y propiedades del entorno bucal. Esto permite prevenir y controlar la enfermedad sin centrarse exclusivamente en la restauración de las lesiones.

¿Qué acciones se incluyen en la prevención primaria de la caries temprana infantil (CTI)?

A) Aplicación de barnices fluorados y selladores en molares.
B) Tratamiento operatorio para preservar estructura dentaria.
C) Educación en salud oral, control de azúcares y exposición diaria al flúor.
D) Todas son verdaderas.

¿Qué medida pertenece a la prevención secundaria de la caries temprana infantil?

A) Educación en salud oral para padres y cuidadores.
B) Aplicación de selladores en molares susceptibles.
C) Tratamiento operatorio para preservar estructura dentaria.
D) Todas son falsas.

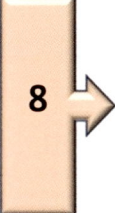

¿Qué caracteriza a la prevención terciaria en el manejo de la caries infantil?

A) Uso diario de fluoruros.
B) Control de lesiones iniciales.
C) Detención de lesiones cavitadas y tratamiento conservador.
D) A y B son falsas.

¿Cuál de las siguientes opciones forma parte de la prevención primaria de la CTI (CARIES TEMPRANA DE LA INFANCIA)?

A) Aplicación frecuente de barnices fluorados.
B) Tratamiento de cavidades profundas.
C) Limitar el consumo de azúcares libres en comidas y bebidas.
D) Todas son verdaderas.

¿Qué medida se recomienda para reducir el riesgo de caries en niños menores de 2 años?

A) Uso de enjuagues bucales con clorhexidina.
B) Aplicación de selladores en dientes temporales.
C) Evitar el consumo de azúcares libres en alimentos y bebidas.
D) Todas son falsas.

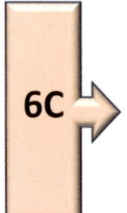

6C

C) Educación en salud oral, control de azúcares y exposición diaria al flúor.
La prevención primaria busca evitar la aparición de la caries mediante medidas como mejorar la educación en salud oral dirigida a padres, cuidadores y profesionales, limitar el consumo de azúcares libres, y asegurar una exposición diaria al flúor para fortalecer el esmalte dental.

7B

B) Aplicación de selladores en molares susceptibles. La prevención secundaria se enfoca en intervenir antes de que las lesiones se caviten. Una de sus medidas clave es la aplicación de selladores de fosas y fisuras en molares con riesgo de desarrollar caries, ayudando a proteger las superficies vulnerables.

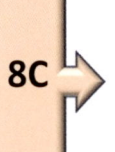

8C

C) Detención de lesiones cavitadas y tratamiento conservador. La prevención terciaria se aplica cuando ya existen lesiones cavitadas. Su objetivo es detener el avance de la caries y realizar tratamientos operatorios que conserven la mayor cantidad posible de estructura dentaria, evitando intervenciones más invasivas.

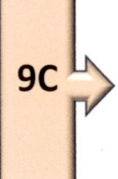

9C

C) Limitar el consumo de azúcares libres en comidas y bebidas. Limitar el consumo de azúcares libres es una medida fundamental de prevención primaria. Esta estrategia ayuda a reducir el riesgo de aparición de caries desde el inicio, actuando sobre uno de los principales factores etiológicos de la enfermedad.

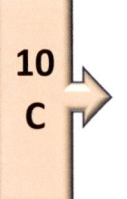

10 C

C) Evitar el consumo de azúcares libres en alimentos y bebidas. Una de las recomendaciones clave para reducir la prevalencia de la caries en niños pequeños es evitar el consumo de azúcares libres, especialmente en menores de 2 años, ya que estos azúcares son altamente cariogénicos y favorecen el desarrollo temprano de la enfermedad.

¿Cuál es la concentración mínima de flúor recomendada en la pasta dental para niños desde la erupción del primer diente?

A) 500 ppm.
B) 1000 ppm.
C) 1500 ppm.
D) A y C son falsas.

¿Qué estrategia se propone para brindar orientación preventiva durante el primer año de vida?

A) Realizar controles odontológicos mensuales.
B) Incluir guías preventivas en programas de salud como vacunaciones.
C) Aplicar flúor tópico en recién nacidos.
D) Todas son verdaderas.

¿Qué condición favorece la remineralización natural del esmalte y la dentina?

A) Presencia de ácidos orgánicos en la saliva.
B) Ambiente sin ataque ácido y sobresaturación de calcio salival.
C) Aplicación de geles abrasivos sobre el esmalte.
D) Todas son falsas.

¿Cuál es una ventaja del fluoruro de sodio (NaF) en geles de fosfato acidulado?

A) A pH bajo, el esmalte capta mejor el flúor.
B) Tiene baja viscosidad y se escurre fácilmente.
C) Se puede usar en cualquier paciente sin restricciones.
D) Todas son verdaderas.

¿Cuál es una desventaja del uso de geles de fosfato acidulado con NaF?

A) No se pueden aplicar en pacientes que no controlan la deglución.
B) Son ineficaces en la remineralización del esmalte.
C) No tienen estabilidad en condiciones de almacenamiento.
D) A y B son falsas.

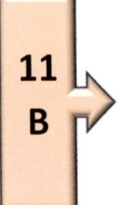

11

B

B) 1000 ppm. Desde la aparición del primer diente, se recomienda el cepillado dental dos veces al día con una pasta que contenga al menos 1000 ppm de flúor. Esta concentración es eficaz para prevenir la caries sin representar un riesgo si se usa en cantidades adecuadas según la edad.

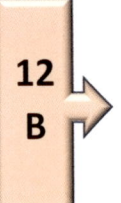

12

B

B) Incluir guías preventivas en programas de salud como vacunaciones. Una estrategia efectiva es aprovechar los programas de salud existentes, como las vacunaciones, para ofrecer guías preventivas durante el primer año de vida. Esto permite educar a los padres y derivar al niño a un odontólogo para un cuidado integral desde etapas tempranas.

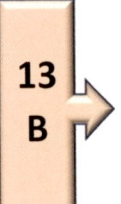

13

B

B) Ambiente sin ataque ácido y sobresaturación de calcio salival. La remineralización natural del esmalte y la dentina ocurre cuando el diente se encuentra en un entorno libre de ataques ácidos y hay una sobresaturación de calcio en la saliva. En estas condiciones, el tejido mineral puede repararse espontáneamente, deteniendo el avance de las lesiones cariosas sin necesidad de intervención invasiva.

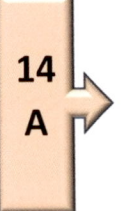

14

A

A) A pH bajo, el esmalte capta mejor el flúor. Una de las principales ventajas del fluoruro de sodio en geles de fosfato acidulado es que, al aplicarse en un medio con pH bajo, se incrementa significativamente la captación de flúor por el esmalte. Esto mejora la eficacia del tratamiento remineralizante, fortaleciendo la estructura dental y aumentando su resistencia frente a los ácidos que provocan caries.

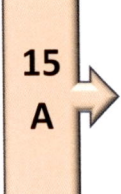

15

A

A) No se pueden aplicar en pacientes que no controlan la deglución. Una desventaja importante de los geles de fosfato acidulado con NaF es que no deben aplicarse en pacientes que no controlan la deglución, como niños muy pequeños o personas con dificultades neuromotoras. Existe riesgo de ingestión del producto, lo que puede ser perjudicial por su contenido en flúor y ácidos, por lo que se requiere precaución en su uso clínico.

¿Qué función cumple la sustancia CPP-ACP presente en Recaldent®?

A) Elimina mecánicamente la placa bacteriana.
B) Estimula la producción de saliva en glándulas sublinguales.
C) Libera calcio y fosfato para remineralizar el esmalte desmineralizado.
D) Todas son falsas.

¿Cuál es el mecanismo de acción del fosfosilicato cálcico sódico (Novamin®)?

A) Forma una capa de flúor sobre la dentina expuesta.
B) Libera minerales que forman una capa similar al esmalte natural.
C) Disuelve la biopelícula bacteriana mediante acción enzimática.
D) Forma una capa de calcio sobre la dentina expuesta.

¿Qué evidencia respalda el uso de derivados de la leche como agentes anticariogénicos?

A) Su capacidad para eliminar bacterias cariogénicas.
B) Su efecto abrasivo sobre el esmalte.
C) Estudios que demuestran reducción de la desmineralización con péptidos de caseína.
D) Se utilizan únicamente como complemento estético en pastas dentales.

¿Cuál es el mecanismo de acción del fluoruro diamino de plata (FDP) presente en Riva Star?

A) Elimina la placa bacteriana mediante abrasión mecánica.
B) Estimula la producción de saliva para neutralizar ácidos.
C) Se utiliza únicamente en tratamientos estéticos para blanquear dientes.
D) Endurece la estructura dental afectada y detiene el avance de la caries.

¿En qué tipo de pacientes está especialmente indicado el uso de Riva Star?

A) Bebés, niños pequeños, no colaboradores o con necesidades especiales.
B) Pacientes con ortodoncia fija.
C) Adultos con enfermedad periodontal avanzada.
D) Solo se recomienda en tratamientos estéticos de blanqueamiento.

16
C

C) Libera calcio y fosfato para remineralizar el esmalte desmineralizado.
La CPP-ACP (fosfopéptido de caseína con fosfato de calcio amorfo) es una sustancia derivada de la leche que actúa liberando calcio y fosfato en la superficie dental. Estos minerales se integran en el esmalte desmineralizado, favoreciendo su reparación y ayudando a revertir lesiones iniciales de caries de forma natural.

17
B

B) Libera minerales que forman una capa similar al esmalte natural.
Novamin® libera sodio, calcio y fosfato al entrar en contacto con el medio oral. Estos minerales reaccionan con los fluidos bucales y forman una capa de apatita hidroxicarbonatada, estructural y químicamente similar al esmalte natural. Esta capa ayuda a remineralizar y proteger la superficie dental, especialmente en zonas con hipersensibilidad o desmineralización.

18
C

C) Estudios que demuestran reducción de la desmineralización con péptidos de caseína. Diversos estudios han demostrado que los péptidos derivados de la caseína, una proteína presente en la leche, pueden reducir la desmineralización del esmalte dental. Estos compuestos favorecen la remineralización al estabilizar el calcio y el fosfato, ayudando a prevenir el desarrollo de caries en etapas tempranas.

19
D

D) Endurece la estructura dental afectada y detiene el avance de la caries.
El FDP actúa endureciendo la estructura dental afectada gracias a su capacidad remineralizante. Además, tiene propiedades antibacterianas que destruyen las bacterias cariogénicas y detienen el avance de la caries. En Riva Star, se combina con yoduro de potasio para reducir la pigmentación y sellar los túbulos dentinarios, ofreciendo también efecto desensibilizante.

20
A

A) Bebés, niños pequeños, no colaboradores o con necesidades especiales.
Riva Star está especialmente indicado en pacientes pediátricos, personas con necesidades especiales, ancianos o pacientes no colaboradores. Su aplicación es rápida, no invasiva y eficaz para detener la caries y tratar la hipersensibilidad, lo que lo convierte en una excelente opción cuando el tratamiento convencional no es viable. Aplicación sencilla, mediante pincelado sobre la lesión, lo que permite controlar la caries sin necesidad de instrumental rotatorio ni anestesia, facilitando el manejo clínico en situaciones complejas.

21

¿Cuál es una desventaja importante del uso de Riva Star en el tratamiento de caries?

A) Puede provocar hipersensibilidad dental permanente.
B) Tiñe de negro la superficie dental tratada y puede manchar tejidos.
C) Requiere anestesia local para su aplicación.
D) B y C son falsas.

22

¿Cuál es una ventaja del barniz de flúor en la prevención de la caries dental?

A) Se elimina fácilmente con agua y no deja residuos.
B) Tiene una consistencia líquida que facilita su absorción.
C) Su consistencia pegajosa permite que permanezca adherido al esmalte durante horas.
D) Todas son falsas.

23

¿Qué efecto tiene el xilitol sobre las bacterias implicadas en la caries dental?

A) Estimula su crecimiento para equilibrar la flora oral.
B) Tiene un efecto bacteriostático que frena su proliferación.
C) Las elimina mediante acción abrasiva.
D) Se utiliza únicamente como edulcorante en productos dietéticos.

24

¿Por qué el xilitol es considerado seguro para personas con diabetes?

A) Porque aumenta la insulina de forma controlada.
B) Porque no se absorbe en el intestino.
C) Porque tiene un índice glucémico bajo y no altera significativamente la glucemia.
D) A y B son falsas.

25

¿Qué efecto tiene el barniz de flúor sobre el esmalte dental?

A) Lo vuelve más poroso para facilitar la limpieza.
B) Lo debilita temporalmente para permitir la penetración de otros agentes.
C) Lo hace más resistente a los ácidos, reduciendo el riesgo de caries.
D) Se utiliza únicamente para dar brillo superficial al esmalte.

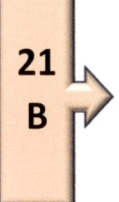

21

B

B) Tiñe de negro la superficie dental tratada y puede manchar tejidos.
Una de las principales desventajas de Riva Star es su efecto estético: al aplicarse sobre una superficie dental cariada, esta se tiñe de negro de forma permanente. Además, puede manchar tejidos blandos de la boca, ropa, mantas o juguetes del niño, lo que requiere precaución durante su uso. Aunque es eficaz en el control de la caries, su aspecto visual limita su aplicación en zonas anteriores o visibles.

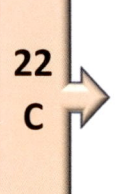

22

C

C) Su consistencia pegajosa permite que permanezca adherido al esmalte durante horas. El barniz de flúor, al estar mezclado con resinas, tiene una consistencia pegajosa que le permite mantenerse adherido al esmalte dental durante varias horas. Esta permanencia prolongada favorece la absorción del flúor por el esmalte, aumentando su resistencia frente a los ácidos y reduciendo la aparición de caries hasta en un 40%. Además, su aplicación es rápida, sencilla y segura, con mínimo riesgo de ingestión.

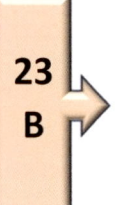

23

B

B) Tiene un efecto bacteriostático que frena su proliferación. El xilitol tiene un efecto bacteriostático sobre bacterias como *Streptococcus mutans*, principales responsables de la caries dental. Al interferir en su metabolismo, impide su crecimiento y reduce la producción de ácidos, lo que contribuye a proteger el esmalte y prevenir la desmineralización. Ayudando también a prevenir otras afecciones como gingivitis y candidiasis oral.

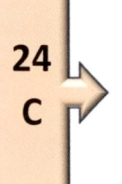

24

C

C) Porque tiene un índice glucémico bajo y no altera significativamente la glucemia.
El xilitol tiene un índice glucémico de solo 7, lo que significa que su impacto sobre los niveles de azúcar en sangre es muy leve. No estimula la liberación de insulina de forma significativa, por lo que es seguro para personas con diabetes. Además de sus beneficios en salud bucal, su perfil metabólico lo convierte en un edulcorante ideal para dietas controladas.

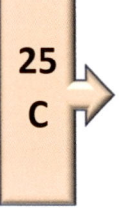

25

C

C) Lo hace más resistente a los ácidos, reduciendo el riesgo de caries.
El barniz de flúor forma una película que permite una liberación prolongada de flúor, lo que fortalece el esmalte y lo hace más resistente a los ataques ácidos al favorecer la incorporación de flúor en su estructura. Esto lo hace más resistente frente a los ácidos producidos por las bacterias cariogénicas, ayudando a prevenir la desmineralización y reduciendo significativamente el riesgo de caries.

En un niño de 1 a 3 años ¿cuál sería la dosis promedio de fluoruro recomendada en miligramos/día)

A) 0,7 mg/día.
B) 1 mg/día.
C) 2 mg/día.
D) 3 mg/día.

¿Qué objetivo tiene el uso de coronas preformadas en HIM (Hipomineralización incisivo-molar) severa?

A) Mejorar la estética de los incisivos.
B) Facilitar la erupción de los dientes permanentes.
C) Proteger molares con gran pérdida estructural.
D) Blanquear el esmalte hipomineralizado .

¿Qué producto es el más efectivo para fortalecer el esmalte en HIM (Hipomineralización incisivo-molar) leve?

A) Gel de calcio.
B) Barniz de flúor.
C) Enjuague con clorhexidina.
D) Pasta dental con nitrato potásico .

¿Qué tratamiento ayuda a reducir la sensibilidad en HIM (hipomineralización incisivo molar) moderada?

A) Clorhexidina.
B) CPP-ACP (fosfopéptido de caseína con fosfato cálcico amorfo)
C) Peróxido de hidrógeno.
D) Peróxido de carbamida.

¿Qué tratamiento se considera más adecuado para un molar temporal con HIM severa y gran pérdida estructural?

A) Restauración con resina compuesta.
B) Aplicación de barniz de flúor diariamente.
C) Colocación de corona preformada.
D) Sellado de fisuras.

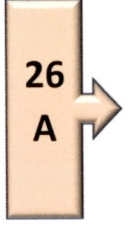

26 A

A) 0,7 mg/día. Según la Oficina de Suplementos Dietéticos de los Institutos Nacionales de Salud (NIH), la cantidad promedio recomendada de fluoruro para niños de 1 a 3 años es de 0,7 miligramos por día. Dosis como objetivo fortalecer el esmalte dental y prevenir la caries, sin exceder los límites seguros que podrían causar fluorosis dental. Importante tener en cuenta que esta cantidad incluye el fluoruro del agua fluorada, alimentos preparados con agua fluorada, y productos dentales como pastas y enjuagues (aunque estos no deben ingerirse). La Asociación Española de Pediatría indica que en niños de 1 a 3 años, cuando se administra como suplemento, la dosis suele ser de 0,25 mg/día, pero depende del contenido de fluoruro en el agua potable. La dosis total recomendada coherente es de 0,7 mg/día como referencia general.

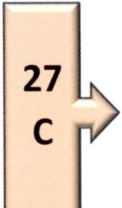

27 C

C) Proteger molares con gran pérdida estructural. En HIM severa, los molares pueden presentar fracturas y destrucción extensa. Las coronas preformadas cubren y protegen el diente, restaurando su función y evitando sensibilidad o caries.

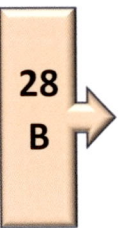

28 B

B) Barniz de flúor. Tratamiento tópico más eficaz para fortalecer el esmalte hipomineralizado en HIM leve. Se aplica directamente sobre las superficies dentales afectadas, formando una capa que libera flúor de forma sostenida, favorece la remineralización del esmalte y previene la caries. El gel de flúor también contiene flúor, pero su aplicación requiere más tiempo y técnica, y no tiene el mismo efecto prolongado que el barniz. La clorhexidina es un antiséptico, útil para controlar la placa, pero no remineraliza el esmalte. El nitrato potásico se usa para reducir la sensibilidad, pero no fortalece el esmalte.

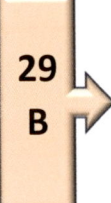

29 B

B) CPP-ACP (fosfopéptido de caseína con fosfato cálcico amorfo). Es una tecnología basada en proteínas de la leche (caseína) que se combinan con fosfato cálcico amorfo, formando un complejo que libera calcio y fosfato directamente sobre el esmalte dental. En casos de HIM moderada, el esmalte está debilitado pero no fracturado, y puede haber hipersensibilidad dental debido a la exposición de la dentina o a la porosidad del esmalte. El CPP-ACP actúa remineralizando esas zonas afectadas, tapando los túbulos dentinarios y reduciendo la sensibilidad. Este tratamiento es no invasivo, fácil de aplicar y muy útil en niños que no toleran procedimientos más complejos.

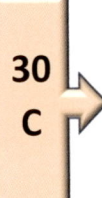

30 C

C) Colocación de corona preformada. En HIM severa, cuando el molar presenta destrucción extensa del esmalte, la corona preformada ofrece una solución duradera que protege el diente, restaura la función masticatoria y evita sensibilidad. Es especialmente útil en niños pequeños por su rapidez y eficacia.

1 ¿Cuál de las siguientes pinzas NO se utiliza habitualmente en procedimientos de cirugía bucal?

A) Pinza Backhaus.
B) Pinza mosquito.
C) Pinza Kocher.
D) Pinza Adson.

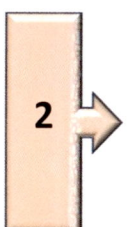

2 De las categorías visuales de caries coronal ICDAS, "la lesión de mancha blanca/café con microcavidad localizada/discontinuidad, sin exposición visible de la dentina" corresponde a:

A) ICDAS 1.
B) ICDAS 3.
C) ICDAS 6.
D) ICDAS 0.

3 ¿Cómo se denomina la afección de la mucosa oral que suele aparecer de forma aguda, afecta a varias zonas y, frecuentemente, está relacionada con una reacción alérgica?

A) Vesícula.
B) Estomatitis.
C) Leucoplasia.
D) Candidiasis.

4 ¿Qué código se asigna en el índice gingival de Silness y Löe cuando se produce sangrado al sondaje, sin presencia de hipertrofia gingival?

A) Código 3.
B) Código 2.
C) Código 1.
D) Código 0.

5 ¿Cuál de las siguientes vacunas NO se recomienda de forma general a todo el personal sanitario?

A) Gripe.
B) Hepatitis B.
C) Tosferina.
D) Triple vírica.

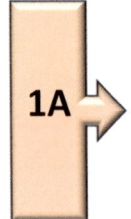

A) Pinza Backhaus. Es una pinza de campo, puntas curvas y puntiagudas, utilizada principalmente para sujetar campos quirúrgicos (paños estériles) durante las intervenciones, no se emplea comúnmente directamente en la manipulación de tejidos o estructuras durante la cirugía bucal. En cambio, las pinzas mosquito y Kocher son instrumentos hemostáticos, y la pinza Adson se utiliza para sujetar tejidos, todas ellas habituales en cirugía.

B) ICDAS 3. La categoría ICDAS 3 se caracteriza por la presencia de una microcavidad localizada o una discontinuidad en el esmalte, generalmente acompañada de una mancha blanca o marrón, pero **sin exposición visible de la dentina**. Esto la diferencia de otras categorías donde la lesión es incipiente (ICDAS 1), no hay lesión (ICDAS 0), o hay una cavidad más extensa con exposición de dentina (ICDAS 5 o 6).

B) Estomatitis. Proceso inflamatorio agudo que afecta a varias áreas de la mucosa oral y puede presentarse como respuesta a diferentes factores, entre ellos las reacciones alérgicas, infecciones o irritaciones. Se caracteriza por enrojecimiento, dolor, hinchazón y, en ocasiones, la aparición de úlceras o erosiones en la boca. La **candidiasis** es una infección fúngica localizada. La **vesícula** es una lesión elemental, no un proceso inflamatorio generalizado. La **leucoplasia** es una lesión blanquecina crónica, generalmente asintomática y no relacionada con procesos inflamatorios agudos ni reacciones alérgicas.

B) Código 2. Herramienta clínica utilizada para evaluar el grado de inflamación gingival, basándose en criterios: color, consistencia del tejido y la presencia de sangrado al sondaje. Este índice clasifica la salud gingival en cuatro niveles, 0 al 3:**Código 0**: Encía sana, sin signos de inflamación ni sangrado. **Código 1**: Leve inflamación, con cambios mínimos en el color y textura, pero sin sangrado al sondaje. **Código 2**: Inflamación moderada, con enrojecimiento, edema y **presencia de sangrado al sondaje**, lo que indica una respuesta inflamatoria activa del tejido gingival. **Código 3**: Inflamación severa, con enrojecimiento intenso, edema marcado, posible ulceración y tendencia al sangrado espontáneo. El sangrado **al sondaje sin otros signos graves como ulceración o sangrado espontáneo se clasifica como Código 2**, inflamación que ha progresado más allá de los signos iniciales, pero aún no alcanza la severidad del Código 3.

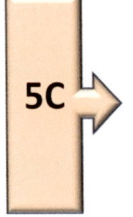

C) Tosferina. Las vacunas recomendadas de manera general a todo el personal sanitario incluyen la de hepatitis B, gripe y triple vírica (sarampión, rubeola y parotiditis) La vacuna frente a la tosferina solo se recomienda en situaciones específicas, como en personal que trabaja en áreas de pediatría, obstetricia, urgencias o en el control de brotes, pero **no está indicada de forma universal para todos los sanitarios.**

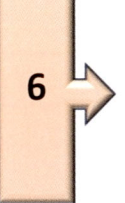

6

Señale la característica FALSA de la cureta universal:

A) Tiene dos bordes cortantes activos.
B) Generalmente tiene forma de cuchara.
C) Se puede usar en todas las superficies dentales.
D) Presenta un ángulo de 90° entre el filo y la cara del instrumento.

7

¿Qué tipo de fractura sería la que afecta al maxilar de forma horizontal por el suelo de las fosas nasales y al hueso pterigoides?

A) Fractura zigomática.
B) Fractura de Lefort I.
C) Fractura naso-orbital.
D) Fractura mandibular.

8

De las siguientes afirmaciones, no es correcta:

A) La eliminación mecánica diaria de la placa es fundamental en la prevención de las enfermedades periodontales.
B) Los cepillos eléctricos y manuales pueden ser eficaces en la reducción de placa y gingivitis.
C) El cepillado dos veces al día durante dos minutos es suficiente para todos los pacientes, incluidos los de alto riesgo periodontal.
D) Los agentes químicos antiplaca, usados como complemento a la higiene mecánica, aportan beneficios en el control de la gingivitis.

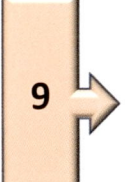

9

¿Cómo deben clasificarse las gasas y los rollos de algodón utilizados en procedimientos dentales que no presentan sangre ni fluidos infecciosos?

A) Como residuos urbanos (Grupo I).
B) Como residuos sanitarios no específicos (Grupo II).
C) Como residuos sanitarios peligrosos (Grupo III).
D) Como residuos químicos peligrosos (Grupo IV).

10

¿Cuál de las siguientes sustancias no se utiliza como antiséptico en la cavidad oral?

A) Fluoruro de estaño (SnF_2).
B) Sanguinarina.
C) Clorhexidina.
D) Solución balanceada de Hanks.

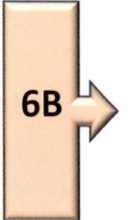

B) Generalmente tiene forma de cuchara. La cureta universal **no tiene forma de cuchara**, esa es una característica más propia de otros instrumentos como la excavadora. La cureta universal se caracteriza por tener **dos bordes cortantes activos**, un **talón redondeado**, y un **ángulo de 90° entre la cara y el borde cortante**, lo que permite su uso en **todas las superficies dentales**, tanto anteriores como posteriores.

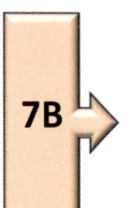

B) Fractura de Lefort I. Es una fractura horizontal del maxilar superior que se produce **por debajo de las fosas nasales**, afectando el **suelo de la cavidad nasal** y extendiéndose hacia las **apófisis pterigoides del hueso esfenoides**. Esta fractura separa el segmento alveolar del resto del cráneo, permitiendo movilidad del maxilar como un bloque. Es la más baja y menos compleja de las fracturas de Lefort, y suele producirse por traumatismos frontales de alta energía.

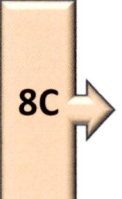

C) El cepillado dos veces al día durante dos minutos es suficiente para todos los pacientes, incluidos los de alto riesgo periodontal. Aunque el cepillado dos veces al día durante dos minutos es una recomendación válida para la mayoría de la población, **en pacientes con alto riesgo de enfermedad periodontal puede no ser suficiente**. Estos pacientes suelen requerir medidas adicionales, como el uso de cepillos interproximales, irrigadores bucales, colutorios específicos y revisiones profesionales más frecuentes.

B) Como residuos sanitarios no específicos (Grupo II). Las gasas y rollos de algodón que no están contaminados con sangre ni fluidos infecciosos se consideran residuos sanitarios no específicos, es decir, Grupo II. Este grupo incluye materiales generados en centros sanitarios que no suponen un riesgo biológico especial, por lo que su gestión es similar a la de los residuos urbanos, pero siguiendo protocolos sanitarios.

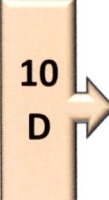

D) Solución balanceada de Hanks. La solución balanceada de Hanks es un medio utilizado para conservar y transportar células y tejidos en el laboratorio, pero no tiene propiedades antimicrobianas ni se emplea en la desinfección bucal. Por el contrario, el fluoruro de estaño, la sanguinarina y la clorhexidina sí son antisépticos usados en la higiene oral para controlar la placa bacteriana y prevenir enfermedades.

11

Para que la educación sanitaria sea efectiva debe:

A) Inhibir los comportamientos saludables espontáneos.
B) Promover cambios en el conocimiento, la comprensión y las actitudes.
C) Enseñar técnicas de diagnóstico clínico.
D) Las opciones B y C son correctas.

12

¿En qué situación no está indicado el uso de fluoruro diamino de plata como tratamiento para la caries dental?

A) En pacientes pediátricos con acceso limitado a servicios odontológicos.
B) Como medida temporal para detener la progresión de lesiones cariosas.
C) En lesiones cariosas extensas que se aproximan a la pulpa dental.
D) En personas con dificultades de colaboración que no pueden recibir tratamiento convencional.

13

¿En qué escenarios clínicos se recomienda aplicar selladores de fosas y fisuras según los criterios ICDAS?

A) En superficies con lesiones incipientes (ICDAS 1 y 2) y en lesiones ICDAS 3 sin cavidad evidente.
B) Únicamente en dientes con esmalte sano o con manchas blancas iniciales.
C) En lesiones ICDAS 3, siempre que la microcavidad no permita acceso a dentina y no haya afectación radiográfica profunda.
D) Todas las opciones anteriores son correctas.

14

En pacientes con necesidades especiales, ¿cuáles son los vehículos recomendados para aplicar clorhexidina y mejorar la salud gingival?

A) En forma de spray o aerosol.
B) Aplicada con una gasa impregnada en colutorio.
C) En forma de gel dentífrico.
D) Las opciones A y B son correctas.

15

En el soporte vital básico para adultos, ¿cuál es la secuencia correcta de compresiones torácicas e insuflaciones?

A) 30+4.
B) 30+2.
C) 40+3.
D) 35+2.

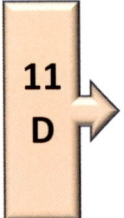

D) Las opciones B y C son correctas. La educación sanitaria efectiva busca **modificar conocimientos, actitudes y habilidades** para que las personas adopten comportamientos saludables de manera voluntaria y consciente. Es fundamental que la educación produzca **cambios en el conocimiento y la comprensión** (opción b), ayudando a las personas a entender la importancia de la salud y los factores que la afectan. Debe **facilitar la adquisición de competencias** (opción c), es decir, dotar a los individuos de las habilidades necesarias para poner en práctica esos conocimientos en su vida diaria. Ambos aspectos son esenciales para lograr cambios reales y sostenibles en la salud de la población.

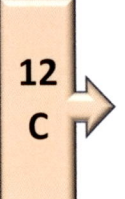

C) En lesiones cariosas extensas que se aproximan a la pulpa dental.
El fluoruro diamino de plata (FDP) es un agente antimicrobiano eficaz para detener la progresión de la caries, especialmente útil en pacientes con limitaciones de acceso o colaboración. Sin embargo, **no está indicado en lesiones profundas cercanas a la pulpa**, ya que puede no ser suficiente para controlar la infección y existe riesgo de afectación pulpar. En estos casos, se requiere una evaluación clínica más completa y probablemente un tratamiento restaurador convencional.

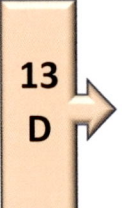

D) Todas las opciones anteriores son correcta. Los selladores de fosas y fisuras están indicados tanto en superficies sanas como en lesiones cariosas incipientes (ICDAS 1 y 2), y también pueden aplicarse en lesiones ICDAS 3 siempre que la microcavidad sea limitada al esmalte y no exista afectación radiográfica profunda. Esta estrategia permite prevenir la progresión de la caries de manera mínimamente invasiva.

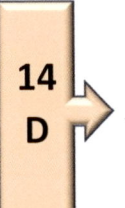

D) Las opciones A y B son correctas. En pacientes con dificultades para realizar un enjuague bucal convencional, como ocurre en muchos casos de necesidades especiales, la clorhexidina puede aplicarse eficazmente mediante **spray** o **gasa impregnada**, facilitando así su uso y mejorando la salud gingival. El gel dentífrico puede ser útil, pero no es el vehículo más recomendado en estos casos concretos.

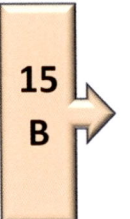

B) 30+2. La secuencia 30 compresiones torácicas seguidas de 2 insuflaciones (30:2) es la recomendada por las principales guías internacionales de reanimación cardiopulmonar básica. Esta proporción optimiza la oxigenación y la circulación sanguínea durante la RCP, aumentando las posibilidades de supervivencia de la víctima.

16

¿Cuál es el intervalo recomendado por la Federación Europea de Periodoncia para programar las visitas de mantenimiento periodontal?

A) Mantenimiento periodontal intervalos de 3 a 12 meses máximo, y que se adapten al perfil de riesgo del paciente y a las condiciones periodontales presentes después de la terapia activa.

B) Visitas de mantenimiento periodontal a intervalos de 6 a 24 meses máximo, y que se adapten al perfil de riesgo del paciente y a las condiciones periodontales presentes después de la terapia activa.

C) Visitas de mantenimiento periodontal a intervalos de 8 a 24 meses como máximo, y que se adapten al perfil de riesgo del paciente y a las condiciones periodontales presentes después de la terapia activa.

D) Visitas de mantenimiento periodontal intervalos de 6 a 12 meses máximo.

17

¿Cuál de las siguientes manifestaciones orales aparece con frecuencia en pacientes tratados con ciclosporina?

A) Épulis.
B) Estomatitis aftosa.
C) Agrandamiento gingival.
D) Estomatitis herpética.

18

¿Cuál de las siguientes afirmaciones es correcta respecto al nervio trigémino?

A) Es el par craneal IV.
B) La rama mandibular inerva la mucosa nasal.
C) Tiene tres ramas: oftálmica, maxilar y mandibular.
D) La rama maxilar solo inerva el labio superior.

19

¿De qué tipo celular derivan las plaquetas presentes en la sangre humana?

A) Neutrófilos.
B) Trombocitos.
C) Linfocitos.
D) Monocitos.

20

¿Qué tipo de inmunidad actúa desde el inicio para combatir una enfermedad?

A) Inmunidad específica.
B) Inmunidad innata.
C) Inmunidad adaptativa.
D) Inmunidad congénita.

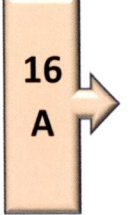

16
A

A) Mantenimiento periodontal intervalos de 3 a 12 meses como máximo, y que se adapten al perfil de riesgo del paciente y a las condiciones periodontales presentes después de la terapia activa. La EFP establece que el mantenimiento periodontal debe ser individualizado, pero dentro de un intervalo de 3 a 12 meses. Este enfoque permite controlar eficazmente la recurrencia de la enfermedad, mantener la estabilidad periodontal a largo plazo y ajustar la frecuencia según el riesgo y evolución del paciente.

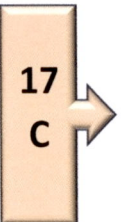

17
C

C) Agrandamiento gingival. Ciclosporina: inmunosupresor utilizado en pacientes trasplantados o con enfermedades autoinmunes, puede provocar como efecto secundario un **agrandamiento gingival.** Esta hiperplasia gingival suele estar relacionada con la acumulación de placa y puede dificultar la higiene oral, además de afectar la estética y la función. Es una manifestación bien documentada y relativamente frecuente en estos pacientes.

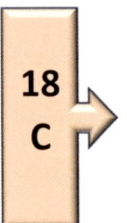

18
C

C) Tiene tres ramas: oftálmica, maxilar y mandibular. Es el **quinto par craneal (V)** y principal nervio sensitivo de la cara. Se divide en **tres ramas principales: Oftálmica (V1):** sensitiva para la frente, ojos y parte superior de la nariz. **Maxilar (V2):** sensitiva para la parte media de la cara, incluyendo mejillas, labio superior y parte lateral de la nariz. **Mandibular (V3):** sensitiva para la parte inferior de la cara y motora para los músculos masticatorios. Las otras opciones son incorrectas porque:

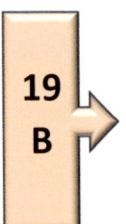

19
B

B) Trombocitos. Son fragmentos celulares derivados de los **megacariocitos**, unas células grandes localizadas en la médula ósea. Término "trombocito" se usa como sinónimo de plaqueta, en realidad hace referencia a su función en la coagulación. Los megacariocitos liberan estos fragmentos al torrente sanguíneo, donde actúan en la hemostasia. Las otras células mencionadas (neutrófilos, linfocitos, monocitos) son tipos de leucocitos, pero no están relacionadas con la formación de plaquetas.

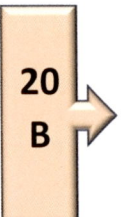

20
B

B) Inmunidad innata. Primera línea de defensa del organismo frente a cualquier agente infeccioso. Actúa de manera inmediata desde el momento en que el patógeno entra en el cuerpo, sin necesidad de un reconocimiento previo. Sus mecanismos incluyen barreras físicas (como la piel y las mucosas), células fagocíticas (como neutrófilos y macrófagos), proteínas del complemento y otras moléculas antimicrobianas. A diferencia de la inmunidad adaptativa (o específica), que tarda días en activarse y es altamente selectiva, la inmunidad innata responde de forma rápida y generalizada, limitando la infección mientras el sistema adaptativo se pone en marcha.

21

¿Qué tres tipos de indicadores se utilizan para certificar que el proceso de esterilización ha sido eficaz y garantiza la esterilidad del producto?

A) Químicos, biológicos y bacterianos.
B) Químicos, físicos y bacterianos.
C) Físicos, bacterianos y biológicos.
D) Químicos, físicos y biológicos.

22

¿Cuál de las siguientes recomendaciones NO es adecuada como cuidado preventivo en una mujer embarazada?

A) Realizar limpiezas dentales profesionales si el dentista lo indica.
B) Enjuagarse con agua y bicarbonato tras los episodios de vómitos.
C) Cepillarse los dientes dos veces al día con pasta fluorada.
D) Aumentar el consumo de azúcares para evitar bajadas de glucosa.

23

¿Cómo se denomina la sensación dolorosa o ardor en la lengua que puede aparecer sin lesiones visibles y suele estar relacionada con factores sistémicos o emocionales?

A) Glositis.
B) Queilitis angular.
C) Anquiloglosia.
D) Glosodinia.

24

¿Cuál de los siguientes ingredientes presentes en productos de higiene oral puede interferir negativamente con la acción antiplaca de la clorhexidina?

A) Laurilsulfato sódico.
B) Hexetidina.
C) Cloruro de cetilpiridinio.
D) Sales metálicas.

25

¿Cuál de los siguientes factores aumenta el riesgo de traumatismos dentales en niños?

A) Un resalte incisal (overjet) mayor de 3 mm.
B) La presencia de caries en dientes temporales.
C) La erupción tardía de los incisivos superiores.
D) El uso de chupete más allá de los 3 años.

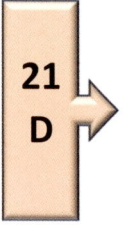

21 D

D) Químicos, físicos y biológicos. Para asegurar que un proceso de esterilización ha sido efectivo, se emplean tres tipos de indicadores: **Indicadores físicos:** Miden parámetros como temperatura, presión y tiempo, registrados por el equipo de esterilización. **Indicadores químicos:** Cambian de color o aspecto cuando se alcanzan ciertas condiciones, como temperatura o tiempo, y se colocan dentro o fuera del paquete. **Indicadores biológicos:** Son los más fiables, ya que utilizan esporas bacterianas altamente resistentes. Si estas no sobreviven al proceso, se confirma la eficacia de la esterilización. Los indicadores bacterianos no se consideran una categoría independiente, ya que están incluidos dentro de los biológicos.

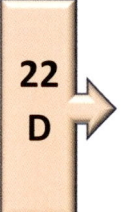

22 D

D) Aumentar el consumo de azúcares para evitar bajadas de glucosa. No se recomienda aumentar el consumo de azúcares durante el embarazo como medida preventiva, ya que esto incrementa el riesgo de caries y problemas periodontales. Lo adecuado es mantener una dieta equilibrada y limitar los azúcares, además de seguir una buena higiene oral y acudir a revisiones profesionales.

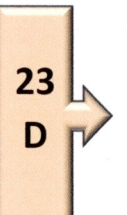

23 D

D) Glosodinia. También conocida como **síndrome de boca ardiente** cuando afecta más áreas, caracterizada por **dolor, ardor o escozor en la lengua**, sin que existan lesiones visibles que lo justifiquen. Más común en mujeres postmenopáusicas y puede estar relacionada con factores como estrés, ansiedad, alteraciones hormonales, deficiencias nutricionales (como hierro o vitamina B12), o incluso reacciones medicamentosas. **Glositis** inflamación visible de la lengua, con enrojecimiento y aumento de volumen. **Queilitis angular** afecta las comisuras labiales, no la lengua. **Anquiloglosia** alteración anatómica del frenillo lingual que limita el movimiento de la lengua, pero no causa dolor espontáneo.

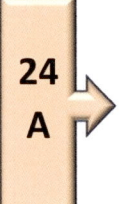

24 A

A) Laurilsulfato sódico. (SLS) detergente aniónico ampliamente utilizado en muchas pastas dentales por su capacidad espumante y limpiadora. Sin embargo, este compuesto puede **interferir con la acción de la clorhexidina**, un antiséptico muy eficaz en la prevención de la placa bacteriana y enfermedades periodontales, ocurre porque el SLS **reduce la substantividad de la clorhexidina**, es decir, su capacidad para adherirse a los tejidos orales y mantener su efecto antimicrobiano durante varias horas. Se recomienda **evitar el uso de dentífricos que contengan SLS antes o después de aplicar colutorios con clorhexidina**, o bien esperar al menos 30 minutos entre ambos productos para minimizar esta interacción.

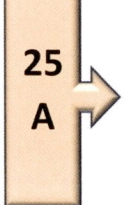

25 A

A) Un resalte incisal (overjet) mayor de 3 mm. Un **overjet aumentado** expone los incisivos superiores, haciéndolos más vulnerables a golpes y caídas, por lo que es uno de los principales factores predisponentes a traumatismos dentales en la infancia.
Las otras opciones pueden estar relacionadas con la salud oral, pero no son factores de riesgo directos para traumatismos dentales.

26

¿Cuál es la función principal del higienista dental en la prevención del cáncer oral?

A) Realizar exclusivamente tareas administrativas.
B) Proporcionar información y consejos para evitar factores de riesgo del cáncer oral.
C) Limitarse a limpiar los instrumentos dentales.
D) Derivar a todos los pacientes directamente al especialista sin evaluación previa.

27

La apófisis crista galli pertenece al hueso:

A) Occipital.
B) Temporal.
C) Etmoides.
D) Maxilar.

28

¿Qué tipo de radiografía intraoral es más adecuada para evaluar completamente un diente que ha sufrido una fractura?

A) Ortopantomografía
B) Radiografía periapical
C) Radiografía oclusal
D) Las respuestas A y C son correctas

29

¿Cuál de las siguientes afirmaciones sobre la colocación del material en el autoclave es INCORRECTA?

A) Se puede colocar el material fuera de los cestillos, en la base del autoclave.
B) Las bolsas deben colocarse en los cestillos de forma vertical.
C) Cuando se utilizan dos estantes con paquetes, la carga superior debe ir cruzada respecto a la inferior.
D) Es importante evitar la superposición de paquetes y no sobrecargar el autoclave.

30

¿Cuál de los siguientes huesos craneofaciales se caracteriza por ser impar, es decir, único y situado en la línea media del cráneo?

A) Palatino.
B) Parietal.
C) Lagrimal.
D) Vómer.

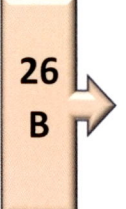

26
B

B) Proporcionar información y consejos para evitar factores de riesgo del cáncer oral. El papel fundamental del higienista dental en la prevención del cáncer oral es educar y orientar a los pacientes sobre hábitos saludables, factores de riesgo (como el tabaco y el alcohol) y la importancia de la autoexploración y revisiones periódicas. Aunque puede colaborar en la exploración y detección precoz, su función primordial es la promoción de la salud y la prevención a través de la educación.

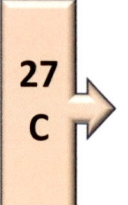

27
C

C) Etmoides. La **crista galli** es una prolongación ósea vertical que forma parte del hueso **etmoides**, situado en la base del cráneo, entre las cavidades nasales. Esta estructura sirve como punto de inserción para la hoz del cerebro (falx cerebri), una membrana que separa los hemisferios cerebrales. El etmoides es un hueso complejo que también participa en la formación de las cavidades orbitarias y nasales, y la crista galli es una característica más reconocibles en la cara endocraneal.

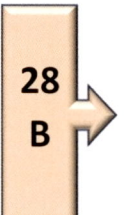

28
B

B) Radiografía periapical. Tipo de radiografía intraoral más indicada para observar **la totalidad de un diente**, desde la corona hasta el ápice radicular, incluyendo el hueso que lo rodea. Es especialmente útil en casos de **fractura dental**, ya que permite detectar si la fractura afecta solo la corona o también se extiende hacia la raíz o el ligamento periodontal.

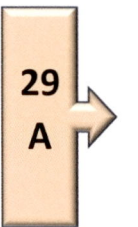

29
A

A) Se puede colocar el material fuera de los cestillos, en la base del autoclave. El proceso de esterilización en autoclave requiere que el material esté correctamente distribuido para asegurar que el vapor penetre adecuadamente en todos los paquetes y se logre una esterilización efectiva. Las bolsas deben colocarse en los cestillos de forma vertical, sin superponerlas ni sobrecargar el autoclave, y si se usan varios estantes, la carga superior debe ir cruzada respecto a la inferior para favorecer la circulación del vapor. **Colocar el material directamente en la base del autoclave, fuera de los cestillos, es incorrecto**, ya que puede obstruir la circulación del vapor, dificultar la esterilización y dañar tanto el material como el propio autoclave.

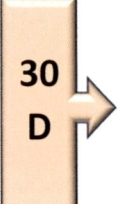

30
D

D) Vómer. El vómer es un hueso **impar**, lo que significa que existe como una única estructura en el cuerpo, en contraste con los huesos **pares**, que se encuentran en ambos lados del cuerpo. Este hueso forma parte del **tabique nasal**, contribuyendo a dividir las fosas nasales en dos mitades. Está ubicado en la línea media del cráneo, articulándose con otros huesos como el esfenoides, el etmoides, los palatinos y los maxilares. El **palatino**, el **parietal** y el **lagrimal** son **huesos pares**, es decir, hay uno a cada lado del cráneo o la cara. El **palatino** forma parte del paladar duro. El **parietal** forma parte de la bóveda craneal. El **lagrimal** está en la parte interna de la órbita ocular.

31 ¿Cuál de las siguientes opciones puede formar parte del tratamiento del dolor asociado a una disfunción craneomandibular, dependiendo de las necesidades individuales del paciente?

A) Miorrelajantes.
B) Fisioterapia.
C) Placa de descarga.
D) Todas las anteriores.

32 ¿Cuál es el microorganismo más frecuentemente identificado en un cultivo de candidiasis lingual?

A) *Candida tropicalis*.
B) *Candida parapsilosis*.
C) *Candida guilliermondii*.
D) *Candida albicans*.

33 ¿Qué prueba se utiliza para comprobar que la extracción de aire y la penetración del vapor en la cámara del autoclave funcionan correctamente?

A) Test de esporas.
B) Test Helix.
C) Test Prion.
D) Test de Bowie & Dick.

34 Un niño de dos años presenta placas blanquecinas agrupadas en la lengua y mucosa oral, que se desprenden fácilmente al raspado. ¿Cuál es el diagnóstico más probable?

A) Leucoplasia.
B) Liquen bucal.
C) Candidiasis pseudomembranosa.
D) Granuloma moniliasico.

35 Respecto a las biopelículas orales, cuál es incorrecta:

A) La biopelícula que se desarrolla sobre las mucosas es menos estable que la que se forma sobre los dientes.
B) Durante la maduración de la biopelícula, pueden producirse variaciones por factores físicos.
C) En las primeras fases, la concentración de microorganismos es elevada.
D) El desarrollo de la biopelícula favorece la aparición de zonas anaerobias en las capas internas.

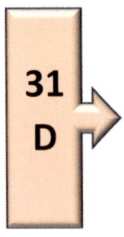

31
D

D) Todas las anteriores. Disfunción craneomandibular (DCM) abarca un conjunto de alteraciones que afectan la articulación temporomandibular (ATM), los músculos masticatorios y estructuras relacionadas. El tratamiento del dolor asociado a esta condición debe ser **multidisciplinar y personalizado**, adaptado a las características de cada paciente. Opciones terapéuticas más utilizadas : **Placa de descarga (férula oclusal):** Ayuda a reducir la presión sobre la ATM y los músculos, mejora la oclusión y disminuye el bruxismo. **Miorrelajantes:** Medicamentos que favorecen la relajación muscular, útiles en casos de espasmos o contracturas dolorosas. **Fisioterapia:** Incluye técnicas como masajes, ejercicios de movilidad, terapia manual y calor local, que contribuyen a mejorar la función y reducir el dolor.

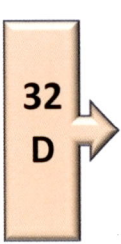

32
D

D) *Candida albicans*. Una forma de candidiasis oral, causada principalmente por hongos del género *Candida*, siendo **Candida albicans** el agente más común con diferencia. Este microorganismo forma parte de la flora comensal de la cavidad oral en hasta el **70% de la población**, y puede convertirse en patógeno oportunista cuando se altera el equilibrio inmunológico o microbiano del huésped. Especies como *Candida tropicalis, Candida parapsilosis* y *Candida guilliermondii*, su presencia es **mucho menos frecuente** en infecciones orales, suelen aparecer en infecciones mixtas o en pacientes inmunocomprometidos, pero **Candida albicans sigue siendo el principal patógeno** responsable de la mayoría de los casos de candidiasis lingual, posee factores de virulencia como la formación de hifas, adhesinas y enzimas proteolíticas que le permiten invadir los tejidos orales y evadir el sistema inmunológico, lo que explica su predominancia en los cultivos de pacientes con candidiasis oral.

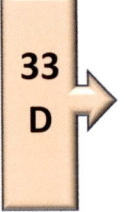

33
D

D) Test de Bowie & Dick. Método estándar para verificar la eficacia de la **extracción de aire y la penetración del vapor** en autoclaves de vacío. Consiste en un paquete que simula una carga textil, permitiendo detectar si quedan bolsas de aire que puedan impedir la correcta esterilización. Si el aire no se elimina completamente, el vapor no penetrará adecuadamente y el test lo evidenciará con cambio de color incompleto en el indicador. **Test de esporas** para comprobar la eficacia biológica del proceso de esterilización, no específicamente la extracción de aire. **Test Helix** para comprobar la penetración del vapor en cuerpos huecos, como instrumentos con lúmenes. **Test Prion** ciclo especial para esterilizar material de alto riesgo, pero no es un test de control de aire.

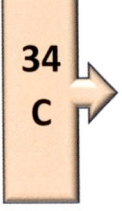

34
C

C) Candidiasis pseudomembranosa. Forma más frecuente de candidiasis oral en niños pequeños. Se caracteriza por la aparición de **placas blanquecinas, cremosas y agrupadas** en la mucosa oral (incluida la lengua), que **se desprenden fácilmente** al raspado, dejando una superficie enrojecida y, a veces, ligeramente sangrante. Causada por el hongo *Candida albicans*, especialmente en situaciones de inmunidad disminuida, uso de antibióticos o mala higiene oral.

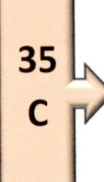

35
C

C) En las primeras fases, la concentración de microorganismos es elevada. Etapa inicial de formación de la biopelícula oral, la densidad de microorganismos es baja, ya que solo unas pocas bacterias pioneras se adhieren a la superficie. A medida que la biopelícula madura, aumenta la cantidad y diversidad de microorganismos.